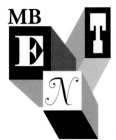

編集企画にあたって……

　時代の変遷とともに耳科領域および鼻科領域の手術は大きな変貌を遂げてきました．どちらの領域においても内視鏡の導入が大きなブレイクスルーになっていると考えます．内視鏡の他にも耳科領域では経外耳道的内視鏡下耳科手術（TEES）に対応できるカーブドバーやソノペット，鼻科領域ではマイクロデブリッダーや内視鏡用ドリルなどの開発や手術用ナビゲーションシステムなど，手術支援機器の発展は目覚ましいものがあります．これらのデバイスの進歩に伴い手術適応は徐々に拡大していき，また新しい手術アプローチや手術術式も本邦で考案され，世界に向けて発信されるようになりました．しかしながら，手術において最も大切なことは確実な病変の除去と術後合併症を起こさない安全な手術を行うことであり，いくら術式が変化してもその基本方針は変わることがないと思います．

　2020 年より耳科領域，鼻科領域ともそれぞれの学会が認定する手術指導医制度が開始されました．この制度の目的は手術に関する専門的かつ高度で安全な治療を国民に提供できる能力を有し，さらに若手の耳鼻咽喉科医師を指導，教育できる医師を育成することにあります．安全で確実な手術手技を習得するためにはそれぞれの耳科手術および鼻科手術における自己の問題点を見直し，正しい手術概念や基本手技，合併症を起こさないためのポイントなどを学ぶことが肝要と考えます．

　そこで今回，全国的にも著名である第一線のエキスパートの先生方にそれぞれが得意とする分野の術前プランニングや実際の手術に役立つテクニックを最新の情報を含めてわかりやすく執筆していただくようお願いしました．近年，手術で名を馳せていた先生方の退任が続き世代交代が進む中，これからの時代を担っていくエキスパートの先生方を選りすぐりましたので，本書のすみずみまで拝読していただけますと幸いです．手術指導医を目指している先生はもちろんのこと，これから手術を学んでいく若手の先生，ベテランの先生を含め，全ての耳鼻咽喉科・頭頸部外科医の先生方に一読していただきたいと思います．

　最後になりますが，日常診療や業務に追われるお忙しい中，本企画のために執筆してくださった先生方に心より感謝申し上げます．

2024 年 8 月

田中康広

WRITERS FILE ライターズファイル（50音順）

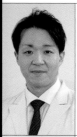
青木　聡
（あおき　さとし）
- 2015年　獨協医科大学卒業
- 2015～17年　国保旭中央病院，初期研修医
- 2017年　獨協医科大学越谷病院（現：埼玉医療センター）耳鼻咽喉・頭頸部外科入局
- 2019年　獨協医科大学埼玉医療センター耳鼻咽喉・頭頸部外科，助教　同大学大学院医学研究科先端外科学入学
- 2023年　同，修了（学位取得）

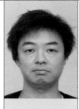
河口　倫太郎
（かわぐち　りんたろう）
- 2011年　産業医科大学卒業
- 2012年　公立阿伎留医療センター，初期臨床研修医
- 2014年　産業医科大学耳鼻咽喉科・頭頸部外科入局
- 2020年　公益財団法人ふくおか公衆衛生推進機構
- 2022年　産業医科大学耳鼻咽喉科・頭頸部外科，助教

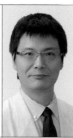
高林　宏輔
（たかばやし　こうすけ）
- 2005年　旭川医科大学卒業　市立旭川病院初期研修
- 2006年　旭川医科大学病院初期研修
- 2007年　同大学耳鼻咽喉科・頭頸部外科
- 2009年　旭川赤十字病院耳鼻咽喉科，医員
- 2017年　同，副部長
- 2023年　札幌医科大学耳鼻咽喉科，臨床准教授（兼務）

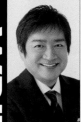
朝子　幹也
（あさこ　みきや）
- 1992年　関西医科大学卒業　同大学耳鼻咽喉科入局
- 1998年　同大学大学院（博士課程）医学研究科修了
- 2001年　米国ミシガン大学 Kresge Hearing Research Institute 留学
- 2009年　関西医科大学耳鼻咽喉科，講師
- 2014年　同大学耳鼻咽喉科・頭頸部外科，准教授
- 2016年　同大学総合医療センター耳鼻咽喉科部長，病院教授
- 2017年　同センターアレルギーセンター，センター長

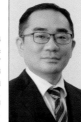
小森　学
（こもり　まなぶ）
- 2004年　昭和大学卒業　東京慈恵会医科大学附属病院，臨床研修医
- 2006年　同大学耳鼻咽喉科学教室入局
- 2015年　国立成育医療研究センター
- 2018年　東京慈恵会医科大学，同大学附属第三病院，診療部長
- 2020年　聖マリアンナ医科大学，講師
- 2022年　同，主任教授

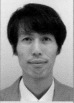
田中　秀峰
（たなか　しゅうほう）
- 2000年　筑波大学医学専門学群卒業　同大学耳鼻咽喉科入局
- 2001年　国立霞ヶ浦病院耳鼻咽喉科
- 2003年　筑波大学附属病院耳鼻咽喉科
- 2004年　同大学大学院博士課程人間総合科学研究科研究生
- 2005年　水戸協同病院耳鼻咽喉科
- 2007年　筑波大学附属病院耳鼻咽喉科
- 2009年　筑波学園病院耳鼻咽喉科
- 2010年　博士（医学）取得
- 2012年　筑波大学医学医療系，講師（耳鼻咽喉科・頭頸部外科）

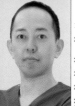
伊藤　吏
（いとう　つかさ）
- 1996年　山形大学卒業　同大学耳鼻咽喉科入局
- 2002年　同大学耳鼻咽喉科，助手
- 2007～08年　スイス，チューリヒ大学留学
- 2013年　山形市立病院済生館耳鼻咽喉科，科長
- 2014年　山形大学耳鼻咽喉科，助教
- 2015年　同，講師
- 2017年　同，准教授（兼病院教授）
- 2024年　同，教授

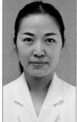
清水　藍子
（しみず　あいこ）
- 2011年　大分大学卒業　同病院臨床研修センター，研修医
- 2013年　同病院耳鼻咽喉・頭頸部外科入局
- 2014年　姫路赤十字病院耳鼻咽喉科
- 2016年　岡山大学病院耳鼻咽喉・頭頸部外科

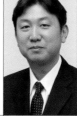
田中　康広
（たなか　やすひろ）
- 1992年　東京慈恵会医科大学卒業
- 1994年　同大学耳鼻咽喉科学講座，医員
- 1999年　米国ハーバード大学ダナ・ファーバー癌研究所留学
- 2001年　東京慈恵会医科大学耳鼻咽喉科学講座復帰
- 2004年　同，講師
- 2011年　獨協医科大学越谷病院耳鼻咽喉科学教室，主任教授
- 2021年　獨協医科大学埼玉医療センター（名称変更）耳鼻咽喉・頭頸部外科学教室，主任教授

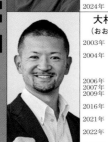
大村　和弘
（おおむら　かずひろ）
- 2003年　英国 St. Thomas 病院短期留学
- 2004年　東京慈恵会医科大学卒業　総合病院国保旭中央病院初期研修
- 2006年　米国 UCLA 短期留学
- 2007年　NPO Japan Heart
- 2009年　東京慈恵会医科大学耳鼻咽喉科，助教
- 2016年　獨協医科大学越谷病院，講師
- 2021年　東京慈恵会医科大学耳鼻咽喉科，講師
- 2022年　米国 UCN Visiting Specialist

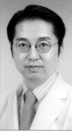
高田　雄介
（たかた　ゆうすけ）
- 2003年　東北大学卒業　同大学耳鼻咽喉・頭頸部外科入局
- 2006～07年　伊グルッポ・オトロジコ留学
- 2011年　東北大学大学院修了
- 2012年　気仙沼市立病院耳鼻咽喉科，科長
- 2013年　東北大学耳鼻咽喉・頭頸部外科，助教
- 2014年　仙台市立病院耳鼻いんこう科，医長
- 2015年　東京女子医科大学東医療センター耳鼻咽喉科，助教
- 2019年　順天堂大学耳鼻咽喉科学講座，准教授

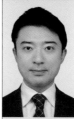
中山　次久
（なかやま　つぐひさ）
- 2002年　東京慈恵会医科大学卒業　同大学耳鼻咽喉科入局
- 2012年　獨協医科大学耳鼻咽喉・頭頸部外科，講師
- 2014年　理化学研究所統合生命医科学センター留学
- 2016年　米国 Stanford University 留学
- 2021年　東京慈恵会医科大学耳鼻咽喉科，講師
- 2022年　獨協医科大学耳鼻咽喉・頭頸部外科，講師
- 2023年　同，准教授
- 2024年　同，教授

WRITERS FILE ライターズファイル（50音順）

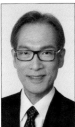

西池 季隆
（にしいけ すえたか）

- 1990年 大阪大学卒業 同大学耳鼻咽喉科入局
- 1996年 同大学大学院修了
- 1996～98年 ドイツ・ベルリン自由大学留学（ドイツ学術交流会奨学金留学生）
- 2009年 大阪大学耳鼻咽喉科，講師
- 2010年 同大学耳鼻咽喉科・頭頸部外科，准教授
- 2012年 大阪労災病院耳鼻咽喉科・頭頸部外科，部長
- 2021年 同，副院長

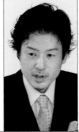

平野 康次郎
（ひらの こうじろう）

- 2007年 昭和大学卒業
- 2009年 同大学耳鼻咽喉科学講座，助教（員外）
- 2013年 同大学大学院医学研究科外科系耳鼻咽喉科学修了 同大学耳鼻咽喉科学講座，助教
- 2014年 同大学江東豊洲病院耳鼻咽喉科，助教
- 2016年 同，講師
- 2017年 同大学耳鼻咽喉科頭頸部外科学講座，講師
- 2023年 同，准教授

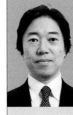

和田 弘太
（わだ こうた）

- 1996年 東京慈恵会医科大学卒業
- 1998年 同大学耳鼻咽喉科学講座入局
- 2005年 Mayo Clinic 留学
- 2007年 国保旭中央病院耳鼻咽喉科，部長
- 2011年 東京慈恵会医科大学耳鼻咽喉科学講座，講師
- 2016年 東邦大学（医学部）耳鼻咽喉科，教授

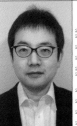

野村 和弘
（のむら かずひろ）

- 2001年 東北大学卒業
- 2002年 同大学耳鼻咽喉・頭頸部外科入局
- 2005～07年 米国カンザス州立大学留学
- 2007年 東北大学病院耳鼻咽喉・頭頸部外科，助教
- 2014年 同，院内講師
- 2015年 自治医科大学さいたま医療センター耳鼻咽喉科，学内講師
- 2016年 東北労災病院耳鼻咽喉科，副部長
- 2017年 東北大学病院耳鼻咽喉・頭頸部外科，助教
- 2018年 東北労災病院耳鼻咽喉科，副部長
- 2019年 東北公済病院耳鼻いんこう科，副部長

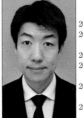

本藏 陽平
（ほんくら ようへい）

- 2007年 東北大学卒業
- 2009年 同大学耳鼻咽喉・頭頸部外科入局
- 2017年 同大学大学院修了
- 2019年 米国フロリダ大学加齢医学研究所留学
- 2021年 気仙沼市立病院耳鼻咽喉科，科長
- 2023年 東北大学耳鼻咽喉・頭頸部外科，講師

日高 浩史
（ひだか ひろし）

- 1993年 東北大学卒業 同大学耳鼻咽喉・頭頸部外科入局
- 1998年 同大学大学院修了
- 1999年 いわき市立総合磐城共立病院耳鼻咽喉科，医長
- 2003年 米国ジョンス・ホプキンス大学留学
- 2006年 仙台医療センター耳鼻咽喉・頭頸部外科
- 2007年 いわき市立総合磐城共立病院耳鼻咽喉科，主任科長
- 2009年 東北大学耳鼻咽喉・頭頸部外科，講師
- 2014年 同，准教授
- 2019年 関西医科大学耳鼻咽喉科・頭頸部外科，准教授

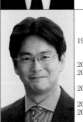

水足 邦雄
（みずたり くにお）

- 1999年 横浜市立大学卒業 慶應義塾大学医学部耳鼻咽喉科学教室入局
- 2006年 同，助教
- 2009年 米国 Harvard Medical School 留学
- 2014年 防衛医科大学校耳鼻咽喉科学講座，講師
- 2023年 同，准教授
- 2024年9月～ 東京女子医科大学附属足立医療センター耳鼻咽喉科，准教授

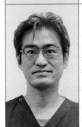

平海 晴一
（ひらうみ はるかず）

- 1995年 京都大学卒業 同大学耳鼻咽喉科
- 1996年 兵庫県立尼崎病院
- 1998年 公立豊岡病院
- 2003年 京都大学耳鼻咽喉科・頭頸部外科
- 2006年10月 グルッポ・オトロジコ（イタリア），客員医師
- 2007年2月 ハウス耳科学研究所（アメリカ），客員医師
- 2014年 岩手医科大学耳鼻咽喉科頭頸部外科
- 2023年 天理よろづ相談所病院耳鼻咽喉科・頭頸部外科，部長

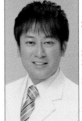

山本 和央
（やまもと かずひさ）

- 2001年 東京慈恵会医科大学卒業 同大学耳鼻咽喉科入局
- 2003年 富士市立中央病院
- 2005年 東京慈恵会医科大学附属病院，助手
- 2012～13年 東京女子医科大学先端生命医科学研究所（国内留学）
- 2017年 東京慈恵会医科大学耳鼻咽喉科，講師

KEY WORDS INDEX

和文

あ行
アブミ骨手術 *67*
アレルギー性鼻炎 *91*
アレルギー性鼻炎の手術療法 *91*
アンダーレイ *15*
underlay 法 *9*
移植片 *15*
MRI 拡散強調画像 *49*

か行
外耳道後壁保存型鼓室形成術 *23*
拡大前頭洞手術 *115*
合併症 *157*
下鼻甲介手術 *91*
下鼻甲介粘膜レーザー焼灼術 *91*
眼窩下神経 *139*
経外耳道的上鼓室開放術 *23*
経外耳道的内視鏡下耳科手術 *1,49,67*
顕微鏡下耳科手術 *1,67*
後鼓室開放 *23*
鉤状突起 *139*
後鼻神経切断術 *91*
後壁再建 *43*
後壁削除 *35*
鼓室形成術 *9,35,43*
骨粘膜弁 *139*
鼓膜 *9*
鼓膜形成術 *9*
鼓膜固有層 *9*

鼓膜再建 *15*
鼓膜穿孔 *1*
コルメラ *15*

さ行
耳小骨再建 *15*
視神経管 *149*
湿潤環境下治癒理論 *1*
若年性鼻咽腔血管線維腫 *123*
術後性上顎嚢胞 *109*
上顎洞 *109*
上顎洞後上壁 *139*
上鼓室側壁再建 *23*
上歯槽神経 *109*
上半規管裂隙症候群 *59*
真珠腫 *43,59*
髄液漏 *149*
水中内視鏡下耳科手術 *59*
接着法 *1*
前篩骨動脈 *102,139*
前庭水管拡大症 *75*
前頭窩 *115*
前頭蓋底 *157*
前頭洞 *115*
前弯 *84*

た行
TACMI 法 *123*
中耳真珠腫進展度 *49*
蝶形骨大翼下縁 *139*
蝶形骨洞 *102*

聴力温存 *59*
Draf 手術 *131*
トレーニング *157*

な行
内頸動脈 *149*
内視鏡 *157*
内視鏡下鼻内副鼻腔手術 *123*
内視鏡下鼻副鼻腔手術 *102*
内視鏡併用外視鏡下耳科手術 *49*
内反性乳頭腫 *109*
内リンパ水腫 *75*
軟性再建 *35*
乳突腔充填術 *43*
乳突削開 *35*

は行
バテングラフト *84*
Palva 弁 *35*
鼻中隔外鼻形成術 *84*
鼻中隔穿孔 *123*
鼻副鼻腔腫瘍 *123*
鼻副鼻腔内反性乳頭腫 *131*
鼻閉改善手術 *91*

ま・や・ら行
慢性中耳炎 *9*
迷路瘻孔 *59*
メニエール病 *75*
有茎鼻中隔粘膜弁 *149*
翼突管 *149*
涙管前アプローチ *109*

KEY WORDS INDEX

欧文

A・B
allergic rhinitis *91*
anterior ethmoid artery *102,139*
anterior skull base *157*
area management *102*
batten graft *84*
bone-mucosal flap *139*
building block concept *102*

C
canal wall down *35*
canal wall reconstruction *43*
canal wall up tympanoplasty *23*
cerebrospinal fluid leak *149*
cholesteatoma *43,59*
chronic otitis media *9*
columella *15*
complications *157*
cordal deviation *84*

D・E
DALMA *131*
Draf *115*
EMMM *131*
endolymphatic duct blockage *75*
endolymphatic hyrdops *75*
endoscope-assisted exoscopic ear surgery *49*
endoscopic *157*
endoscopic endonasal sinus surgery *123*
ESS *102*
extended frontal sinus surgery *115*
extension of middle ear cholesteatoma *49*

F・G・H
frontal recess *115*
frontal sinus *115*
graft *15*
hearing preservation *59*
hemitransfixion *84*

I・J
inferior margin of the greater wing of sphenoid bone *139*
inferior turbinate surgery *91*
infraorbital nerve *139*
internal carotid artery *149*
inverted papilloma *109*
IP *131*
juvenile nasopharyngeal angiofibroma *123*

L
labyrinthine fistula *59*
lamina propria *9*
large vestibular aqueduct syndrome *75*
laser surgery for inferior turbinate *91*
Lothrop *115*

M
mastoid obliteration *43*
mastoidectomy *35*
maxillary sinus *109*
Ménière disease *75*
MES *1,67*
microscopic ear surgery *1,67*
moist wound healing theory *1*
MRI *75*
MRI diffusion-weighted image *49*
myringoplasty *9,15*

O・P
Onodi cell *102*
optic canal *149*
ossiculoplasty *15*
Palva flap *35*
pedicled nasoseptal flap *149*
posterior nasal neurectomy *91*
posterior tympanotomy *23*
postoperative maxillary cyst *109*
prelacrimal approach *109*

R・S
reversal step stapedotomy *67*
scutumplasty *23*
septal perforation *123*
septorhinoplasty *84*
sinonasal inverted papilloma *131*
sinonasal tumor *123*
soft wall reconstruction *35*
sphenoid sinus *102*
stapedectomy *67*
stapedotomy *67*
superior alveolar nerve *109*
superior posterior wall of the maxillary sinus *139*
superior semicircular canal dehiscence syndrome *59*
surgery for nasal obstruction *91*
surgical treatment of allergic rhinitis *91*

T
TACMI *131*
TEES *1,49,67*
training *157*
transcanal atticotomy *23*
transcanal endoscopic ear surgery *1,49,67*
transseptal access with crossing multiple incisions *123*
tympanic membrane *9*
tympanic membrane perforation *1*
tympanoplasty *9,35,43*

U・V
uncinate process *139*
underlay *15*
underlay myringoplasty *1*
underlay technique *9*
underwater endoscopic ear surgery *59*
vidian canal *149*

CONTENTS

第一線のエキスパートが教える
耳科・鼻科における
術前プランニングと手術テクニック

<耳　科>

鼓膜形成術（接着法） ……………………………………………河口倫太郎ほか　1
　　鼓膜形成術（接着法）は顕微鏡下耳科手術でも内視鏡下耳科手術でも施行できるが，手術実施にあたり顕微鏡・内視鏡双方の特徴を把握することが重要である．また，鼓膜穿孔閉鎖率の向上のための工夫として湿潤環境下治癒理論の理解が重要である．

慢性中耳炎に対する鼓室形成術（顕微鏡下） ……………………日高　浩史　9
　　鼓室形成術Ⅰ型で行われる鼓膜穿孔閉鎖は，耳科手術の基本手技である．術前の留意点と手術手技，移植弁の選択について概説する．

慢性中耳炎に対する内視鏡下耳科手術 ……………………………西池　季隆　15
　　経外耳道的内視鏡下耳科手術で行う鼓膜形成術ではunderlay法が行いやすい．耳小骨連鎖再建の際には，代用耳小骨の形状の細工や固定の工夫が必要である．

外耳道後壁保存型鼓室形成術 ………………………………………高田　雄介　23
　　CWUを選択すべき症例，手術における工夫などを，当科で実践している手技につき症例提示しながら論じる．

外耳道後壁削除・乳突非開放型鼓室形成術
（軟性再建・乳突充填なし） ………………………………………平海　晴一　35
　　外耳道後壁削除・乳突非開放型鼓室形成術（軟性再建）では鼓索神経または顔面神経垂直部が透見できるまで外耳道後壁の削開を行う．乳突削開部の外縁も平滑に削開する．

外耳道後壁削除・乳突非開放型鼓室形成術
（硬性再建・乳突腔充填あり） ……………………………………山本　和央ほか　43
　　外耳道後壁削除・乳突非開放型鼓室形成術（硬性再建・乳突腔充填）は良好な術野と真珠腫再形成性再発の抑制に有効であり，真珠腫遺残の見極めと感染予防が重要である．

真珠腫性中耳炎に対する内視鏡下耳科手術 ………………………伊藤　吏　49
　　内視鏡下耳科手術はTEESと経乳突腔アプローチの補助的内視鏡手術があり，いずれも広角な視野で接近拡大視ができる利点がある．手術のアプローチはMRIによる術前進展度評価に応じて選択される．

半規管の病変に対する水中内視鏡下手術 …………………………本藏　陽平ほか　59
　　半規管病変に対する手術の際には，内耳障害を軽減することが重要なポイントである．水中内視鏡下手術の利点と実際の手技について解説する．

編集企画／田中康広
獨協医科大学
埼玉医療センター教授

Monthly Book ENTONI No. 302/2024.10 目次

編集主幹／曾根三千彦　香取幸夫

アブミ骨手術 …………………………………………………………… 水足　邦雄　67
　アブミ骨手術での術野は，アブミ骨の脚および底板が十分に視認できるだけでなく，同部位への操作が十分にできるワーキングスペースを確保することが何より重要である．

内リンパ嚢開放術 ……………………………………………………… 小森　　学　75
　実施する機会が決して多くない内リンパ嚢開放術を安全かつ確実に行うための術前画像のポイント，術前準備から手術の実際，コツなどに関して解説する．

＜鼻　科＞

鼻中隔外鼻形成術の適応とテクニック ……………………………… 朝子　幹也　84
　鼻中隔前方の弯曲に対して通常の鼻中隔矯正術を施行し，十分な効果が得られていない症例が散見されるが，このような症例には鼻中隔前方の矯正が必要でありhemitransfixion や外鼻形成術が必要になる．外鼻形成術を行うためには，外鼻の解剖をよく理解し，個々の症例の鼻腔形態異常の理由を突き止め，修正することになる．

下鼻甲介手術および後鼻神経切断術 ………………………………… 平野康次郎　91
　鼻腔手術の効果と影響，一般的な術式といくつかの Tips をまとめる．鼻腔生理的機能への影響を最小限にする手術方法を行うことが重要である．

内視鏡下鼻副鼻腔手術—術前のプランニングと area management— ………… 和田　弘太　102
　内視鏡下鼻副鼻腔手術（ESS）を安全かつ完璧に遂行するには解剖の理解と area management という概念を理解し，限界ラインを常に意識し手術を進めるとことが重要である．

EMMM（endoscopic modified medial maxillectomy）………………… 中山　次久　109
　EMMM は，prelacrimal approach の一手法であり，下鼻甲介骨・粘膜，膜性鼻涙管，梨状口縁を温存しつつ，上顎洞全体にアプローチ可能である．

EMLP（endoscopic modified Lothrop procedure）………………… 野村　和弘　115
　EMLP の概要を解説する．有茎粘膜フラップの作成は容易で，術後再狭窄の予防に効果的なので，未経験の人には是非一度試してほしい．

TACMI（transseptal access with crossing multiple incisions）法 …… 清水　藍子ほか　123
　TACMI 法・NIMI TACMI とその術中操作のコツについて述べる．また，通常の手術で心がけていることも紹介する．

CONTENTS

鼻副鼻腔乳頭腫に対する内視鏡下鼻副鼻腔手術 ……………………青木　聡　131
鼻副鼻腔内反性乳頭腫（sinonasal inverted papilloma：IP）の完全摘出には，腫瘍進展範囲に応じた術式選択が重要である．本稿では術式選択基準の一例をご紹介する．

眼窩病変に対する内視鏡下鼻内手術 ……………………………………高林　宏輔　139
眼窩吹き抜け骨折は症例ごとに状況が異なるが，手術の原則，解剖学的ランドマーク，手術操作のコツ，合併症への対応は不変であり，これらを認識しておく必要がある．

内視鏡下経鼻下垂体手術 ………………………………………………田中　秀峰　149
蝶形骨洞前壁骨を大きく削除し，操作性のよいワーキングスペース作りが大切で，鼻副鼻腔機能を温存した再建や術後合併症のチェックなど，耳鼻咽喉科医が果たす役割も大きい．

内視鏡下（前）頭蓋底手術 ………………………………………………大村　和弘　157
内視鏡下頭蓋底手術をするうえでの知っておくべき超基本事項や最低限を書きました．明日からの手術にすぐ役立つ内容なので，是非お楽しみください．

Writers File ……………………………前付 2・3
Key Words Index ……………………前付 4・5
FAX 専用注文書 ……………………………165
FAX 住所変更届け ……………………………166
バックナンバー在庫一覧 ……………………167
Monthly Book ENTONI 次号予告 …………168

【ENTONI®（エントーニ）】
ENTONIとは「ENT」（英語のear, nose and throat：耳鼻咽喉科）にイタリア語の接尾辞 ONE の複数形を表す ONI をつけ，耳鼻咽喉科領域を専門とする人々を示す造語．

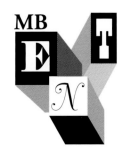

◆特集・第一線のエキスパートが教える耳科・鼻科における術前プランニングと手術テクニック

鼓膜形成術(接着法)

河口倫太郎[*1]　堀　龍介[*2]

Abstract　鼓膜形成術は中耳内に感染や炎症のない耳小骨連鎖が正常な慢性中耳炎，外傷性や鼓膜チューブ留置後の鼓膜穿孔などが手術適応である．現在，耳科手術では顕微鏡下耳科手術だけではなく，経外耳道的内視鏡下耳科手術(TEES)も施行可能であり，それぞれの手術操作では顕微鏡や内視鏡の特徴を理解することが重要である．TEES では片手操作となってしまうが，鼓膜形成術(接着法)を行ううえでは支障となることはほぼなく，むしろ内視鏡で近接・拡大が可能であり，さらに広角の視野を確保できる内視鏡のメリットを活かすことができる．また，鼓膜穿孔閉鎖率向上のため創傷治癒の観点から湿潤環境下治癒理論を用いた接着法を紹介する．

Key words　鼓膜穿孔(tympanic membrane perforation)，経外耳道的内視鏡下耳科手術(transcanal endoscopic ear surgery：TEES)，顕微鏡下耳科手術(microscopic ear surgery：MES)，湿潤環境下治癒理論(moist wound healing theory)，接着法(underlay myringoplasty)

はじめに

鼓膜形成術(接着法)は中耳内に感染や炎症のない耳小骨連鎖が正常な慢性中耳炎，外傷性や鼓膜チューブ留置後の鼓膜穿孔などで選択される術式である．当然，術前に CT での画像評価はすべきである．耳漏が持続している症例や真珠腫を疑う症例は接着法も含めた鼓膜形成術の適応とならず，鼓室形成術や乳突削開術を検討する必要がある．また，接着法は耳科手術の中では経験年数の浅い術者がまず初めに執刀を経験する術式でもある．接着法の意図するところである鼓膜を閉鎖する目的として，耳に水が入っても心配する必要がない正常な社会生活に患者を戻すことや，聴力の改善，そして特に若年者では将来的な感音難聴進行の予防などが挙げられる[1]．耳小骨連鎖が正常でも鼓膜穿孔が大きい場合，アブミ骨底板へ伝達する音の振動効率が低下し音圧の増強が乏しくなる．また，低音域の聴力低下が大きくなることが知られている[2]．さらに，音の振動エネルギーは穿孔があると前庭窓と蝸牛窓の両方から入力されてしまい，キャンセル効果の原因となってしまう(蝸牛窓の遮蔽により 12 dB の損失を予防する)[3]．

鼓膜閉鎖の手術の歴史を渉猟したところ，Berthold は 1878 年に鼓膜に膠を塗った布を貼り付け上皮層を除き，その上に皮膚移植を行う方法を，Wullstein, Zöllner らは 1952〜1953 年にかけてより薄い皮膚弁を用いた方法を発表した[4]．現在のような移植片を用いるようになったのは，Heermann が 1958 年に側頭筋膜を使用したのが最初である[4]．以後，これまで鼓膜穿孔に対し様々な鼓膜形成術のバリエーションが考案されてきた．鼓膜形成術は残存鼓膜の上皮層と固有層との間に自家の採取した筋膜や結合組織(移植片)をはさみ込む inlay 法(sandwich 法)，鼓室内側から自家の移植片を穿孔部に接着し閉鎖する underlay 法，上皮

[*1] Kawaguchi Rintaro, 〒 807-8555　福岡県北九州市八幡西区医生ヶ丘 1-1　産業医科大学医学部耳鼻咽喉科・頭頸部外科学，助教
[*2] Hori Ryusuke, 同, 教授

層を取り除き,露出した固有層の上に移植片を置くoverlay法の3つに大別される.Overlay法はどのような穿孔に対しても適応となるが,上皮層の遺残が穿孔縁周囲にみられると医原性真珠腫の要因となることや,浅在化鼓膜の原因となることがあり,近年では施行されることは少ない[5].Inlay法(sandwich法)は耳内からの手術操作では困難であり,外耳道皮膚挙上の後,鼓膜を二層に剝離して行う手技である.鼓膜に瘢痕があると上皮層と固有層の剝離は難しく,上皮層の除去が不十分なまま移植片を留置すると医原性真珠腫発生の要因となってしまう.Underlay法に関して,1989年にフィブリン糊を用いた鼓膜形成術が湯浅ら[6]により発表された.いわゆる接着法(湯浅法)であるが,低侵襲,手術時間の短縮がメリットとして挙げられた.このため,局所麻酔での実施が可能となり日帰り手術を行えるようになったため,急速に普及することとなった.さらに,2019年11月にはリティンパ®(ノーベルファーマ社)が保険適用となった.リティンパ®を用いた鼓膜閉鎖は,再生医学に基づくトラフェルミンを含浸したゼラチンスポンジを鼓膜辺縁に接するように留置しフィブリン糊で被覆する治療法で,鼓膜再生療法といわれる[7].従来の鼓膜形成術とは異なり,鼓膜再生の足場としてゼラチンスポンジを使用したことにより鼓膜の形状に対する可塑性が高い点が特徴である.固有層の再生を促す線維芽細胞増殖作用をもつトラフェルミンを使用し,血管誘導による血管新生作用も期待できる.このように鼓膜穿孔に対する手術には,新たな選択肢が増えてきている.

顕微鏡下耳科手術と経外耳道的内視鏡下耳科手術

1912年のストックホルムオリンピックにテニス選手として出場したことでも知られるスウェーデンの耳鼻咽喉科医Carl-Olof Nylénが中耳手術に単眼の顕微鏡を使用した.その後,双眼顕微鏡の普及とともに耳科手術では顕微鏡下耳科手術(microscopic ear surgery:MES)が主流となっ

た.一方,経外耳道的内視鏡下耳科手術(transcanal endoscopic ear surgery:TEES)の発展は,硬性内視鏡,CCDカメラヘッド,液晶モニターなどの内視鏡システムの性能の発展とともにある.特に2010年代になると,HD画質以上である4K画質の高精細度画像システムの発展や内視鏡の細径化,何よりこれら機器の低価格化によりTEESは急速に普及した.その結果,2022年4月にはK319-2経外耳道的内視鏡下鼓室形成術(①上鼓室開放を伴わないもの40,630点,②上鼓室・乳突洞開放を伴うもの52,990点)として保険収載されることとなり,さらにTEESは普及していく可能性が高いと思われる.このように,現在の耳科手術分野では従来のMESだけではなく,TEESも可能となっている.前項で述べた如く,鼓膜穿孔に対する手術には選択肢が増えてきたこともあり,どの術式を選択するのか,内視鏡下か顕微鏡下で行うかなどについては,施設によって定まっていないのが現状である.ただ,それぞれの手術方法について特徴を把握し,手術に望むことが成功の鍵となることは言うまでもない.

1.顕微鏡下耳科手術(MES)での見え方

顕微鏡下では視軸と光軸が一致しており同軸照明が可能である.深く狭い術野を確実に照らし出し,直線方向の視野確保に優れるというメリットがある.鼓膜を扱う手術操作においては外耳道が直線的であれば光源の恩恵を十分に受けることが可能である.だが外耳道の弯曲が強い症例では,手術操作部位を明視下におくことが困難であることをしばしば経験する.現代の顕微鏡の中には光源にキセノンランプやLEDを採用し,光量の自動コントロールが可能なモデルも存在するが,内視鏡のように自在に視点を動かすことができないので,狭い外耳道の症例では特に手術器具の挿入方向を工夫したとしても手術操作する鉗子やピックが視軸=光軸に干渉することにより対象物が見えなくなることがある(図1).また,視軸を通る光の対象からの反射光の影響で眼の強い疲労感を自覚したりすることがある[8].さらに,光学倍率

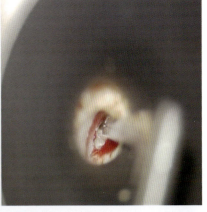

図 1.
MES での鼓膜形成術
　a：穿孔縁を新鮮化しているが，右手が干渉して新鮮化先端が視認できない．
　b：鉗子自体が手術部位と重なり視野の妨げとなることがある．

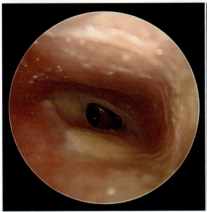
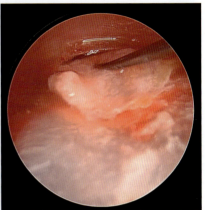

図 2.
TEES での鼓膜形成術
　a：鼓膜全体を明視下におくことが可能である．
　b：移植片を穿孔部に挿入している状態．挿入部と器具を視認することが可能である．

を上げることで視野は狭くなるに加え，明るさは倍率に逆比例するため暗くなり手術においては不利となる．助手は側視鏡を覗いて手術に参加するが，顕微鏡の構造上術者と同一の光路を得ることが不可能であるため，実際の手術を行う際の技術指導・教育的観点や情報共有の観点からはやや不利といえる．

2．経外耳道的内視鏡下耳科手術（TEES）での見え方

　内視鏡を用いる TEES と顕微鏡を用いる MES では客観的な解剖構造は当然一緒であるが，見え方という点では同一とは言い難い．TEES では内視鏡を移動することで対象への視点を容易に変更することができ，物理的に近接させて拡大するだけでなくデジタルズームで拡大することもできる（図 2，3）[9]．光ファイバーを介して光源から十分な光を送り，内視鏡先端の広角レンズを通してより明るい広角の視野を確保できる．大型液晶モニターを介して視野を把握するため，術者・助手の

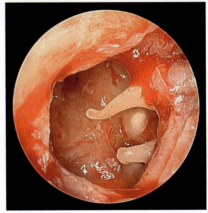

図 3．TEES で観察される鼓膜穿孔
耳小骨を含めた鼓室内を視野におくことが可能である．

みならずメディカルスタッフや学生すべての人が視野を共有できる．また，モニターに映しだされる映像は，没入感が高く，高解像度の恩恵を十分に感じる．そして，内視鏡には直視鏡だけでなく，側方の視野展開が可能な斜視鏡も使用できる．この他，一般的な TEES では耳内切開である点，骨

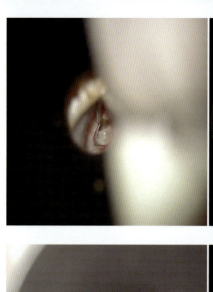 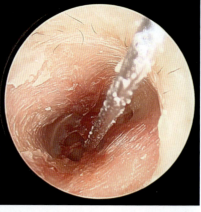

図 4.
鼓膜穿孔縁新鮮化の実際
MVR ナイフを用いて新鮮化している．
　a：MES での視野
　b：TEES での視野

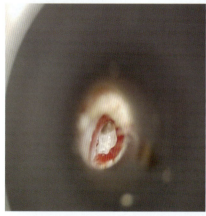 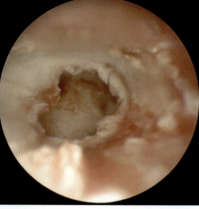

図 5.
穿孔縁新鮮化後の鼓膜
　a：MES での視野
　b：TEES での視野

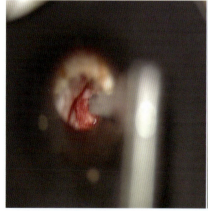 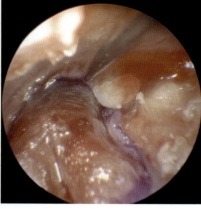

図 6.
移植片を留置している状態
　a：MES での視野
　b：TEES での視野

削開範囲を小さくできる点，外耳道剝離の面積を小さくできる点がメリットとして挙げられ，低侵襲な手術を行うことができる．

3．MES と TEES の違い

　MES でも TEES でも視野の確保は重要である．たとえば外耳道が弯曲し，前壁がせり出している症例では鼓膜穿孔の前縁が見えない場合がある．MES では視野の確保が困難なケースでも，TEES では術野を明視下におくことが可能である（図 4～6）．このため，前述のごとく顕微鏡と内視鏡の特徴を把握しておくことが必要である．また，MES と TEES は手術操作でも相違点があり，そして異なる手術器具も求められる．MES では両手操作が可能である．たとえば，乳突削開術では吸引とドリルを扱うため，両手操作が可能な点は MES における大きなメリットとなる（図 7-a）．一

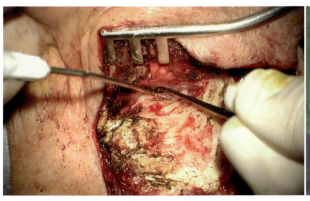
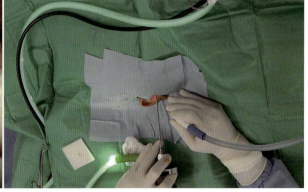

図 7. MES と TEES との手術操作の違い
a：MES では右手で器具，左手で吸引を持ち，両手操作が可能である．
b：TEES では左手に内視鏡，右手に手術器具（この場合は吸引）を持つ．

方，TEES では左手で内視鏡を保持し，右手で手術操作を行うのが基本である（図7-b）．TEES は外耳道から内視鏡と手術器具を挿入するため，外耳道内での手術道具と内視鏡が干渉しやすい．狭い外耳道内でのワーキングスペースを確保するため内視鏡は細経のものを使用し，手術器具は広角の視野であるため先端が曲がったものが便利となる場面も多い．なお，MES では直線的にしか視野を得られないため，曲がりが強い鋼製小物はその先端が見えにくくなる．このように TEES では片手操作であるため，両手操作の MES に対するデメリットであるかもしれないが，手術器具の選択・使い分けを適切に行うことで TEES でも支障なく施術が可能となる．

接着法について

現在広く行われている湯浅らの接着法では[10]，皮下結合組織（移植片）を採取するための耳後部切開以外の皮膚切開が不要で，手術操作で扱う部位は鼓膜に限局しているため，低侵襲であることが特徴である．このため多くの場合，局所麻酔で手技を行うことが可能である．鼓膜表面に対する麻酔は鼓膜麻酔液を使用した表面麻酔を行う．除痛が得られない場合には骨部外耳道へ浸潤麻酔を追加する．耳後部からの結合組織採取には浸潤麻酔を行い，2 cm 程度の皮膚切開をおき，結合組織を採取する．採取した結合組織に脂肪が付着している場合には取り除く．表面麻酔を終えた鼓膜穿孔縁を全周性に新鮮化する．我々は鼓膜穿孔縁新鮮化に，眼科で使用するディスポーザブルの MVR ナイフ（23 ゲージ，直）を用いて鋭的に切除している．このナイフのシャフト部分は外耳道の長さにちょうど適しており，かつその弾性も適当で自由に曲げることもできる．切除縁に石灰化がみられる場合は石灰化部分も含めて切除する．採取した移植片を圧迫して伸ばし，新鮮化した穿孔縁の 1.5～2.0 倍の大きさにトリミングして鼓室に挿入する．穿孔縁に密着するように移植片を鉗子で把持しながら軽度挙上し，フィブリン糊で固定する．固定した移植片を足場として，鼓膜の上皮層と粘膜層が伸びることで鼓膜が閉鎖される．

湿潤環境下治癒理論（moist wound healing theory）と接着法

1．Moist wound healing について

創傷治癒において，炎症期，細胞増殖期，成熟期の過程を経て治癒を得るが，このいずれかの過程で遅延がある場合，治癒が遅延するといわれている．近年では褥瘡の治療を考えるうえでその重要性が提唱され，外用薬の選択に活かされている[11]．炎症期にはプロテアーゼが自己融解を促進し壊死組織が減少するが，創部が乾燥状態にあると自己融解が不十分となり治癒が遷延する要因となる．また，細胞増殖期に乾燥状態となると各種増殖因子が損なわれ，治癒の妨げとなる．このような観点から創傷治癒には moist wound healing

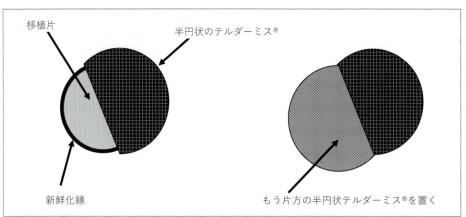
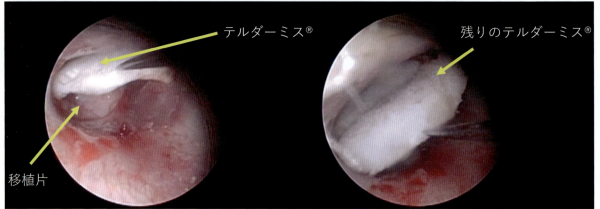

図 8. テルダーミス®を用いた接着法
a：テルダーミス®留置時のシェーマ．半円状にすることでテルダーミス®と移植片との視野を確保している．
b：テルダーミス®による移植片固定の実際．移植片を確認し半円状のテルダーミス®を留置し，残りのテルダーミス®を留置する．

theory に留意することが重要である．

2．Moist wound healing theory を用いた接着法

接着法においては，鼓膜穿孔残存をなくし閉鎖率を向上させることが肝要である．穿孔鼓膜閉鎖の過程も創傷治癒であることから，接着法も含めた鼓膜形成の術後も moist wound healing の概念は重要であると考えられる．堀らは 2015 年に moist wound healing に基づいて術式改良した接着法を報告しており[12]，当科でも取り入れている．耳後部より皮下結合組織の移植片を採取し，これを軽度圧迫しただけで湿ったまま新鮮化した鼓膜穿孔縁に挿入して移植片をフィブリン糊で固定する．次に鼓膜の大きさの半分に相当する半円状のテルダーミス®を準備する．半円とするのは移植片を明視下におくための視野を確保するためである．移植片を明視下におきながら，フィブリン糊を用いてテルダーミス®と固定する．その後，残り半円分のテルダーミス®を置き，移植片と鼓膜全体をカバーして再度フィブリン糊で固定する（図8）．移植片はテルダーミス®とフィブリン糊で固定されるため鼓室内に脱落しにくくなり，さらに乾燥防止の役目を果たす．そして，圧迫したスポンゼル®を短冊状に切り出し，これを外耳道にパッキングしてから生理食塩水で含浸し，最後に外耳孔をテープで塞いで鼓膜穿孔部・移植片から外耳道を湿潤環境に保つ（図9）．

従来の湯浅法では移植片を乾燥させ，フィブリン糊で固定する．また，外耳道はパッキングせずに乾燥させる．手術直後から聞こえが改善するというメリットがあるが，移植片のずれ，乾燥による縮み，鼓室内への脱落などによる鼓膜穿孔残存

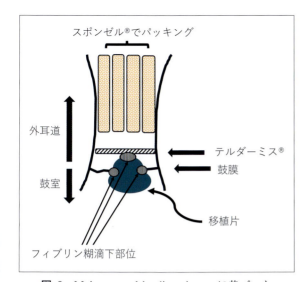

図 9. Moist wound healing theory に基づいた接着法の改良
テルダーミス®, スポンゼル® を用い湿潤環境を構築, かつ移植片の脱落・ずれを防ぐ.

を経験することがあり, またそもそも耳内の乾燥環境が創傷治癒の観点から望ましくないと考えられる. これらの問題を改善する方法として moist wound healing theory による創傷治癒を前提とした改良接着法では, 穿孔閉鎖率は 91.1% であり日本耳科学会術後聴力成績判定基準 (2010) による判定で 94.6% が成功例となった[13]. また, 同報告では再穿孔をきたした症例は 1 例もなかった. 本法では手術直後から聴力の改善は得られないが, 鼓膜穿孔閉鎖という目的に対して moist wound healing theory が鼓膜閉鎖における創傷治癒に寄与していることが示唆される.

再穿孔をきたした場合

鼓膜穿孔が残存したり再穿孔をきたしたりすることはある. この場合, 外来での処置可能な方法として, テルダーミス® による穿孔閉鎖が挙げられる. 外来において局所麻酔下に施行が行える. 接着法と同様に穿孔縁周囲を表面麻酔して新鮮化する. 新鮮化縁にテルダーミス® を接着するように留置し, フィブリン糊で固定する. 鼓膜形成術後の再穿孔では, 術前に十分説明しているとはいえ患者に不満が残ることがあり, 外来で簡便に修正ができることが望ましい[14]. もちろん, 感染により耳漏を伴う再穿孔の場合には CT による評価を行い, 鼓室形成術を含めた術式の検討は必要である.

おわりに

鼓膜形成術について, 現在広く普及している接着法について述べた. また, 手術手技を行ううえで顕微鏡下と内視鏡下操作による相違点ならびにメリット・デメリットについて述べた. 耳科手術初学者にとって接着法は経験することの多い手術であり, 耳科手術の基本的な操作を学ぶという観点から重要な手術である.

参考文献

1) Sanna M, Sunose H, Mancini F, et al, 須納瀬 弘(訳):中耳手術アトラス. 医学書院, 2013.
2) 森満 保:イラスト耳鼻咽喉科 第 4 版. 文光堂, 2012.
3) 切替一郎:新耳鼻咽喉科学 改訂 11 版. 南山堂, 2013.
4) 坂井 真:鼓室形成術の歴史と分類. 耳展, **36**(3):335-341, 1993.
5) 萩森伸一:鼓膜形成術. 日耳鼻会報, **121**:656-663, 2018.
6) 湯浅 涼, 西条 茂, 富岡幸子ほか:簡易な鼓膜形成術 フィブリン糊を用いた接着法. 耳喉頭頸, **61**:1117-1122, 1989.
7) 金丸眞一(監), 金井理絵(編):鼓膜再生療法手術手技マニュアル. 中山書店, 2023.
8) 岩間 亨:手術用顕微鏡の構造と特性―脳神経外科医に必要な知識―. 脳外誌, **19**:504-509, 2010.
9) 伊藤 吏:中耳手術―経外耳道的内視鏡下耳科手術 TEES―. 日耳鼻会報, **123**:16-23, 2020.
   Summary TEES の特徴をはじめ, 手術で用いる器具, 手術適応となる疾患について具体的な手術方法を交えながら解説されている.
10) 湯浅 涼:接着法(湯浅法)による鼓膜形成術. JOHNS, **33**:938-941, 2017.
11) 入澤亮吉:褥瘡における外用薬の使い方. 褥瘡会誌, **22**:106-112, 2020.
12) 堀 龍介, 庄司和彦, 児嶋 剛ほか:Moist wound healing に基づいて術式改良した鼓膜形成術(接着法). 天理医学紀要, **18**:17-22, 2015.

Summary Moist wound healing theory を鼓膜形成術に応用し移植片・鼓膜全体を湿潤環境におくよう改良した術式が紹介されている．

13) 岡上雄介，庄司和彦，堀　龍介ほか：当科における接着法による鼓膜形成術とその長期治療成績．Otol Jpn, **26**：121-126, 2016.

Summary Moist wound healing theory を用いた鼓膜形成術施行後の長期成績について，鼓膜穿孔閉鎖率，聴力成績ともに従来の報告に比べ良好な成績であった．

14) 浦野正美：保存的鼓膜閉鎖法（キチン膜，コラーゲンスポンジ）．MB ENT, **171**：66-70, 2014.

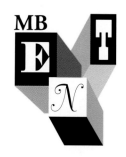

◆特集・第一線のエキスパートが教える耳科・鼻科における術前プランニングと手術テクニック

慢性中耳炎に対する鼓室形成術（顕微鏡下）

日高浩史*

Abstract 慢性穿孔性中耳炎は聴力予後の点，さらに補聴器装用者において耳漏に伴う器械故障のリスクを下げる観点からも早期に穿孔閉鎖を図るのがよいと考えられる．外耳道の屈曲や骨隆起をはじめとする解剖学的バリエーションや，穿孔の大きさや位置に対応した方法が求められる．この中で，耳後法による鼓室形成術Ⅰ型で行われる鼓膜穿孔閉鎖は，耳内視鏡下手術や鼓膜再生療法の普及により，執刀する頻度が低下していると推察される．しかし，真珠腫や中耳腫瘍などで鼓膜に欠損が生じた場合に備え，マスターすべき耳科手術の基本手技と考えられる．本術式は鼓膜固有層と線維性鼓膜輪を移植床の基準とし，移植弁との位置関係によってoverlay法，inlay法，underlay法に分類される．本稿では，術前の留意点と手術手技の基本，ならびに移植弁の選択について概説した．

Key words 鼓膜(tympanic membrane)，慢性中耳炎(chronic otitis media)，鼓室形成術(tympanoplasty)，鼓膜形成術(myringoplasty)，underlay法(underlay technique)，鼓膜固有層(lamina propria)

はじめに

慢性中耳炎は「中耳腔や乳突蜂巣の慢性炎症が3か月以上持続する状態」として定義される．広義的には，中耳慢性炎症性疾患(中耳真珠腫，癒着性中耳炎や鼓室硬化症など)の総称として使用されている[1]．狭義の意味では，中耳腔の慢性炎症が持続し，鼓膜緊張部に鼓膜穿孔を伴ったものを指す．後者の慢性穿孔性中耳炎の穿孔閉鎖に関するエビデンスとして，一側性中耳炎例を長期観察すると，患側気導聴力は健側に比べて有意に悪化し，また骨導聴力も悪化がみられる[2]．さらに，一側のみ手術を施行された両側中耳炎患者では，長期観察中に未手術耳の骨導聴力が術側より有意に低下したとの報告もある[3]．したがって，慢性穿孔性中耳炎は聴力予後の点，さらに補聴器装用者で耳漏に伴う器械故障のリスクを下げる観点からも早期に穿孔閉鎖を図るのがよいと考えられる[4]．

耳後法による鼓室形成術Ⅰ型で行われる鼓膜穿孔閉鎖は，耳科手術の最初に習得すべき手技である[5]．近年，耳内視鏡下手術や鼓膜再生療法の普及により，執刀頻度が低下していると予想される．しかし，真珠腫や中耳腫瘍などで鼓膜に欠損が生じた場合に備え，マスターすべき耳科手術の基本手技と考えらえる．また，鼓膜穿孔と容易に判別できない癒着性中耳炎で鼓膜癒着部と鼓室との剥離操作が必要な場合，あるいはもともと存在したと予想される先天性真珠腫が，鼓膜穿孔の部位にruptureした例など，経鼓膜的な穿孔閉鎖が禁忌と考えられる例でも必要となる(図1)．そこで，本稿では鼓膜形成時における術前の評価事項，ならびに代表的な形成方法と移植材料の選択について概説する．

---

* Hidaka Hiroshi，〒573-1010 大阪府枚方市新町2-5-1 関西医科大学附属病院耳鼻咽喉科・頭頸部外科，准教授

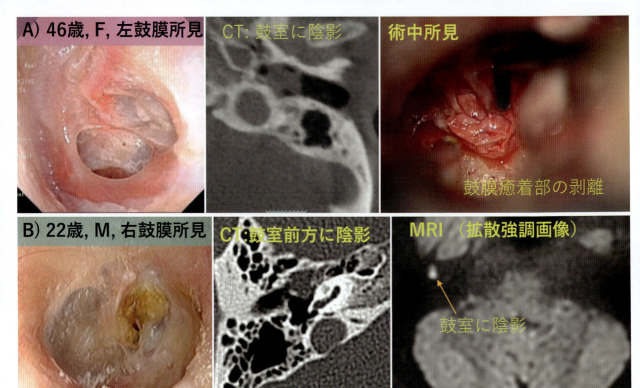

図 1. 鼓室形成術が必要と考えられる慢性中耳炎
A：鼓膜下方に穿孔はあるが，鼓膜下方の内陥と癒着を伴い，中耳粘膜と癒着した部との剥離を必要とした例
B：前上象限の鼓膜穿孔から痂皮の表出を認める．先天性真珠腫が背景にあり，鼓膜外に進展したと予想される．

術前の検査

CT 検査は，鼓室や乳突洞の含気や陰影の有無の評価に有用である．さらに術前，鼓膜穿孔部にベスキチンなどを貼って聴力への影響を確認する．これはパッチテストと呼ばれ，穿孔閉鎖のみを行うのか，あるいは中耳病変の除去や耳小骨連鎖の再建が必要かを判断する[6]．また，伝音難聴の存在により耳管開放症が隠蔽された病態（隠蔽性耳管開放症）の検出にも有効である．このような耳では，手術後に聴力が改善すると，耳管開放症の症状を訴えることがある[7,8]．したがって，中耳手術の術前には，たとえ症状がなくても開放耳管かどうかを診断しておくことが望ましい．また，耳管狭窄がある場合，閉鎖後に鼓膜陥凹や滲出性中耳炎が生じる可能性を術前に説明しておく必要がある[4]．

鼓膜穿孔のある慢性中耳炎の約 10％に開放耳管や閉鎖不全耳管の隠蔽がみられるほか，耳硬化症，真珠腫でも開放耳管や閉鎖不全耳管の隠蔽は存在し，術後に聴力が改善すると耳管開放症の症状を呈することがある[7]．中耳手術後に患者が自声強聴や耳閉感を訴えた時には，術後の一般的症状と片付けずに，耳管開放症の顕在化を考えて対応することが，患者との良好な関係を保つためにも重要である[8]．

手術の分類

慢性中耳炎に対する手術には，鼓膜形成術，鼓膜穿孔閉鎖術，鼓室形成術があり，耳科手術初心者にはその違いが判然としない．諸家の解説では，

① **鼓膜形成術**：主に耳内法による，（生体）移植弁を用いる術式．顕微鏡下，もしくは内視鏡下（TEES）は問わない．

② **鼓膜穿孔閉鎖術**：耳内法による．紙パッチやゼラチンスポンジなどを用い，穿孔閉鎖を促進する．

③ **鼓室形成術**：耳小骨連鎖確認・操作を加えた

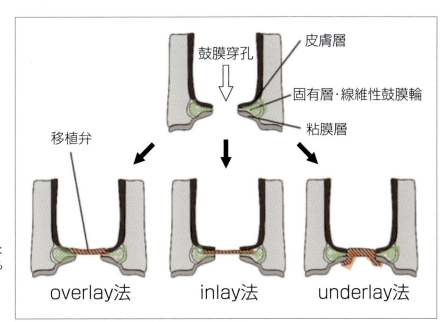

図 2.
鼓膜固有層・鼓膜輪と移植弁との関係による鼓膜形成術の分類
（文献 4 より）

術式．（生体）移植弁を用いて鼓膜穿孔閉鎖を図るが，耳後・耳内切開は問わない．
と定義されている[4]．

① は，本特集号の『鼓膜形成術（接着法）（pp.1〜8）』で解説されている．② に関しては Kanemaru らが開発し[9]，2019 年 11 月に保険収載された鼓膜再生療法が今後，主体になって行くと予想される．本療法はリティンパ耳科用 250 μg セット（塩基性線維芽細胞成長因子含有ゼラチンスポンジ）を用いることで，低侵襲な手術に加え，三層構造（上皮層，線維層，粘膜層）を有する鼓膜再生が特徴とされる[9)10)]．

当科でも，2020 年以降は慢性中耳炎の穿孔閉鎖手術としては，鼓膜再生療法を主体としている．2023 年 11 月までに 88 耳に対して耳内視鏡下手術を施行した．初回手術での閉鎖率は 83%（73/88）であり，2 回以上の手術がなされた 5 耳においては 4 耳で閉鎖が得られた．したがって，総計での閉鎖率は 88%（77/88）であった．術後聴力も，特に気骨導差において，4 kHz までの高周波数領域にわたり改善を認めている．

③ は本稿のテーマであるが，鼓膜再生には，新鮮な創面と再生を補助する足場が必要であることは，他の手技 ①，② と共通している．新鮮な創面は鼓膜穿孔辺縁部の上皮を切除することで得られ，そこからは成長因子の漏出が期待される[4]．

足場は，移植弁をもって提供される．

鼓室形成術で行う鼓膜形成について

鼓膜固有層と線維性鼓膜輪を移植床の基準とし，移植弁との位置関係によって overlay 法，inlay 法，underlay 法に分類される（図 2）[4)6)]．いずれの方法も穿孔辺縁部の新鮮創化と鼓膜の剥離操作が必要である．新鮮創化は，鼓膜の緊張を維持させた状況のほうが操作しやすく，tympanomeatal flap を作成する前に行う．鼓膜切開刀やローゼン針を穿孔縁の外側に刺入させて全周性に動かしながら，穿孔縁の組織と残存鼓膜を切離する．ある程度切離した後，穿孔縁の組織を鉗子で除去する．穿孔鼓膜表面の未上皮化部位は，耳漏の原因となり得るので，これを含めた切除を要する．ただし，鼓膜輪は鼓膜の再生能力を有する幹細胞や前駆細胞が存在するとされ，できるだけ保存に努める．さらに，術後に移植弁と岬角との癒着を起こさぬよう，中鼓室粘膜は極力傷つけないよう留意する[4]．

また，移植片と残存鼓膜接着の際しては出血を制御して確実な視野の下で操作することが大切である．筆者は可吸収性止血剤（サージセル®）を用いており，術野の洗浄も有効である．

1．Overlay 法

移植弁が鼓膜固有層より外側に位置する術式で

ある．穿孔周囲の表皮層のみ剥離・除去して固有層を露出し，その上に移植弁を載せて密着させる術式である．鼓膜の固有層が残存する，あるいは鼓膜にある程度の厚みがあることが条件である[4]．

穿孔周囲の表皮層の遺残は，医原性真珠腫の原因となるため，留意が必要である．特に，穿孔辺縁部は表皮層が鼓室側に進展していることがあるので，十分に新鮮創化しておく必要がある[4)6)]．また，ツチ骨柄上の皮膚を切除した場合，鼓膜の結合織を伴った浅在化(lateral healing)が生じて聴力改善が得られない可能性がある．近年では用いられることが少ない術式である[4)6)]．

移植弁には筋膜や結合織を使うこともできるが，遊離皮膚がもっとも適している[6]．

2．Inlay(Sandwich)法

海外ではoverlay法といえば，この術式を意味することが多い．移植弁を固有層と皮膚層との間に挟み込むので，内外両面から栄養を受けることになり，生着率は高い．また，手術操作による皮膚・鼓膜欠損が小さく，したがって上皮化も早い[4)6)]．ただし，耳内法では困難であり，主に耳後切開による鼓室形成術の中で用いられる．他方，外耳道剥離に連続させて固有層から皮膚層剥離を完遂させるには技術を要し，特に薄く瘢痕化した鼓膜での剥離は困難である．また，固有層に皮膚層が一部付着した状態や，ツチ骨柄先端に表皮が残った状態で移植弁を置くと，医原性真珠腫が生じる．また，鼓膜前方の表皮層の剥離は，鼓膜輪までに留めておく．十分な視野を展開することは重要ではあるが，ここを無理に剥離すると，術後の鼓膜浅在化や前方鈍角化(anterior blunting)が起こる[4)5)]．

手術用顕微鏡下で手術を施行する際，特に外耳道前～下壁の骨隆起が高度で鼓膜穿孔前縁の観察が困難なことがある．このような場合，内視鏡を用いて操作を行うか，あるいはドリルで外耳道の骨隆起を削除し，十分に視野を展開してから鼓膜の操作を行う必要がある(図3)．

移植弁には通常，筋膜を用いる[6]．耳後切開で側頭筋を露出し，筋膜を想定される大きさ(新鮮創化が終了した穿孔の2倍程度の直径)に採取し，使用するまで圧迫鉗子で挟み，保存しておく．

3．Underlay法(図3)

鼓室を開放し，鼓膜裏面の粘膜層に移植弁を当てて密着させ，鼓膜穿孔閉鎖を図る術式である．術後，鼓膜の再穿孔率はoverlay法などより高いとされるが，anterior bluntingやlateral healingなどの合併症はなく，医原性真珠腫を形成することは殆どないとされる[4]．したがって，術後合併症のリスクと再手術の行いやすさを考慮すると，underlay法から習得するのが，鼓膜形成の導入としてはより優れると考えられる[11]．

耳後切開，あるいは耳内法で骨部外耳道に皮膚切開を入れ，外耳道皮膚の剥離を進める．局所麻酔は疼痛軽減に必要であるが，外耳道骨膜下に浸潤麻酔することで，皮膚の剥離が容易になる．しかし，tympanomastoid sutureやtympanosquamous sutureの剥離では，無理に剥離をすすめると過度の張力がかかり，外耳道皮膚が破れる原因となる[11]．そのため，同部の剥離にはピックやテラメッサーを用いて深部より手前に剥離すると，外耳道皮膚の損傷を最低限に抑えられる．鼓膜輪に達すると，骨性鼓膜輪と線維性鼓膜輪の間にローゼン針を挿入し，線維性鼓膜輪を含めてtympanomeatal flapを剥離挙上して鼓室を開放する．鼓膜輪近傍まで剥離した外耳道後壁皮膚は，鼓膜全体を明視下におくために輪状切開を加える(図3-C)．

真珠腫や肉芽の除去操作が必要な場合，あるいは耳小骨連鎖の再建を行う場合は，これらの操作を先行し，その後で鼓膜の再建を行う．

移植弁となる側頭筋膜や耳介軟骨膜(耳内法では耳珠軟骨，耳後切開では耳甲介軟骨より採取できる)を穿孔の大きさや挿入部位の広さにあわせて形状を整え，残存鼓膜の下へ挿入する．術後，移植材料の収縮やずれによる再穿孔防止のため，穿孔縁から最低でも1 mm，可能であれば3 mm前後ののりしろを確保することが望ましい[11]．移

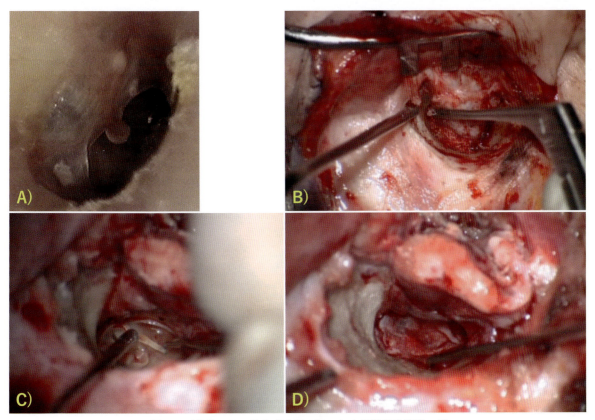

図 3. 耳後法による鼓室形成術Ⅰ型による鼓膜穿孔閉鎖の例
A：外耳道骨壁の隆起で，内視鏡でも鼓膜穿孔前縁の観察が困難である．
B：外耳道皮膚の剝離の際，骨縫合性で皮膚が破れないように留意する．
C：外耳道骨壁の狭窄部を矯正し，穿孔前縁を明視下にした後，新鮮創化を行っている．
D：側頭筋膜を移植弁とし，over-underlay 法で穿孔閉鎖を行っている．

植弁の挿入方法には，①ツチ骨柄の下方に挿入する従来の方法，②ツチ骨柄と鼓膜上皮を剝離し，その間に筋膜を挿入する方法，③移植弁に切れ込みを入れてツチ骨柄を挟み込む方法がある．③においては，のりしろが不足しないなど切れ込みの位置を調整することが大切である．

②は移植弁をツチ骨柄の外側(over)および鼓膜輪前方の下(underlay)に挿入するため，over-underlay 法と呼ばれている[11)～13)]．従来の underlay 法は移植弁をツチ骨柄の下に挿入するために残存鼓膜との接着面積が減少しやすくなるのに対し，この over-underlay 法ではツチ骨柄の上に留置することで，移植弁の落ち込みを防止するとともに接着面積も増加する点で理論的にも underlay 法より再穿孔をきたしにくい．田中らは，実臨床において現在行われることの多い sandwich 法や従来の underlay 法と比較しても，有用な方法であると報告している[13)]．この手技には残存鼓膜とツチ骨柄との剝離操作が必要であるが，ツチ骨に過度の力を与えないように留意して施行すれば，聴力に与える影響は殆どないとされている[14)]．

その後，鼓室前方に gelfoam を挿入し，移植弁を穿孔縁全周にわたって確実に密着させる．移植弁が小さい際は，複数枚を underlay することも多い．術後，嚥下や鼻かみなどの動作を行っても移植弁が動かぬよう，フィブリン糊で固めておく．この際，滴下量が多いと移植弁の部位と穿孔縁の間に糊が侵入して接着が不十分になる可能性がある．また，その除去に手間を要することがあり，注意が必要である[4)]．カテラン針や微量滴下デバイスを使用する．

移植弁の材料に関しては，通常，側頭筋膜や耳介軟骨膜などが利用される．術後，鼓膜内陥の可能性がある場合は，軟骨膜付軟骨で穿孔閉鎖を図

ることもある．また，術後半年以上経過してから生じる再穿孔には，血流維持のために軟骨膜付軟骨を用いることも検討する[5]．

さいごに

鼓室形成術Ⅰ型で行われる鼓膜穿孔閉鎖のコンセプトと留意点について概説した．①確実な視野を確保して，②盲目的な操作は行わないこと，③出血は最小限に抑えて適宜，生食で洗浄を行う，など耳科手術の基本が集約された手術である．一方，外耳道の屈曲や骨隆起をはじめとする解剖学的バリエーションや，穿孔の大きさや位置に対応した方法が求められる．

鼓膜穿孔閉鎖率に関してはこれまで数多くの報告があるが，近年の85報告をもとにしたシステマテックレビューでは鼓室形成術Ⅰ型(7,966例)が87.6%と報告されている[15]．耳科手術を始めた段階では，なかなかハードルの高い手技であるが，これを習熟することが次のステップに繋がると考えられる．

文献

1) 山本　裕，綾仁悠介，伊藤　吏ほか（日本耳科学会用語委員会）：中耳の慢性炎症性疾患の概念と用語について．Otol Jpn, **32**(4)：419-429, 2022.
2) Sakagami M, Maeda A, Node M, et al：Long-term observation on hearing change in patients with chronic otitis media. Auris Nasus Larynx, **27**(2)：117-120, 2000.
3) Colletti V, Fiorino FG, Indelicato T：Surgery vs. natural course of chronic otitis media. Long-term hearing evaluation. Acta Otolaryngol, **111**(4)：762-768, 1991.
4) 萩森伸一：鼓膜形成術．日耳鼻会報, **121**(5)：656-663, 2018.
   Summary　鼓膜形成術の歴史とコンセプト，ならびにその手技が解説されている．
5) 小島博己，濱　孝憲，小林小百合ほか：慢性中耳炎に対する耳後法-underlay法による鼓室形成術の手術成績．耳展, **54**(2)：80-87, 2011.
6) 暁　清文：Overlay法，Sandwich法，Underlay法の使い分け．MB ENT, **171**：12-15, 2014.
7) Kobayashi T, Hasegawa J, Kikuchi T, et al：Masked patulous Eustachian tube：an important diagnostic precaution before middle ear surgery. Tohoku J Exp Med, **218**(4)：317-324, 2009.
   Summary　隠蔽性耳管開放症（masked patulous eustachian tube）の用語の提唱．慢性中耳炎や真珠腫における各症例を報告し，術前に開放耳管を診断する重要性を指摘．
8) 小林俊光：耳管閉鎖障害の診断．日耳鼻会報, **122**(10)：1361-1365, 2019.
9) Kanemaru S, Umeda H, Kitani Y, et al：Regenerative treatment for tympanic membrane perforation. Otol Neurotol, **32**(8)：1218-1223, 2011.
10) Kanai R, Kanemaru SI, Yamaguchi T, et al：Outcomes of regenerative treatment for over 200 patients with tympanic membrane perforation. Auris Nasus Larynx, **51**(2)：259-265, 2023.
11) 田中康広：鼓膜形成術における基本手技．日耳鼻会報, **117**(3)：216-219, 2014.
    Summary　鼓膜形成術，特にunderlay法の手技の詳細が明確なイラストを添えて解説されている．
12) Kartush JM, Michaelides EM, Becvarovski Z, et al：Over-under tympanoplasty. Laryngoscope, **112**(5)：802-807, 2002.
13) 田中康広：鼓膜形成術―Over-underlay法とendoscopic inlay butterfly cartilage tympanoplasty―．日耳鼻会報, **124**(5)：699-704, 2021.
14) Lotto C, Fink R, Stricker D, et al：To detach or not to detach the umbo in type Ⅰ tympanoplasty：functional results. Eur Arch Otorhinolaryngol. 2023 Dec 18. doi：10.1007/s00405-023-08370-6.［Epub ahead of print］
15) Nicholas Jungbauer W Jr, Jeong S, Nguyen SA, et al：Comparing myringoplasty to type Ⅰ tympanoplasty in tympanic membrane repair：A systematic review and meta-analysis. Otolaryngol Head Neck Surg, **168**(5)：922-934, 2023.

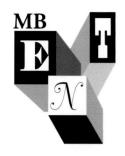

◆特集・第一線のエキスパートが教える耳科・鼻科における術前プランニングと手術テクニック

慢性中耳炎に対する内視鏡下耳科手術

西池季隆*

Abstract 経外耳道的内視鏡下耳科手術で行う鼓膜形成術では underlay 法が行いやすい．鼓膜穿孔が前下あるいは後下象限でツチ骨柄に接する場合には，移植片を鼓膜の内側であるが，ツチ骨柄に対しては外側に挿入する over-underlay 法のよい適応である．鼓膜穿孔が前上象限に及んでいる場合には，移植片をツチ骨前上方を通して鼓膜外耳道皮膚弁と外耳道骨の間に引き出して固定する Fisch's anterosuperior fixation は有用である．術前に鼓膜穿孔部を詳細に観察し，どの方法をとるかプランを立てておく．

耳小骨連鎖再建の材料に関しては，残存耳小骨，軟骨，人工耳小骨が使用できる．連鎖再建部位の構造や性質を見極めて，代用耳小骨の形状の細工や固定の工夫が必要である．いずれの耳小骨再建でも手術終了時に round window reflex を確認し，音の伝導が内耳に伝わっていることを確認することが望ましい．

Key words アンダーレイ(underlay)，移植片(graft)，鼓膜再建(myringoplasty)，コルメラ(columella)，耳小骨再建(ossiculoplasty)

はじめに

慢性中耳炎の手術に経外耳道的内視鏡下耳科手術(TEES)が導入されるようになってから久しい．TEES の利点としては，広い視野，死角の減少，低侵襲，臨床教育に有効であることが今まで挙げられてきた[1)2)]．また一方で，欠点として平面画像，片手操作であること，出血のコントロールが困難なことが挙げられてきた．欠点の前2者に関してはトレーニングで克服する必要があるが，後者の出血のコントロールに関しては，吸引付き手術器具を使用したり，水中下で手術したりするなど[3)]，各施設で工夫がなされている．

経外耳道アプローチは，鼓膜や中鼓室に存在する耳小骨の観察には理にかなったアプローチ法である[4)]．TEES で病変に近接し，数十倍に拡大された画像情報下で手術を行う利点は大きい[1)4)]．内視鏡下に，上下左右から病変を観察することによって得られる立体的な情報は，TEES の平面画像の欠点を超える利点である．我々の経験では，TEES では耳小骨周辺を中心とした術野で詳細な情報が得られるために，耳小骨奇形の手術に非常に有用であった[4)]．

我々は，TEES が手術教育に有用なことも報告した[5)]．術者の経験が浅い場合には，術野に出てきた構造物が何か理解しづらい，処理の仕方がわからないなどの問題が出てくる．しかし，顕微鏡下耳科手術では，顕微鏡をのぞき込んでいる術者はどうしても孤立しがちになり，その指導は容易でない．これが TEES では，まず画面で観察する術野は上級医と若手医師で同一なので，情報の共有ができる[5)]．また，構造物・解剖の理解が容易なのも，内視鏡の特性上そうであるし[2)]，上級医がそれらをモニター上で指し示すことにより容易に理解できる．また，手術操作に関しても，剝離の方向やアプローチルートを画面上で指し示すこ

---

* Nishiike Suetaka, 〒591-8025 大阪府堺市北区長曽根町1179-3 大阪労災病院耳鼻咽喉科・頭頸部外科，副院長

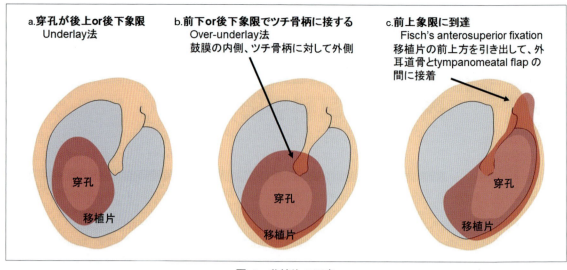

図 1. 移植片の固定
a：鼓膜穿孔が後上象限あるいは後下象限に留まる場合．純粋な underlay 法を行う．
b：鼓膜穿孔が前下象限あるいは後下象限に存在し，ツチ骨柄に接する場合．Over-underlay 法を行い，鼓膜の内側であるが，ツチ骨柄に対して外側に移植片を挿入し固定する[6]．
c：鼓膜穿孔が前上象限に到達している場合．Fisch's anterosuperior fixation を行う．移植片の前上方をツチ骨の前上方に引き出して，外耳道骨と tympanomeatal (tm) flap の間に接着する[7]．

とによって，若手医師は手術操作をしながら把握することができる．このように TEES では，上級医の指示を見ながら若手医師はステップバイステップで手術を続行することが可能である．

術前プランニング

鼓室形成術における初回の鼓膜形成術に関しては，当科における鼓膜閉鎖の工夫として，穿孔が後上あるいは後下象限に留まるものは，純粋な underlay 法で行うことが多い（図 1-a）．

鼓膜穿孔が前下あるいは後下象限でツチ骨柄に接する場合には，移植片を鼓膜の内側であるが，ツチ骨柄に対しては外側に挿入する（over-underlay 法）（図 1-b）[6]．この方法では移植片が鼓室内に脱落する危険性が少なくなり，また穿孔部と密接に接着する利点がある．

鼓膜穿孔が鼓膜臍部上方の前上象限に広がっているものには，注意が必要である．術後の鼓膜再穿孔は前上象限に起こることが多く，その部分を確実に閉鎖する方法をとることが望ましい．筆者は，移植片をツチ骨前方から鼓膜外耳道皮膚弁（tympanomeatal flap：tm flap）と外耳道骨の間に引き出し，鼓膜前方を確実に閉鎖するようにして

いる（図 1-c）（Fisch's anterosuperior fixation）[7]〜[9]．術前に鼓膜穿孔部を詳細に観察し，どの方法をとるかプランを立てておく．

移植片はできれば 1 枚の移植片で塞ぐようにするが，移植片の面積が足りない場合には複数枚の移植片を用いている．当科の鼓膜穿孔閉鎖率は 90% を超えており良好な成績である[9]．

また，術後穿孔に関しては軟骨を移植片とした鼓膜再建を考える．しかし，どのような鼓膜穿孔閉鎖法を取るかは術者と施設によって変わると考えられる．

耳小骨連鎖再建の材料に関しては，筆者は残存耳小骨，軟骨，人工耳小骨のいずれも代用耳小骨として用いている．耳小骨離断や耳小骨奇形の際には，残存耳小骨をトリミングして戻すことが多い[4]．また，耳小骨が欠損していたり，真珠腫が耳小骨に浸潤して耳小骨が使えなかったり，鼓室硬化症であったりする際には，軟骨を代用耳小骨として利用することが多い．

IV 型再建で残存耳小骨が使用できない際には，代用耳小骨の安定性を考え，軟骨を使用するよりもハイドロキシアパタイト（ha）を代用耳小骨として使用することが筆者は多い．代用耳小骨に関

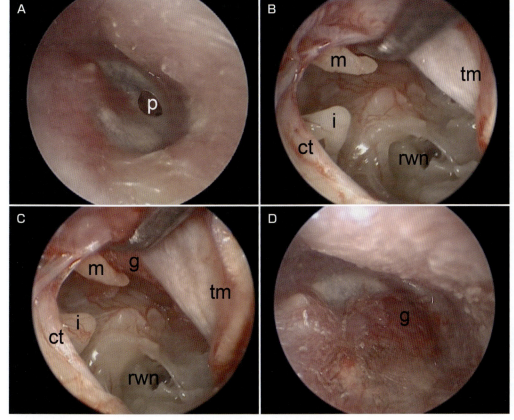

図 2. 症例 1：右耳の鼓膜穿孔
A：鼓膜穿孔は前下象限でツチ骨臍部に近接している．
B：鼓膜をツチ骨臍部から一部切り離す．
C：鼓膜とツチ骨臍部の間に移植片を挿入する．
D：tm flap を戻し，鼓膜再建部を観察している．鼓膜穿孔は確実に閉鎖されている．
ct：鼓索神経，g：移植片，i：キヌタ骨，m：ツチ骨，p：鼓膜穿孔，tm：tympanomeatal flap，rwn：正円窓窩

して，術前にプランを立てておく．しかし，術中判断によって再建材料は容易に変更される．いずれの耳小骨再建でも手術終了時に round window reflex を確認し，音の伝導が内耳に伝わっていることを確認することが望ましい．また，代用耳小骨の転倒防止のために様々な方策を取ることが必要である．

鼓膜形成

症例 1：67 歳，女性

【主　訴】　右難聴

【現病歴】　右鼓膜チュービング脱落後の右鼓膜穿孔残存例．1 年以上経過観察したが，穿孔は閉鎖せず，手術による穿孔閉鎖を希望された．

【現　症】　右鼓膜穿孔あり．

本症例は，鼓膜穿孔はツチ骨臍部に接しており，移植片の安定性を考え，over-underlay 法を行うこととした[6]．手術では，臍部から鼓膜上皮を若干剥離し，耳後部から採取した結合識をツチ骨臍部と鼓膜の間に挿入した（図 2）[6]．

症例 2：29 歳，男性

【主　訴】　左耳閉感，左難聴，左耳漏

【現病歴】　2 か月前に仕事中にガスの火花が左耳に入り，左鼓膜穿孔となった．近医耳鼻咽喉科を受診したが，大穿孔が残存しており手術目的にて当科に紹介となった．

【現　症】　左鼓膜に大穿孔を認める（図 3）．

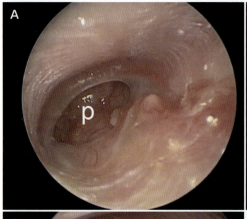
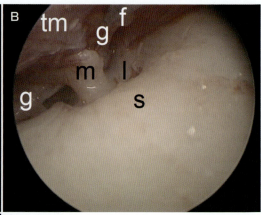
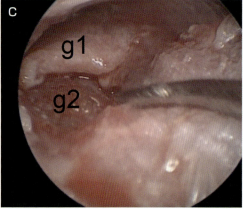

図 3．
症例 2：左耳の鼓膜穿孔
　A：鼓膜に大穿孔が存在する．
　B：ツチ骨前方を通して，移植片の前上方を引き抜き，外耳道上鼓室側壁と tm flap の間に移植片を固定する．
　C：tm flap を戻して鼓膜穿孔を観察している．1 枚目の移植片と 2 枚目の移植片により鼓膜穿孔は閉鎖されている．
f：鉗子，g：移植片，g1：1 枚目の移植片，g2：2 枚目の移植片，l：前ツチ骨靱帯，m：ツチ骨，p：鼓膜穿孔，tm：tympanomeatal flap，s：上鼓室側壁

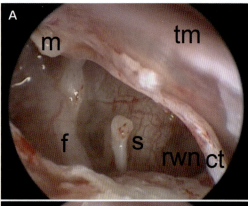
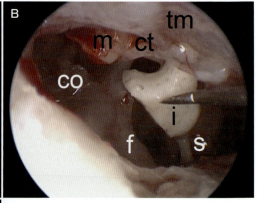
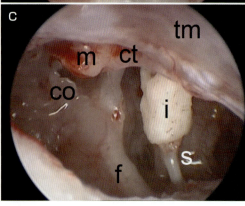

図 4．
症例 3：右耳の耳小骨奇形
　A：キヌタ骨が観察される．この上に代用耳小骨を設置する必要がある．
　B：形成したキヌタ骨をアブミ骨上に置き，ツチ骨柄の下にくぐらせようとしている．
　C：形成キヌタ骨をアブミ骨頭とツチ骨柄の間に設置し，IIIi-M 型とした．
co：cog，ct：鼓索神経，f：顔面神経，i：代用耳小骨（形成されたキヌタ骨），m：ツチ骨，s：アブミ骨，tm：tympano-meatal flap，rwn：正円窓窩

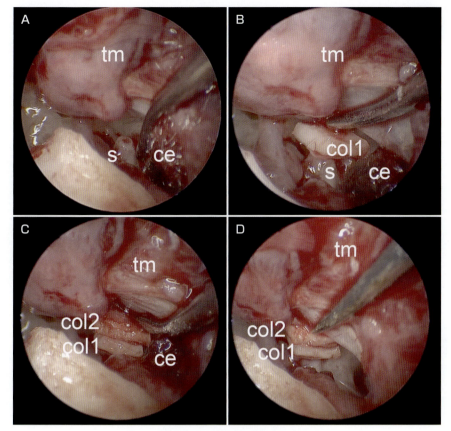

図 5. 症例 4：右耳の中耳真珠腫 2 次手術
A：アブミ骨が観察されており，この上にコルメラを置く．下鼓室には
　　コルメラ転倒予防の酸化セルロースを置いている．
B：アブミ骨頭上に 1 枚目のコルメラを置いている．
C：2 枚目のコルメラを 1 枚目の上に挿入し，鼓膜と接着するようにし
　　Ⅲc 型としている．
D：コルメラ転倒予防の酸化セルロースを抜去した．
ce：酸化セルロース，col1：1 枚目のコルメラ，col2：2 枚目のコルメラ，
s：アブミ骨，tm：tympanomeatal flap

本症例では，鼓膜穿孔は巨大であり，鼓膜の上前象限に到達していた．Fisch's anterosuperior fixation を行う予定とした[7]．また，移植片が複数枚必要となることも予測した．手術では，移植片の前上方は鉗子によりツチ骨前方から外耳道骨と tm flap の間に引き出し，その部にフィブリン糊にて固定した．1 枚目の移植片ではすべての穿孔を防げなかったため，2 枚目の移植片を挿入し鼓膜穿孔部を確実に閉鎖した（図 3）．

耳小骨再建

症例 3：12 歳，女性
【主　訴】　右難聴，右耳閉感

【現病歴】　小学校 1 年の時から，聴力検査にて異常を指摘されていた．半年前から右耳閉感が増強し近医耳鼻咽喉科を受診し，精査を勧められた．

【現　症】　右伝音難聴あり．側頭骨 CT ではキヌタ骨長脚の欠損が疑われた．

本症例では病歴および CT 所見から耳小骨奇形を疑った．代用耳小骨として残存耳小骨を利用することを予定した．実際の手術ではキヌタ骨長脚が欠損していることが確認された．残存キヌタ骨を取り出し，ドリルにてアブミ骨頭とツチ骨長脚が接する部分にくぼみを作り，手術ではⅢi-M 型としてアブミ骨頭とツチ骨柄の間に形成キヌタ骨を設置した（図 4）．

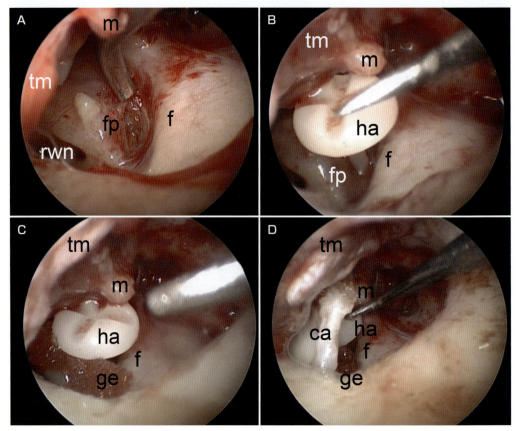

図 6．症例 5：左耳の中耳真珠腫の 2 次手術
A：アブミ骨底板の清掃が終了した．
B：ha をアブミ骨底板上に乗せ，ツチ骨の下にくぐらせようとしている．ha がアブミ骨底板に接しているのが明瞭に観察される．
C：Ⅳi-M 型とした ha の転倒予防にゼラチンスポンジを鼓室内に置いている．
D：ha の排出予防のために薄切軟骨を鼓膜と ha の間に留置している．
ca：薄切軟骨，f：顔面神経，fp：アブミ骨底板，ge：ゼラチンスポンジ，ha：ハイドロキシアパタイト，m：ツチ骨，rwn：正円窓窩，tm：tympanomeatal flap

症例 4：50 歳，女性
【主 訴】 両難聴，両耳閉感，両耳鳴
【現病歴】 10 か月前に右中耳真珠腫に対して TEES にて段階的手術の初回手術を行った．今回は 2 次手術を予定している．

前回の手術ではアブミ骨上部構造が残されていたことから，Ⅲ型の聴力再建となることを予測した．前回の手術では外耳道側壁の形成に耳介軟骨を使用したが，余った軟骨を上鼓室内に留置しておいた．その軟骨を取り出し，コルメラとして使用した．アブミ骨頭に 1 枚目の軟骨を置き，さらにその上に 2 枚目の軟骨を置いて鼓膜と接触させⅢc 型とした（図 5）．下鼓室には酸化セルロースをコルメラの転倒防止と止血用に置いていたが，手術終了時には抜去した．

症例 5：34 歳，女性
【主 訴】 左耳漏
【現病歴】 半年前に乳突洞に進展した左中耳真珠腫に対して，顕微鏡を併用した TEES を行った．今回は 2 次手術を予定している．

筆者は顕微鏡を併用した鼓室形成術でも聴力再建の際には内視鏡下に行うことが多い．前回の手術ではアブミ骨上部構造が消失していたことが確認されており，聴力再建はⅣ型となることを予測した．筆者は自家耳小骨が使用できないⅣ型の際には代用耳小骨としてハイドロキシアパタイト（ha）を使用することが多い．実際の手術では，ア

ブミ骨底板上の肉芽を清掃したのちに，haをアブミ骨底板とツチ骨の間に挿入しⅣi-M型とした（図6）．TEESの利点は，代用耳小骨がアブミ骨底板に接していることが明瞭に観察できることである．haの転倒防止にゼラチンスポンジを鼓室内に留置した．また，haの鼓室からの排出予防に，haと鼓膜との間に薄切軟骨を置いた．

いずれの耳小骨再建でも手術終了時にround window reflexを確認し，音の伝導が内耳に伝わっていることを確認することが望ましい．

まとめ

鼓膜穿孔閉鎖に関しては，術前に穿孔の位置や大きさを観察し，どのような閉鎖法がよいかを検討しておく．耳小骨連鎖再建には，耳小骨，軟骨および人工耳小骨が使用できる．それぞれが長所と短所をもつ．術者がもっとも慣れた素材を使用する考えもあるが，それらを使い分ける考え方もあり，筆者は使い分けるようにしている．連鎖再建部位の構造や性質を見極めて，代用耳小骨の形状の細工や固定の工夫が必要である．転倒防止のための方策も必要である．将来的にはチタン製人工耳小骨の日本への導入に期待したい．

参考文献

1) 欠畑誠治，渡辺知緒，伊藤 吏：内視鏡下耳科手術．耳鼻臨床，**106**：187-199, 2013.
2) Tarabichi M：Endoscopic middle ear surgery. Ann Otol Rhinol Laryngol, **108**：39-46, 1999.
3) Yamauchi D, Yamazaki M, Ohta J, et al：Closure technique for labyrinthine fistula by "underwater" endoscopic ear surgery. Laryngoscope, 124：2616-2618, 2014.
4) 西池季隆，今井貴夫，大島一男ほか：経外耳道内視鏡下耳科手術を行った耳小骨奇形10耳の検討．Otol Jpn, **26**：127-133, 2016.
5) 西池季隆：内視鏡下耳科手術 教育としてのツール．Otol Jpn, **24**：277-282, 2014.
6) 田中康広，大村和弘，蓮 琢也ほか：鼓膜穿孔に対するover-underlay法の有用性．Otol Jpn, **27**：173-178, 2017.
   Summary Over-underlay法は鼓膜穿孔閉鎖率が高く，鼓膜形成法の一つとして有用な方法と考えられることを報告した．
7) Fisch U, May J, Linder T：Tympanoplasty, mastoidectomy, and stapes surgery. Second edition. Thieme, Stuttgart, Germany, 2008.
   Summary 前上象限に及ぶ鼓膜穿孔の際に，移植片をツチ骨前方からtm flapと外耳道骨の間に引き出して固定すると確実に閉鎖できることを示している．
8) 伊藤 吏：経外耳道的内視鏡下耳科手術(TEES)の基本手技と適応．日耳鼻会報，**122**：1540-1547, 2019.
9) 斎藤未佑，上塚 学，道場隆博ほか：慢性中耳炎に対する経外耳道的内視鏡下耳科手術による鼓室形成術の検討―複数枚グラフト使用の有用性について．Otol Jpn, 2024, 印刷中．
   Summary TEESで行う鼓膜穿孔閉鎖の際は，できれば1枚の移植片で塞ぐが，複数枚の移植片を用いても鼓膜穿孔閉鎖率は90％を超えて良好である．

MonthlyBook ENTONI No.296
2024年5月増刊号

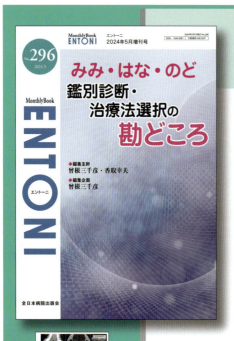

みみ・はな・のど
鑑別診断・治療法選択の勘どころ

■ 編集企画／曾根三千彦（名古屋大学、教授）
■ B5判　198頁　定価6,050円（本体5,500円）

日常診療において判断に迷ったときの手引書として是非ご活用ください。鑑別・治療法選択の"勘どころ"を、経験に基づきエキスパートが解説！明日からの診療に役立つ情報が満載の特集号です。

Contents

Ⅰ．聴覚・他
急性難聴の鑑別診断勘どころ
慢性難聴の鑑別診断勘どころ
耳鳴・耳閉感の鑑別診断勘どころ
耳痛の鑑別診断勘どころ

Ⅱ．平衡・顔面神経
回転性めまいの鑑別診断勘どころ
非回転性・浮動性めまいの
　鑑別診断勘どころ
起立・歩行障害の
　鑑別診断勘どころ
顔面麻痺・顔面痙攣の
　鑑別診断勘どころ

Ⅲ．鼻
鼻閉・鼻漏の鑑別診断勘どころ
鼻出血の鑑別診断勘どころ
鼻痛・頬部痛の鑑別診断勘どころ
嗅覚障害の鑑別診断勘どころ

Ⅳ．口腔・咽頭
口腔乾燥・口内炎の鑑別診断勘どころ
味覚障害の鑑別診断勘どころ
舌痛・咽頭痛の鑑別診断勘どころ
睡眠関連疾患の鑑別診断勘どころ
　－閉塞性睡眠時無呼吸（OSA）診療で遭遇しうる
　　睡眠関連疾患（sleep disorders）について－
咽喉頭異常感の鑑別診断勘どころ

Ⅴ．音声・嚥下・呼吸
音声障害の鑑別診断勘どころ
構音障害の鑑別診断勘どころ
摂食・嚥下障害の鑑別診断勘どころ
呼吸困難感の鑑別診断勘どころ

Ⅵ．頭頸部
唾液腺腫脹（良性疾患）の鑑別診断勘どころ
唾液腺腫脹（悪性疾患）の鑑別診断勘どころ
頸部腫脹（良性疾患）の鑑別診断勘どころ
頸部腫脹（悪性疾患）の鑑別診断勘どころ

全日本病院出版会
〒113-0033 東京都文京区本郷3-16-4　Tel:03-5689-5989
www.zenniti.com　　　　　　　　　　 Fax:03-5689-8030

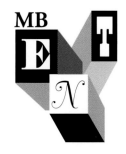

◆特集・第一線のエキスパートが教える耳科・鼻科における術前プランニングと手術テクニック

外耳道後壁保存型鼓室形成術

高田雄介*

Abstract 外耳道後壁を保存して鼓室や乳突洞の病変を処理する canal wall up(CWU)は術後創傷治癒や患者 QOL の点で優れた術式である.一方,外耳道後壁を保存することによる術野の制限が問題となる.本稿では当科で CWU を選択する際の注意点や手術時の工夫を中心に,実臨床に即した観点から手術手技やアプローチ選択過程について解説する.

Key words 外耳道後壁保存型鼓室形成術(canal wall up tympanoplasty),経外耳道的上鼓室開放術(transcanal atticotomy),後鼓室開放(posterior tympanotomy),上鼓室側壁再建(scutumplasty)

はじめに

Canal wall up(CWU)では外耳道後壁によって術野が制限されることから,真珠腫病変が進展している場合には手術がより難しくなる.Canal wall down(CWD)と比較すると真珠腫の術後再発リスクが高まるが,外耳道形態が保たれることにより通院や水浴制限から解放される利点がある.外耳道の骨削開範囲を必要最小限にとどめ,骨欠損部位を再建して自然な外耳道形態が出来上がれば理想的である.真珠腫手術に臨むにあたり,CWU はまず優先して適応を検討すべき術式といえる.

病変がキヌタ・アブミ関節に及んでいると耳小骨再建を考えるが,及んでいない場合には耳小骨を温存できる可能性が高まる.鼓室洞の病変に対しては後鼓室開放がときに有用となる一方で,アブミ骨底板や直上の顔面神経との間に病変が入り込んでいる場合にはアブミ骨底板に対して正対視できる外耳道側からのアプローチが有用である.Scutumplasty に軟骨を使用する場合,軟骨が厚いほうが頑強な再建といえるがしなやかな弯曲を保った再建は難しくなる.比較的大きな再建では全層軟骨を用いるが,欠損部位が小さい場合には薄切軟骨を用いて外耳道の自然な術後形態を再現できるように軟骨のしなりを重要視している.

後鼓室開放は,乳突洞側からの操作による鼓索神経損傷のリスクが少なからずあると考えていく.必要性の低い症例には加えず,また行う場合には外耳道側から鼓索神経を同定し,キヌタ・アブミ関節を離断してキヌタ骨を摘出したうえで posterior buttress を削り込むように行うと安全かつ早い.この点が人工内耳手術[1]と大きく異なる.

また,外耳道の形状も非常に重要である.外耳道がすり鉢状で広い場合には外耳道皮膚から鼓膜輪挙上が容易であり,外耳道側からの術野を中心に手術を進める.反対に,外耳道がたこつぼ状で狭い場合には外耳道からの視野確保が非常に困難となるが,後鼓室開放を加えることで乳突洞側から非常に良好な視野を確保することができる症例がある.

付帯手技[2]として下記術式も含めて,自験例を提示して手術手技につき解説する.

---

* Takata Yusuke,〒 113-8431 東京都文京区本郷 3-1-3 順天堂大学耳鼻咽喉科学講座,准教授

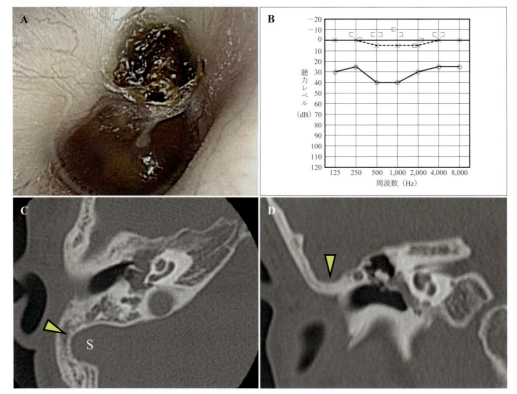

図1. 症例1：術前
A：右鼓膜所見．中耳貯留液が透見され，弛緩部にはデブリ堆積を認めた．
B：聴力検査にて右伝音難聴を認めた．
C，D：中耳CTにて側頭骨，鼓室に軟部陰影を認めるが，ツチ骨頭内側には軟部陰影を認めない．S状静脈洞（C矢印）は突出し，中頭蓋窩は外側で低位（D矢印）であり，乳突蜂巣の発育は不良であった．
S：S状静脈洞

・経外耳道的上鼓室開放術（transcanal atticotomy：TCA）
・骨部外耳道後方拡大（widening the posterior portion of the external auditory canal）
・後鼓室開放（posterior tympanotomy）
・前鼓室開放（anterior tympanotomy）
・上鼓室側壁再建（scutumplasty）
・外耳道後壁再建（canal wall reconstruction）

自験例

1．症例1：真珠腫性中耳炎（12歳，男性）

幼少時より中耳炎歴あり．9歳時に近医にて両側滲出性中耳炎を指摘されたが保存的治療にて改善を認めていた．1年前より右難聴があり，右滲出性中耳炎の再燃を認め，6か月前から右弛緩部に真珠腫を認めていた．中学受験が終わり，近医より当科紹介初診となった．

1）術前プランニング（図1）

弛緩部型真珠腫を認めるが，CT上明らかな耳小骨離断は認めなかった．鼓膜所見では中耳貯留液が透見されていることから，術前の気骨導差は中耳貯留液による影響も少なくないと考えられた．CTでは乳突蜂巣発育は不良であり，S状静脈洞は突出している．中頭蓋窩底も外側で下垂しており，いわゆる危険側頭骨[3]とも呼ばれうる所見である．極端な所見ではないが手術計画時には注意すべき点である．本症例の場合，病変が上鼓室に限局していることからTCAを選択した．術中所見に応じて耳小骨再建を考慮するが可能な限り耳小骨温存を目指して手術に臨んだ．

2）手術所見（図2）

外耳道から真珠腫摘出に足る骨削開を行い，耳小骨ならびに鼓索神経を温存した．ツチ骨外側突起は温存した．その後，軟骨にてscutumplastyを

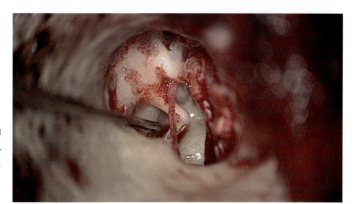

図 2.
症例1：真珠腫摘出後
TCA を施行し，真珠腫を摘出した．鼓索神経を温存した．この後，全層軟骨で scutumplasty を施行し，鼓膜後上象限と前上象限にも薄切軟骨片を留置した．

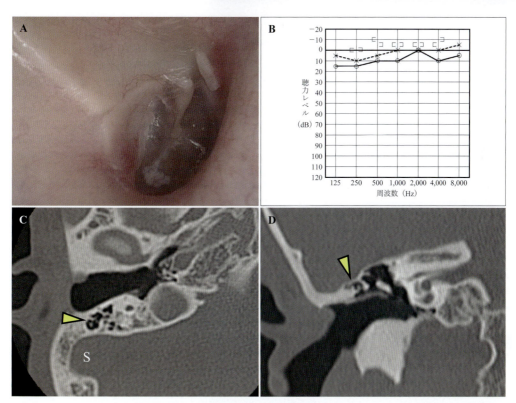

図 3. 症例1：術後4年
A：右鼓膜所見．中耳貯留液は認めない．前上象限の薄切軟骨片は外耳道前壁寄りに偏位を認めるが，鼓膜陥凹は認めない．
B：聴力検査は正常範囲内であった．
C，D：中耳 CT にて側頭骨，鼓室は含気良好(矢印)であり，明らかな真珠腫再発を認めない．
S：S状静脈洞

行った．

3）術後経過(図3)

術後，中耳貯留液は改善を認めず鼓膜内陥所見を認めたため，術後1か月時に外来にて鼓膜チューブを留置した．術後2年で鼓膜チューブを抜去した．その後，鼓膜穿孔は自然閉鎖を認め，術後4年に至るまで再発なく経過良好である．

2．症例2：左真珠腫性中耳炎(24歳，女性)

幼少時の中耳炎歴あり，鼻すすり癖あり．2日前からの左耳閉感を主訴に近医耳鼻咽喉科を受診し，鼓膜所見から真珠腫を指摘されて当科紹介となった．

1）術前プランニング(図4)

鼓膜所見では弛緩部および後上象限に真珠腫を

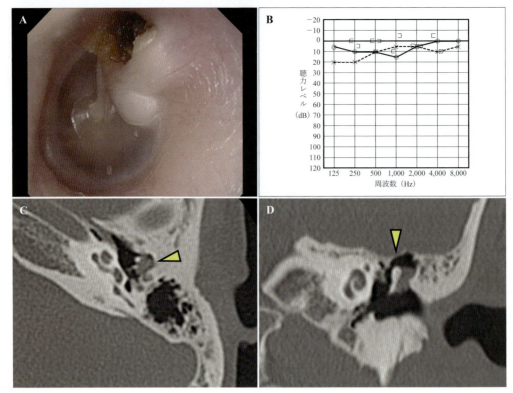

図 4. 症例 2：術前
A：左鼓膜所見．弛緩部にデブリ堆積を認め，後上象限に白色病変が透見された．
B：聴力検査では正常範囲内であった．
C，D：中耳 CT にてキヌタ・アブミ関節にはわずかに及んでおらず（C 矢印），ツチ骨頭内側への進展も認めなかった（D 矢印）．乳突洞の含気は良好であり，中頭蓋窩付近の軟部陰影については蜂巣構造は保たれていた．

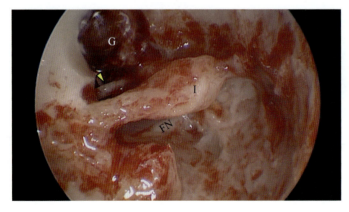

図 5.
症例 2：真珠腫摘出後
内視鏡を用いて観察し，キヌタ骨窩周囲を含めて遺残病変がないことを確認した．鼓索神経（矢印）が温存されており，上鼓室には外耳道から留置したガーゼ（G）を認めている．この後，全層軟骨一片にて scutumplasty を行った．
I：キヌタ骨，FN：顔面神経

認めるが，聴力検査は明らかな異常を認めない．CT 所見では，病変はキヌタ・アブミ関節には及ばず，ツチ骨頭内側や顔面神経窩への進展も認めない．CWU，TCA アプローチとし，耳小骨再建の可能性についても術前説明を行ったが，内視鏡観察も併用して可能な限り耳小骨温存を図る方針として手術に臨んだ．

2）手術所見（図 5）

乳突洞にはキヌタ骨短脚後端をわずかに越えない程度の真珠腫を認めた．また，中頭蓋窩底に孤立した真珠腫病変を認めた．外耳道側から鼓索神経を同定し，キヌタ・アブミ関節を温存のうえ，外耳道側と乳突洞側から交互に病変摘出を行った．内視鏡観察も併用したが，キヌタ骨内側やツ

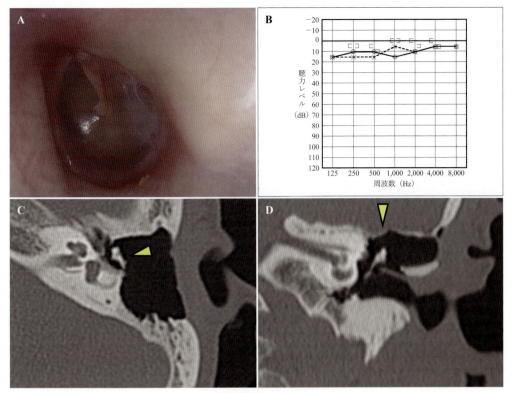

図 6. 症例 2：術後 3 年
A：左鼓膜所見（全層軟骨一片による scutumplasty 後）
B：聴力検査
C，D：中耳 CT にて側頭骨，鼓室は含気良好であり，明らかな真珠腫再発を示唆する所見を認めない．耳小骨は温存されており（C 矢印），手術時に認めた天蓋部付近の真珠腫も再発は認めない（D 矢印）．

チ骨内側に病変進展は認めなかった．全層軟骨一片による scutumplasty を行った．後鼓室開放は行わなかった．

3）術後所見（図 6）

術後 3 年経過しているが，再発なく経過良好である．年 1 回のフォローアップ方針を継続している．

3．症例 3：顔面神経減荷術後（66 歳，男性）

30 代のとき，側頭骨外傷（2 階より転落）による顔面神経麻痺があり，受傷後 1 か月に他院にて顔面神経減荷術を受けた．その後，特に問題なかった．半年前より左耳漏があり，近医耳鼻咽喉科を受診．外耳道の広範囲骨欠損を認め，手術目的に当科紹介となった．

1）術前プランニング（図 7）

広範囲におよぶ外耳道後壁の骨欠損を認めたが，側頭骨乳突蜂巣の発育が良好であったこと，真珠腫術後再発とは異なること，耳管機能検査で狭窄所見は認めなかったことから，CWU の適応と判断した．顔面神経減荷術の術後であることから，顔面神経は広範囲で神経が露出されていることを念頭に手術に臨んだ．

2）術中所見（図 8）

乳突洞内の病変を摘出した後，露出した顔面神経から上皮を剝離した．耳小骨連鎖は温存し，鼓索神経は同定のうえ温存した．全層軟骨一片で，すべての骨欠損を隙間なく再建することは困難であった．そのため，外耳道後壁欠損の大部分に関しては全層軟骨を用いて再建したが，耳小骨に沿わせる軟骨（外耳道内側に相当する部位）は薄切軟骨を用いて再建した．再建した外耳道後壁には，乳突洞側から上方茎側頭筋弁にて裏打ち補強した．

3）術後経過（図 9）

術後 1 年が経過したが，外耳道の形態は保たれ

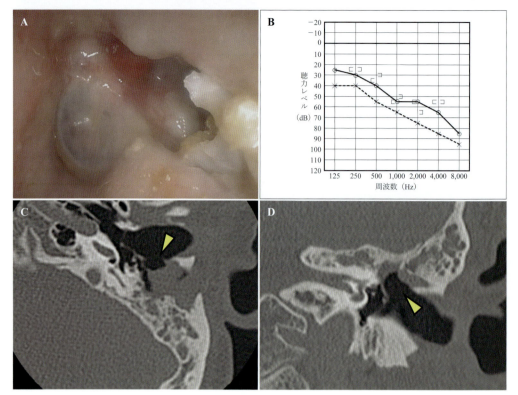

図7. 症例3：術前
A：左鼓膜所見．外耳道後壁に広範囲に及ぶ骨欠損部位を認めた．乳突洞にデブリ堆積と感染を認めた．
B：聴力検査では左気骨導差は軽度であった．
C，D：中耳CTにて外耳道後壁の骨欠損を認めた（矢印）．乳突洞には真珠腫を示唆する軟部陰影を認めるが，同時に乳突蜂巣発育が良好であることも確認された．

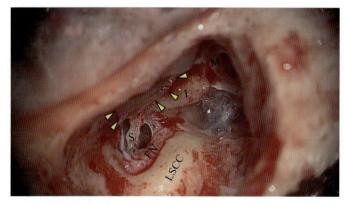

図8.
症例3：真珠腫摘出後
外耳道より軟骨二片にて外耳道後壁が再建されている（矢印）．上鼓室に真珠腫進展は認めず，不要な鼓室粘膜処置は意図的に避けた．顔面神経は広範囲に露出されていた．
M：ツチ骨，I：キヌタ骨，S：アブミ骨，FN：顔面神経，LSCC：外側半規管

ており，聴力も著変を認めない．もともと国内外の出張で多忙であることから，現在は半年毎のフォロー方針としている．

4．症例4：真珠腫性中耳炎（51歳，男性）

幼少時の中耳歴あり，耳のための鼻すすり癖も以前より自覚していた．1か月前より右難聴を自覚し，近医耳鼻咽喉科を受診．鼓膜所見から真珠腫を指摘され当科紹介初診となった．

1）術前プランニング（図10）

病変により耳小骨破壊（キヌタ骨長脚欠損），乳突洞進展（キヌタ骨短脚を越える），鼓室洞進展を認めた．外耳道は狭くたこつぼ状であり，上鼓室はわずかな発赤と痂疲を認めるが上鼓室の骨破壊所見はほぼ認めなかった．

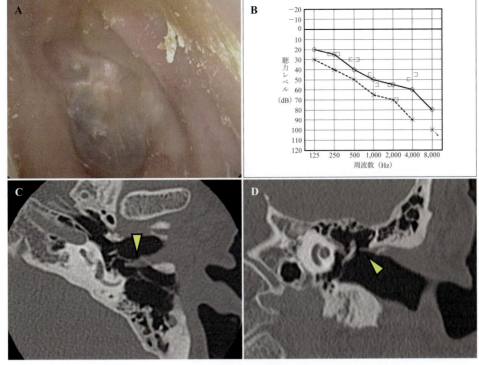

図 9. 症例3：術後1年
A：左鼓膜所見．再建された外耳道後壁が確認できる．
B：聴力検査では左気骨導差の改善は認めていない．
C, D：中耳CTにて軟骨片による外耳道後壁再建部位が確認できる（矢印）．
　乳突洞に軟部陰影は認められず，乳突蜂巣の含気も得られている．

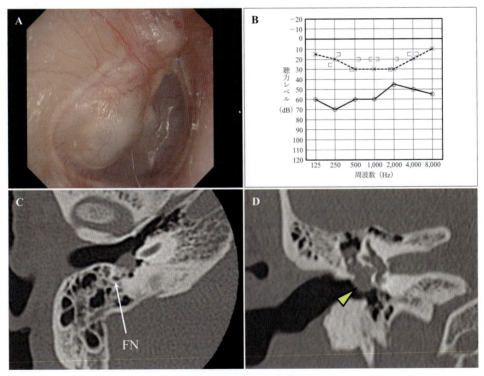

図 10. 症例4：術前
A：右鼓膜所見．鼓膜後方に白色病変が透見されるが，上鼓室はわずかに血性痂疲を認めるだけであった．
B：聴力検査にて右伝音難聴を認めた．
C, D：中耳CTではキヌタ骨長脚は消失し，鼓室洞への進展も明らかであった（矢印）．
FN：顔面神経

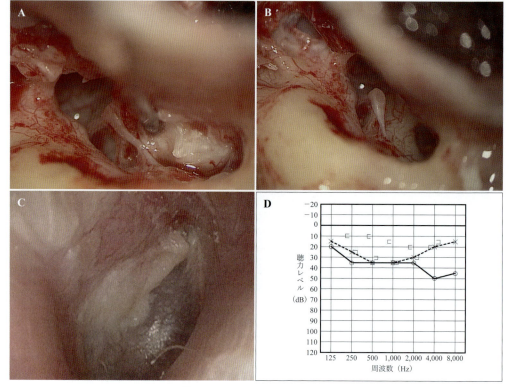

図 11. 症例 4：真珠腫摘出後
A：後鼓室開放を加えると，鼓室洞に進展した真珠腫が十分に観察できた．真珠腫はアブミ骨筋腱に癒着を認めたが，アブミ骨上部構造は保たれていた．
B：真珠腫摘出後．顔面神経は病変により神経露出を認める．
C：右鼓膜所見（術後1か月）．
D：術後1か月の聴力検査で右気骨導差の改善を認めた．

外耳道の形状から，鼓室洞へのアプローチは外耳道から TCA を広げるよりも，乳突洞から後鼓室開放で術野を確保するほうが病変にアプローチしやすく，かつ外耳道骨壁を保存できると考えた．

2）術中所見（図 11-A, B）

乳突洞からキヌタ骨を同定するとキヌタ骨内側に真珠腫が進展していた．外耳道から鼓索神経を同定・温存し，キヌタ骨を摘出して後鼓室開放を行い，ツチ骨頭を摘出した．後鼓室開放部から鼓室洞に進展した病変を確認すると，アブミ骨底板には進展を認めなかった．アブミ骨筋腱に癒着した病変を剝離し，母膜を温存しつつ後鼓室から病変を挙上し，最終的に外耳道から真珠腫を摘出した．乳突洞側から耳小骨再建（PORP）を行い，コルメラ上に薄切軟骨片を留置した．外耳道からの骨削開は全く加えなかったため，薄切軟骨による scutumplasty は行わなかった．

3）術後経過（図 11-C, D）

術後1か月の時点で聴力改善を確認している．

5．症例 5：先天性真珠腫（4歳, 男児）

小児の場合，CWU を選択することがほとんどである．特に先天性の場合，サジ状突起に病変を認めることが多く，ツチ骨外側突起を越えてツチ骨柄の鼓膜挙上を行うことがある．TCA は最小限とするが，病因が後天性とは異なるために，scutumplasty を施行せずとも問題なく経過することが多い（図12, 13）．本症例では CWU，後鼓室開放に加えて，耳管上陥凹への著明な進展があり，前鼓室開放を行った．

まとめ

CWU と一括される術式であっても，外耳道や乳突洞の削開範囲によってバリエーションが豊富にある．鼓膜挙上範囲についてはツチ骨外側突起

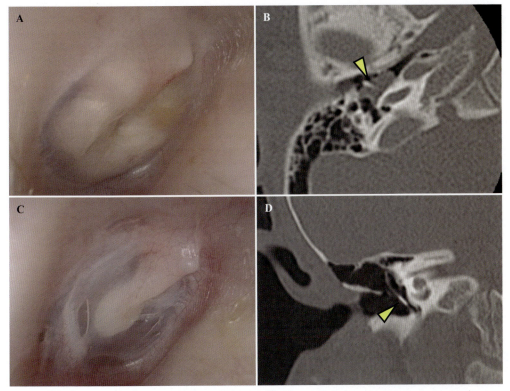

図 12. 症例 5
A：右鼓膜所見．白色病変が鼓膜全体に透見される．
B：中耳 CT にて同部位に軟部陰影を認める（矢印）．病変による耳小骨離断は認めなかった．
C：右鼓膜所見（術後半年）．鼓室内に留置したシリコンシートの模様（白点）が透見されている．軟骨による再建は一切行っていない．
D：中耳 CT（術後半年）にて鼓室内に留置したシリコンシートが確認できる（矢印）が，明らかな再発は認めない．段階的手術を予定している．

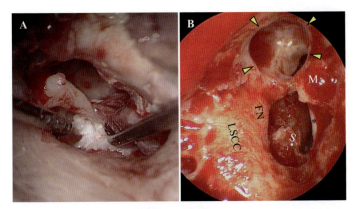

図 13. 症例 5
A：ツチ骨臍近くまで鼓膜剥離を行い，ツチ骨周囲の真珠腫摘出を行った．キヌタ骨は摘出しており，適宜ツチ骨を牽引しながら摘出を進めている．
B：顕微鏡による真珠腫摘出後，内視鏡観察を行った．前鼓室開放部（矢印）においても真珠腫遺残を認めず，耳管上陥凹や耳管との疎通性が確保されているのが確認できる．
M：ツチ骨，S：アブミ骨，FN：顔面神経，LSCC：外側半規管，
＊：鼓索神経

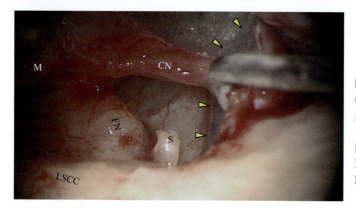

図 14.
弛緩部型真珠腫 Stage Ⅱ TAM, S1, MC0
真珠腫摘出後(CWD). 病変により顔面神経は露出していた. 鼓索神経の奥に高位裂開性静脈球(矢印)を認める.
M：ツチ骨, S：アブミ骨, FN：顔面神経, LSCC：外側半規管, CN：鼓索神経

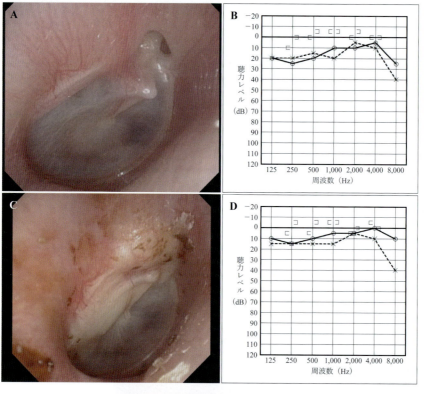

図 15.
弛緩部型真珠腫 Stage Ⅱ AM, S0, MC2
A：右鼓膜所見. 弛緩部の陥凹はわずかである.
B：術前聴力検査
C：右鼓膜所見(術後1か月). TORP上の薄切軟骨が後上象限に認められ, 上鼓室側壁はブーメラン軟骨にて再建されている.
D：術後聴力検査(術後1か月)

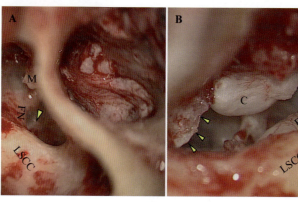

図 16.
A：緊張部型真珠腫 Stage Ⅱ TA, S2, MC2. 後鼓室開放は必要な範囲で行っており, 骨部外耳道の後方拡大も追加している. 術前検査で患側電気味覚閾値上昇あり, 鼓索神経は切断した. アブミ骨底板まで病変しており, 上部構造はわずかに前脚基部を有するのみ(矢印)であった. 耳小骨再建(TORP), scutumplasty のほか, 再陥凹予防として鼓膜後象限を薄切軟骨で再建し, 術中に鼓膜チューブを留置した.
B：弛緩部型真珠腫 Stage Ⅱ TAM, S0, MC1. 外耳道骨壁がたこつぼ状であり, 真珠腫の鼓室洞進展は認めなかったが, 後鼓室開放を加えて良好な術野を展開させた. 鼓索神経は温存されている(矢印).
M：ツチ骨, C：真珠腫, FN：顔面神経, LSCC：外側半規管

までを基本としているが，先天性真珠腫などでは必要に応じてツチ骨臍近くまで鼓膜剝離を加えている．また，高位静脈球が鼓膜輪に達している症例(図14)もあり，危険側頭骨を含めた術前CT確認は毎症例怠らないように努める必要がある[4]．

Scutumplasty は全層軟骨を用いた一片での再建を行う場合もあるが，骨削開範囲が少ない場合は軟骨片を薄切して再建を行っている．緊張部型真珠腫の場合は，鼓膜の後象限も薄切軟骨を用いて再建し，再陥凹を予防している．ツチ骨前方の空間が広い場合にはブーメラン軟骨[5]を用いた再建を当科でも行っており，ブーメラン軟骨の場合も薄切軟骨を使用している(図15)．

耳小骨再建のポイント[6]はコルメラの調整が大切であり，手術操作は主に外耳道側から行うが乳突洞側から行う場合も稀にある．後鼓室開放は鼓索神経障害のリスクが少なからずあるために，鼓室洞進展例や外耳道形状から乳突洞側のアプローチが有利な場合(e.g. たこつぼ状外耳道)など症例を選んで追加するようにしている(図16)．

術前の鼓膜所見，耳管機能検査，鼻すすり癖の有無に加えて，水泳やマリンスポーツの趣味の有無を聴取し，CWUの適応について慎重に判断している．再発リスクが高い症例や味覚障害に対するリスク回避を優先すべき症例(料理人，対側術後耳など)，危険側頭骨症例などでは他稿に詳述されるCWDも含めて術式を判断すべきである．

個々の症例により，病変の進展範囲や乳突蜂巣の発育程度，外耳道形状やS状静脈洞形態など条件は様々である．定型的な術式にはめ込むアプローチを必ずしも否定しないが，様々な術式の中から手術手技におぼれることなく，その症例に適した最善のアプローチを適切に選択できるように心がけている．側頭骨の三次元構造の知識[7][8]を蓄えておくことはもちろん大切であり，側頭骨実習参加は経験の多寡を問わず有意義である．

参考文献

1) 河野　淳，冨岡亮太，白井杏湖ほか：人工内耳手術のポイント．日耳鼻会報，**125**：828-835，2022.
   Summary 人工内耳手術における後鼓室開放についてわかりやすく記載されている．
2) 山本　裕，伊藤真人，佐藤宏昭ほか：上鼓室・乳突腔病巣処理を伴う鼓室形成術の術式名称について(2020)．Otol Jpn，**30**：347-348，2020.
3) 綾仁悠介，萩森伸一：耳科手術　硬膜，S状静脈洞．MB ENT，**269**：1-7，2022.
   Summary 安全な耳科手術のため，合併症を生じない注意力が大切と記載されている．
4) 平海晴一：S状静脈洞や頸静脈球がドリルで傷ついた．耳喉頭頸，**90**：16-17，2018.
5) 我那覇　章：外耳道後壁保存型鼓室形成術．Otol Jpn，**27**：141-148，2017.
   Summary ブーメラン状に形成した軟骨によるscutumplastyについて記載されている．
6) 高田雄介：On the job トレーニング　安全かつ失敗しない耳小骨操作への心構え．耳喉頭頸，**94**：246-249，2022.
   Summary 耳小骨操作において，力のかけ方や方向など技術的な点が記載されている．
7) 須納瀬　弘：耳科手術のための重要な局所解剖．JOHNS，**32**：1077-1081，2016.
8) 伊藤　吏，渡辺知緒，欠畑誠治：経外耳道的内視鏡による中耳解剖．Otol Jpn，**24**：137-143，2014.

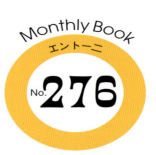
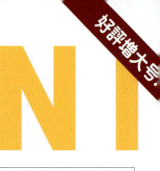

MB ENTONI No.276 2022年10月 増大号
192頁 定価5,280円（本体4,800円＋税）

耳鼻咽喉科頭頸部外科
見逃してはいけないこの疾患

編集企画　金沢大学教授　吉崎智一

見逃してはならないポイント、見逃さないための必要な知識・適切な判断など、経験豊富な執筆陣により症例を提示しながら解説。実際の外来で患者を目の前にした耳鼻咽喉科医が的確な診療を行うための必携の特集号。

☆ CONTENTS ☆

Ⅰ．耳領域
　外耳道癌
　OMAAV
　聴神経腫瘍
　Auditory Neuropathy
　好酸球性中耳炎の診断、感音難聴の進行と治療
　持続性知覚性姿勢誘発めまい（PPPD）
　先天性サイトメガロウイルス感染症
　ランゲルハンス細胞組織球症

Ⅱ．鼻領域
　鼻腔腫瘍
　鼻性 NK/T 細胞リンパ腫
　副鼻腔嚢胞
　上顎洞血瘤腫
　ウイルス性嗅覚障害
　REAH（呼吸上皮腺腫様過誤腫）
　浸潤性副鼻腔真菌症

Ⅲ．口腔・咽頭・喉頭領域
　上咽頭癌
　中咽頭癌
　発声障害
　声帯運動障害
　川崎病
　声門下狭窄症

Ⅳ．顔面・頸部領域
　嚢胞性リンパ節転移
　唾液腺腫脹
　急性甲状腺炎

Ⅴ．その他
　多発性脳神経障害を伴う Hunt 症候群

　←詳しくはこちらを check！

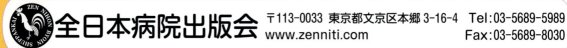

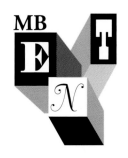

◆特集・第一線のエキスパートが教える耳科・鼻科における術前プランニングと手術テクニック

外耳道後壁削除・乳突非開放型鼓室形成術（軟性再建・乳突充填なし）

平海晴一*

Abstract 外耳道後壁削除・乳突非開放型鼓室形成術（軟性再建）は簡便で術後トラブルも少ない手術法である．この術式を採用する最大の目的は再形成再発を予防することであるため，術後の外耳道後壁後退を見越して十分外耳道後壁を削除することが重要である．鼓索神経または顔面神経垂直部が透見できるまで削開を行う．蜂巣は可及的に削開し，乳突削開部の外縁もエッジを落とすように削開しておくと術後に小さく平滑な腔を得やすい．外耳道真珠腫合併例では術後後壁に穿孔をきたすことがあり，あらかじめ Palva 弁で後壁を補強しておく．乳突蜂巣発育が良好な症例，水泳やダイビングを行う症例，耳小骨連鎖を温存する症例，小児症例では外耳道後壁保存型もしくは乳突非削開の適応を検討する．以前の手術で乳突開放型が行われている場合は後壁再建に通常より大きな組織が必要となることが多く，乳突開放型鼓室形成に部分充填の併用を検討するか，軟性再建に Palva 弁を併用する．

Key words 鼓室形成術（tympanoplasty），軟性再建（soft wall reconstruction），乳突削開（mastoidectomy），後壁削除（canal wall down），Palva 弁（Palva flap）

はじめに

上鼓室・乳突腔病巣処理を伴う鼓室形成術において，外耳道後壁再建に硬組織を用いない外耳道後壁削除・乳突非開放型鼓室形成術（以下，軟性再建）は 1986 年の Smith ら[1]の報告を嚆矢とする．本邦では Hosoi[2]，高橋[3]らの報告によってその利点が周知され，現在も広く実施されている術式である．海外からの報告は多くはないものの，聴力成績を含めて乳突開放型に比べて優れた成績が報告されている[4]．真珠腫手術においては遺残性や再形成再発を予防し，乾燥した耳を作ることが肝要であるが，軟性再建は外耳道後壁保存型に比べて術野の視認性が良好で遺残をきたしにくい，外耳道後壁保存型や硬組織を用いた外耳道後壁再建に比べて外耳道全体が均一に陥凹する（balloon like retraction）ことによって再形成再発をきたしづらい，外耳道後壁削除・乳突開放型に比べて外耳道内の上皮欠損が少なく術後早期から乾燥する，徹底的な蜂巣削開が必須ではない，などの利点がある．真珠腫の手術法はそれぞれの術式に必要なルールがあり，そのルールに従って適切に実施すれば，大部分の症例でどの上鼓室・乳突腔病巣処理方法を採用しても良好な結果を得ることができるが，軟性再建は必須となるルールが比較的少ない方法ともいえる．しかしながら，軟性再建でも実施すべきルールがあり，漫然と後壁削除乳突削開を行った後に軟性再建を行っただけでは術後にトラブルをきたす症例が出てくる．本稿では軟性再建に対する筆者の考えと留意している点を記載する．

軟性再建の原理と問題点

軟性再建は外耳道後壁削除型鼓室形成の一種で

---

* Hiraumi Harukazu, 〒632-8552 奈良県天理市三島町 200　天理よろづ相談所病院耳鼻咽喉科・頭頸部外科, 部長

あるが，外耳道後壁削除の際に外耳道の皮膚はなるべく丁寧に骨から剝離して温存する．病変を摘出したのちに真珠腫の陥凹部など皮膚が欠損した部分を側頭筋膜などで閉鎖し，外耳道皮膚は本来の位置に宙に浮いた状態として手術を終了する．術直後は宙に浮いた状態の外耳道皮膚は乳突腔の含気能に応じて後退する．含気能が良好な場合は外耳道皮膚が本来の位置のままで安定し，術後耳内の状態は外耳道後壁保存型と同様となる．含気能が悪い場合は外耳道皮膚が全体に後退して(ballooning)乳突開放型と似た形態となるが，上皮の大部分が本来の外耳道皮膚であるため自浄能が保たれており乳突腔障害をきたしづらい．また，ballooningした上皮と乳突腔の骨面との間に肉芽が増生することで，乳突開放型に比べて狭く平滑な乳突腔となることも，術後の乳突腔障害予防に寄与する．

軟性再建の問題点は，術後長期的に外耳道後壁皮膚がどの程度後退するかの予想に限界がある点である[5]．軟性再建では耳管機能や中耳粘膜の状態によって決まる中耳の含気能に応じて自然に適切な位置で後壁皮膚が安定するとされる．しかしながら，少なくとも短期的には骨削開の範囲や外耳道後壁皮膚を支える組織の硬さも後壁後退の程度に関与する．外耳道後壁の骨や蜂巣構造を多く残した場合には術直後に外耳道後壁の後退はきたしにくくなるが，長期経過を経て予想以上に外耳道皮膚が後退した場合にはポケットを形成し，再形成再発となってしまう[6]．そのため，基本的には外耳道後壁皮膚が大きく後退してもトラブルが生じにくい骨削開を行うことが必要と考えている．具体的には ① 乳突開放型に準じた骨部外耳道後～下壁の十分な削開，② 外耳道皮膚と乳突腔の間の肉芽組織増生を促進するような乳突削開部外周の平滑化，③ 乳突削開部の適度な蜂巣削除，の3つが必要となる．症例によってはこれに加えて乳突腔部分充填や有茎弁による補強，外耳道入口部形成の併用を行う．

軟性再建術後のトラブルとその予防策

1．乳突方向へのポケット

軟性再建においてもっとも重要なことは乳突方向への過度の陥凹によるポケット形成（＝再形成再発）をなるべく予防することである．すべての再形成再発を予防することはできないが，外耳道後壁や下壁の削開が不十分な場合（図1-a）には，外耳道後壁皮膚が後退した場合に処置困難な部位ができ，数年から場合によっては10年以上の経過で再形成再発となってしまう（図1-b）．これを予防するために，軟性再建においても乳突開放に準じてしっかり外耳道後壁の骨を削開する．外耳道後壁は鼓索神経を温存する場合は鼓索神経が，鼓索神経を切断する場合は顔面神経垂直部が，うっすら骨を通して確認できる程度まで削開する（図1-c）．軟性再建に retrograde mastoidectomy on demand を組み合わせた報告もあるが[5)7)]，この場合には注意が必要である．Retrograde mastoidectomy on demand は真珠腫の進展範囲に応じて骨部外耳道後方拡大，上鼓室開放，上鼓室乳突洞開放，後壁削除型乳突削開と削開範囲を広げていく方法であるが，本来は inside-out と呼ばれる外耳道を拡大する形で骨削開を行う手技であり[8]，乳突腔を開放する範囲に対応して外耳道後壁を十分に削除するものである．単純に真珠腫を追跡する形で骨削開を進めると外耳道後壁を残してしまいやすくなり，その場合は再形成のリスクが高くなる．十分な骨削開に加えて，外耳道入口部形成を併用すると，さらに処置が容易となる[9)10)]が，外耳道下壁の削開を行った場合に外耳道入口部形成を行うと再建がやや難しくなる．適切に骨削開を行った場合でも，弛緩部陥凹をパッチした部分のみが陥凹してもともとの外耳道皮膚との間にヒダができ，ポケットを形成する場合がある．このような場合でも，骨削開を十分行っていれば皮膚ヒダの部分を外来で切開することで処置が可能となることも多い．

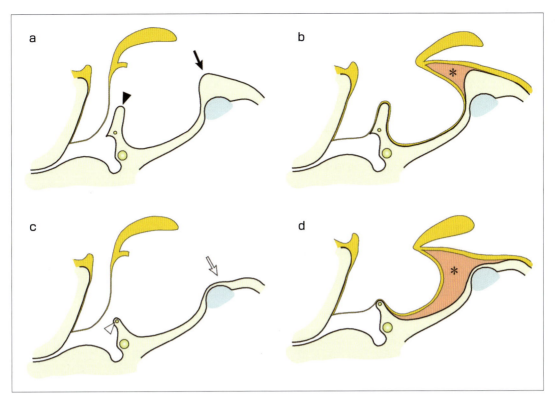

図 1. 適切な軟性再建のポイント

a：真珠腫を摘出した直後では，通常後壁（矢尻）がある程度高い状態で残っている．乳突削開部辺縁の骨も高く残っている（矢印）．

b：この状態で軟性再建を行うと，術後に後壁後退が生じた場合には入口が狭く奥が広いポケットを形成してしまう．乳突削開部への血流も多くないため安定した肉芽（＊）は増生しにくく，長期的には広い腔ができて再形成再発となってしまう．

c：鼓索神経（矢尻）を温存する場合は鼓索神経が，鼓索神経を切断する場合は顔面神経垂直部が，うっすら骨を通して確認できる程度まで削開する．乳突削開部の外縁（矢印）も浅い部分を広く削開して皿状（saucerization）にしておく．

d：適切に削開しておくと術後に後壁後退が生じても十分広い入口が得られる．乳突腔への血流もよくなり安定した肉芽（＊）が得られやすくなるとともに，耳後部の皮膚が緩やかに落ち込むことで乳突腔の体積も少なくなり，再形成再発や乳突腔障害が生じにくくなる．

2．乳突腔の凹凸形成

外耳道後壁が後退した場合，骨面と皮膚の間の組織が萎縮して乳突腔が平滑でなく凹凸を形成することがある．通常は大きな問題は生じないが，感染を契機に乳突腔障害をきたすことがある．軟性再建では乳突削開の際にすべての蜂巣や粘膜を徹底的に除去する必要はないが，外耳道側からみて庇を作るような骨の突出は削開する．また，術後に陥凹した皮膚と骨の間に安定した肉芽ができるような環境を作ることも重要である．乳突削開部周囲の皮質骨を広く浅く削開して全体を皿状に広げる（saucerization）ことで，側頭部骨膜や周辺からの血流が乳突腔に届きやすいようにする（図1-c）．広く削開することで耳後部の骨膜が全体に緩やかに陥凹し，乳突腔の体積を減らす効果も期待できる（図1-d）．

3．再建した後壁の脱落

軟性再建においては側頭筋膜などの遊離組織で外耳道後壁を再建するが，この組織の一部もしくは全体が脱落して穿孔を形成することがある[4]．鼓膜穿孔は接着法や鼓膜穿孔閉鎖術で修復可能であるが，後壁に生じた穿孔の修復には手術加療を要する．乳突削開部が小さい場合は外来処置で徐々に穿孔を押し広げ，穿孔周囲の皮膚を骨面に

当てるようにして乳突開放型に切り替える．蜂巣発育がよい場合など乳突開放型への切り替えが困難な場合は修正手術が必要となる．穿孔部を大きな筋膜や骨膜などで被覆し，さらにその上からSmithら[1]の原法に準じてPalva弁で被覆する．Plava弁は充填材料としては用いないので，2枚におろして骨膜のみにして使用してもよい．後述のように外耳道真珠腫合併例や乳突開放型鼓室形成術後例では穿孔をきたしやすく，初回手術からPalva弁を用いてもよい．

4．耳管上陥凹方向への陥凹

外耳道全体がballooningして拡大した場合に，耳管上陥凹方向にポケットを形成する場合がある．比較的若年者で蜂巣発育がある程度よい症例で生じやすい．この部位の陥凹は骨削開の工夫で予防することはできないため，軟性再建の場合であっても鼓膜張筋ヒダは切開し，前方ルートの確保に努める．いったん，この部位に陥凹が生じると修正は困難で，再手術などで含気が望めない場合は，部分充填を検討する．骨導が悪い場合は鼓室形成術を断念して外耳道縫縮・中耳根治術を選択したほうがよい場合もある．

軟性再建の実際

1．通常の耳後切開で手術を開始する．側頭筋膜の表面を十分露出させ，筋骨膜をT字もしくは前方茎弁(Palva弁)を作るように切開する．外耳道入口部を確認し，外耳道皮膚を骨部外耳道から剝離していく．Smithらの原法では外耳道剝離の際にKoernerの皮弁を作成している[1]が，Koernerの皮弁を作成すると上皮欠損の範囲が広くなる．そのため，再建を容易にすることと，外耳道皮膚の血流低下を少しでも避けるため，鼓室鱗縫合および鼓室乳突縫合は骨から切離して外耳道皮膚は真珠腫の陥凹部分を除いてなるべく鼓膜まで連続して剝離挙上する．

2．外耳道内から真珠腫と外耳道皮膚を切離したのちに，骨部外耳道後方拡大を行い，キヌタ・アブミ関節の確認を行う．連鎖が残っている場合はキヌタ・アブミ関節を離断する．その後，後壁削除型乳突削開を行って真珠腫を摘出する．乳突削開の経験が十分あれば，乳突削開をある程度行ってからキヌタ・アブミ関節を確認・離断するほうが容易かつ安全である．

3．後壁削除型乳突削開を行って真珠腫の摘出が終了した時点では外耳道後壁がまだ高く，蜂巣も残存している．乳突削開部の辺縁も鋭角になっている(図2-a)．軟性再建の場合でも後壁が後退することを見越し，外耳道後壁に関しては乳突開放型と同様にしっかり削開する必要がある．鼓索神経を温存する場合は鼓索神経が，うっすら骨を通して確認できる程度まで外耳道後壁を削開する(図2-b)．足側は外耳道下壁が乳突腔と，頭側は外側半規管隆起とfacial ridgeがスムーズに移行するまで削開する．

4．乳突削開部は皮質骨の浅い部分を削開して辺縁が丸くなるように削開する．術後乳突腔の体積を減量するとともに乳突開放部への血流を改善し肉芽増生を促進する効果を期待している．蜂巣発育が不良の症例ではしっかり蜂巣を削開して平滑な腔とする．上鼓室内側壁や，外側半規管と天蓋の間の迷路周囲蜂巣は徹底的に削開して陥凹を形成すると術後の処置が困難となる．含気腔の形成や肉芽増生を期待して，これらの部分の削開は必要最小限でよい．外耳道後壁が後退した場合に耳鏡での診察に支障をきたすような凹凸は削除する必要があるが，蜂巣発育のある症例ではすべての蜂巣を徹底的に削開する必要はない(図2-c)．顔面神経垂直部内側の蜂巣(retrofacial cell)を大きく開放した場合，この部分は外耳道からの視診が不可能であるため充填が必要となる．

5．適切に骨削開を行った後に軟性再建を行う．外耳道皮膚は理想的には真珠腫の入口部のみが切除されているはずであるが，実際には弛緩部型の場合でも外耳道後壁皮膚が輪状に割けてしまうことも多い．緊張部型では癒着の程度によって鼓膜の欠損範囲が異なる．いずれの場合も丸い皮膚欠損部ができているはずであり，この部分を大

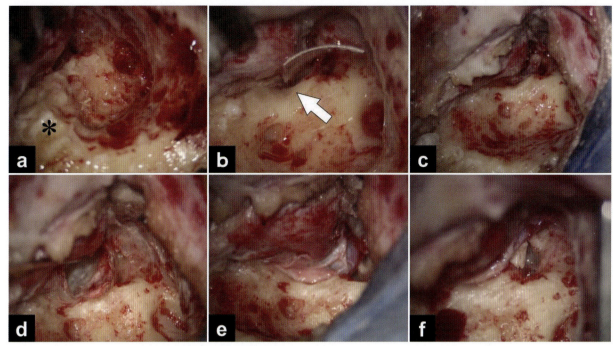

図 2. 軟性再建の実際(左耳)
a：真珠腫摘出が終了した段階．外耳道後壁が高く，蜂巣構造も多く残存している．乳様突起先端方向(＊)では削開した部分と皮質骨が鋭角をなしている．
b：外耳道後壁は鼓索神経(矢印)が透見できるまで削開する．
c：蜂巣は完全に削開する必要はないが，全体が平滑になる程度に削開する．乳様突起先端方向も広く削開し，なだらかに骨が移行するようにする．
d：軟性再建を行う．大きめの筋膜を鼓膜にアンダーレイし，フィブリン糊で固定する．
e：丁寧に伸ばした外耳道皮膚に，筋膜を折り曲げて立てかけるようにして軟性再建を行う．外耳道皮膚と筋膜の間に隙間ができないように慎重に筋膜を外耳道皮膚に貼付する．
f：耳小骨連鎖を再建する．本例ではツチ骨頭を用いてⅢi-M 型で伝音再建した．

きめの側頭筋膜でパッチする．まずは鼓膜に対してアンダーレイで筋膜を貼り，フィブリン糊で固定する(図 2-d)．外耳道側から耳用攝子などを用いてもともとの皮膚を丁寧に筒状に伸ばし，筋膜を折り返すようにして外耳道皮膚に貼り付ける(図 2-e)．外耳道皮膚と筋膜の間に隙間を作らないことが重要であり，貼り代をしっかり確保できるように外耳道皮膚は十分骨から剝離しておく．鼓膜もツチ骨柄からも少し剝離すると，軟性再建が容易となる．基本的には剝離した皮膚の裏に側頭筋膜を置くが，難しい場合は骨に当てるようにしてもよい．ただし，この場合でも骨面からの皮膚剝離は可能な範囲で行っておく．外耳道後壁を軟性再建したのちに伝音再建を行う(図 2-f)．

6．外耳道をパッキングし閉創する．乳突腔にドレーンは挿入しなくてもよい．最終的に外耳道は拡大することが多いため，この時点で外耳道の形態を保つようにしっかりパッキングする必要はない．むしろ，詰め込みすぎて軟性再建した部分が外れないように軽くパッキングする．閉創前に乳突削開部から外耳道皮膚を観察し，パッキング材料が中耳腔に露出していないことを確認する．

軟性再建の適応に関して注意が必要な症例

1．術後に後壁後退が生じてはいけない症例

真珠腫症例の大部分は乳突蜂巣の発育が不良であり，このような場合は術後に外耳道後壁が後退しても問題とならない．しかしながら，蜂巣発育が良好な症例では外耳道後壁が後退した場合に乳突腔障害をきたす危険性が高くなる．そのため，蜂巣発育が良好な症例では後壁保存型を第一選択とする．水泳やスキューバダイビングを好む症例

でも後壁保存型や充填を検討する．小児例では軟性再建による良好な長期成績も報告されている[7]が，将来的な側頭骨の成長の程度が予想できないため原則としては後壁保存型乳突削開を優先する．ただし，軟性再建は乳突開放型に比べて再手術による後壁再建が行いやすいため，小児例でも再形成を繰り返している症例では将来の修正手術を見込んで軟性再建を行ってもよい．

2．耳小骨連鎖が温存できる症例

耳小骨連鎖が温存できてⅠ型となる症例も軟性再建は避けたほうがよい．Ⅰ型で後壁が後退した場合，ツチ骨頭～キヌタ骨体部と上鼓室内側壁の間に陥凹が生じ，この部分が再形成再発になることがある．真珠腫でⅠ型となる症例の多くは後壁保存型または乳突非削開（経外耳道的上鼓室開放）で手術が可能であり，これらの手技を優先する．軟性再建が必要な場合は耳小骨連鎖が温存できる場合であってもキヌタ骨を外してⅢi-M型やⅢc型にしたほうがよい．

3．外耳道真珠腫症例

軟性再建において外耳道後壁は宙に浮いた形となり周囲の外耳道皮膚と鼓膜のみから血流を受ける．そのため，外耳道皮膚の血流が十分保たれていない症例では再建した軟組織が脱落しやすい．外耳道骨部が全周性に破壊されて乳突蜂巣にも深く進展した外耳道真珠腫や，外耳道前壁を破壊する外耳道真珠腫と中耳真珠腫が合併した場合では軟組織の脱落が生じやすく，側頭筋膜に加えてPalva弁で裏打ちを行っておくとよい．

4．乳突開放型鼓室形成を実施されている症例

以前に乳突開放型鼓室形成を受けている症例では，開放された乳突腔の上皮は骨面から栄養を受けており，さらに骨膜を欠いている．そのため，この部分の上皮は骨から剥離した時点で生着が期待しづらく，すべて摘出する必要がある．大きく外耳道入口部形成が行われている症例では軟骨部に近い部分の皮膚も血流が不良となっている．このような症例で骨部外耳道下壁の骨を徹底的に削開した場合には，外耳道上～後～下壁の上皮が軟骨部から鼓膜まで広範囲に欠損してしまう．さらに，これらの症例の多くは以前の手術のため十分な量の軟組織を採取できない．このような場合は乳突開放型鼓室形成に部分充填の併用を検討する．軟性再建を行う場合は大きめのPalva弁を作成して裏打ちする．Palva弁の乳突腔側は上皮で覆われているため，慎重に剥離・摘出する．

まとめ

軟性再建による鼓室形成術は大部分の真珠腫に適応でき，手技の制限も少ない優れた方法である．基本的には術後に外耳道後壁は後退すると考えて外耳道後壁および乳突削開部辺縁を徹底的に削除し，蜂巣も可及的に削除することが術後良好な状態を得るために重要である．小児例や蜂巣発育良好例，乳突開放術後例ではそれぞれ後壁保存型，乳突開放型を優先し，外耳道真珠腫合併例ではPalva弁による後壁補強を考慮する．

文 献

1) Smith PG, Stroud MH, Goebel JA : Soft-wall reconstruction of the posterior external ear canal wall. Otolaryngol Head Neck Surg, 94(3) : 355-359, 1986.
   Summary 大きな結合組織とPalva弁を用いた軟性再建を30耳に行い，16耳は外耳道後退なし，25耳は乾燥耳となった．
2) Hosoi H, Murata K : Tympanoplasty with reconstruction of soft posterior meatal wall in ears with cholesteatoma. Auris Nasus Larynx, 21(2) : 69-74, 1994.
3) 高橋晴雄：中耳の換気からみた中耳手術．耳鼻臨床, 88(9) : 1113-1119, 1995.
4) Doerfer KW, Friedland DR : Outcomes Following Modified Tympanomastoidectomy With Soft-wall Reconstruction. Otol Neurotol, 39(9) : 1139-1146, 2018.
   Summary 軟性再建を48耳に行った．再発を認めたのが39.0%，伝音再建した症例の気骨導差は66.7%が30 dB以内であった．
5) 岡上雄介，堀 龍介，児嶋 剛ほか：当科での鼓室形成再手術例の検討．Otol Jpn, 28(1) : 30-35, 2018.

6) 田中康広, 吉村　剛, 増田文子ほか：軟組織による外耳道後壁削除・再建型鼓室形成術後の真珠腫再形成性再発の検討. 耳鼻臨床, **107**(2)：103-110, 2014.

7) Hatano M, Ito M, Sugimoto H, et al：Soft-wall reconstruction of the canal wall with retrograde bone work for pediatric cholesteatoma：Long-term results. Int J Pediatr Otorhinolaryngol, **91**：159-165, 2016.

Summary　小児真珠腫 25 耳で軟性再建を行った. 平均観察期間は先天性／後天性で 90/108 か月, 鼓膜外耳道の長期予後は 88％で良好であった.

8) Tos M：Retrograde Mastoidecotmy on Demand. Transmeatal Canal Wall-Down Mastoidectomy：258-261, Manual of Middle Ear Surgery. Thieme Medical Publishers, 1993.

9) 細井裕司：軟素材による外耳道再建型鼓室形成術　20 年間の経験と本法における外耳道入口部拡大法. 頭頸部外科, **19**(1)：25-31, 2009.

10) 南　修司郎, 山本修子：Z 形成術を用いた外耳道入口部拡大法. 頭頸部外科, **27**(3)：395-397, 2018.

ENTONI

Monthly Book

2023年10月増大号 No.289

みみ・はな・のどの "つまり" 対応

編集企画 **大島猛史**（日本大学教授）

B5判　152頁
定価 5,390円（本体 4,900円）

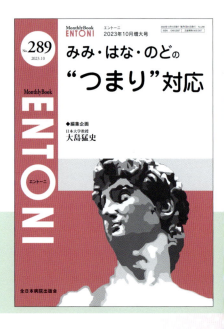

"つまり" という症状の原因は何なのか？

原因が多岐にわたるため診断の見極めが重要となる "つまり" について、見逃してはならない疾患も含め、どのように対応すべきかエキスパートにより解説！小児への対応・心理的アプローチ・漢方治療も取り入れ、充実した特集号です。

目次

Ⅰ．みみの "つまり"
- 外来での対応
- 検査法
- 外耳・中耳疾患
- 内耳疾患
- 耳管疾患
- 見逃してはならない危険な疾患

Ⅱ．はなの "つまり"
- 客観的評価法
- 薬物療法
- 手術
- 鼻閉と睡眠
- 萎縮性鼻炎、empty nose syndrome
- 高齢者の鼻閉・鼻漏・後鼻漏

Ⅲ．のどの "つまり"
- 外来での対応
- 嚥下機能の評価
- 胃食道逆流
- 悪性腫瘍
- 全身疾患

Ⅳ．その他
- 小児のみみ・はな・のどの "つまり"
- みみ・はな・のどの "つまり"：心理的アプローチ
- みみ・はな・のどの "つまり" に対する漢方治療

詳しくはこちらから

 全日本病院出版会　〒113-0033　東京都文京区本郷 3-16-4　Tel:03-5689-5989
www.zenniti.com　Fax:03-5689-8030

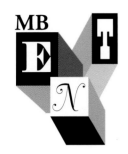

外耳道後壁削除・乳突非開放型鼓室形成術（硬性再建・乳突腔充填あり）

山本和央[*1]　山本　裕[*2]

Abstract　真珠腫に対しての外耳道後壁削除・乳突非開放型鼓室形成術(硬性再建・乳突腔充填)のコンセプトと手技について概説した．本術式は真珠腫乳突腔進展例が適応で，外耳道後壁削除により良好な視野のもとで真珠腫を摘出でき，後壁を骨パテ板で硬性再建することで生理的な形態に近い外耳道を獲得でき，乳突腔充填により真珠腫の再形成性再発の防止に有効である．乳突腔充填においては乳突腔に真珠腫の残存があれば禁忌であり，遺残のリスクがある場合は2期手術とする．骨パテ板や乳突腔充填材料への感染予防や伝音再建へ影響しないような後壁再建が重要である．

Key words　真珠腫(cholesteatoma)，鼓室形成術(tympanoplasty)，乳突腔充填術(mastoid obliteration)，後壁再建(canal wall reconstruction)

はじめに

　鼓室形成術の術式は，乳突非削開，外耳道後壁保存型，外耳道後壁削除・乳突非開放型，外耳道後壁削除・乳突開放型に分類され[1]，各術式の特性と適応となる病態をよく理解して行う必要がある．このうち，外耳道後壁削除・乳突非開放型は，経乳突的もしくは経外耳道的に外耳道後壁を削除し乳突腔を削開する外耳道後壁削除・乳突削開術後に乳突腔を外耳道に開放しない術式であり，外耳道後壁の皮膚を温存するだけのものから積極的に外耳道後壁を再建するものまで多彩な手技が含まれている．真珠腫の病態は非常に多彩であるため，治療方針や術式の選択については，年齢，術前聴力，真珠腫のタイプ，進展度，進展範囲，乳突腔の発育や含気の状態，鼓膜や鼓室の含気の状態，耳小骨の状態，半規管や顔面神経管，頭蓋窩などの限界壁の骨破壊の有無，感染の有無など，多くの要素を考慮して，総合的に評価して判断する必要がある[2]．

　ここでは外耳道後壁削除・乳突非開放型鼓室形成術と付帯手技としての外耳道後壁の硬性再建および乳突腔充填について述べる．本術式は成人の後天性真珠腫の乳突腔進展例や術後性乳突腔障害例が主な適応となるが[3]，今回は真珠腫症例における本術式の手技とそのコツについて概説する．

適応とコンセプト

　外耳道後壁削除・乳突非開放型鼓室形成術は真珠腫の乳突腔進展がある症例が適応となる．乳突削開と同時に外耳道後壁を削除するため，真珠腫摘出時に良好な視野が確保されるので真珠腫の遺残のリスクが低く，そのうえで外耳道後壁を硬性再建すれば生理的な形態に近い外耳道が得られる（図1）．さらに，乳突腔充填を付加すれば術後の中耳腔の含気不全に伴う乳突腔の死腔化を防止し，真珠腫の再形成性再発を抑制することが可能となる．乳突腔の充填に際しては乳突腔内の真珠腫の遺残がないことが絶対条件になる．もし遺残の可能性がある場合は，外耳道後壁の再建までに

[*1] Yamamoto Kazuhisa, 〒 105-8471 東京都港区西新橋 3-19-18　東京慈恵会医科大学耳鼻咽喉科学教室, 講師
[*2] Yamamoto Yutaka, 同, 教授

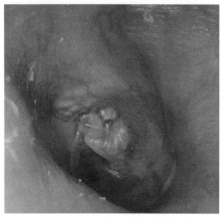

図1. 術後の耳内所見(左耳)
外耳道後壁は硬性再建され生理的な外耳道に近い形態となっている.

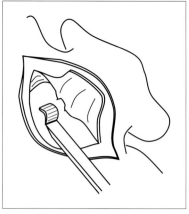

図2. 皮質骨の採取
乳突部外側の骨面から平ノミを通常の面と逆の面を上にして薄く削り,乳突腔の充填材料として皮質骨片を採取する.
(文献3より転載)

とどめ,2期手術の方針とするなどの対応が必要である.

外耳道後壁削除・乳突非開放型鼓室形成術(硬性再建・乳突腔充填あり)のコンセプトをまとめると,①外耳道後壁削除による良好な視野のもとに真珠腫を摘出する,②外耳道後壁を硬性再建し生理的な形態に近い外耳道を獲得する,③乳突腔充填を付加して乳突腔の死腔化を防止し真珠腫の再形成性再発を抑制する,④適応は真珠腫の乳突腔進展があり乳突腔に真珠腫の遺残がない症例,ということである.

手術手技の実際

1. 外耳道後壁皮膚,鼓膜の剝離

外耳道後壁を硬性再建する本術式では,再建材料への感染を防ぐことが重要であるため,健常な外耳道皮膚を温存し剝離することを心がける.それによる術後早期の局所治癒にもつながる.仮に外耳道皮膚が欠損した場合も最小限にとどめ,欠損部を最後に筋膜で確実に被覆する必要がある.また,症例の多い弛緩部型真珠腫では健常な鼓膜緊張部の上皮も温存し剝離することも重要である.いずれの症例においても外耳道皮膚,鼓膜を可能な限り愛護的に扱い,欠損をできるだけ小さくとどめる操作が求められる.

2. 再建材料,充填材料の採取

再建材料へ真珠腫上皮の混入は避けなくてはいけないため,乳突削開に先駆けて再建材料や充填材料は採取する必要がある.乳突削開前の乳突部外側の骨面から平ノミを用いて健常な皮質骨を採取し乳突腔の充填材料とする.その際に平ノミは通常の面と逆の面を上にしてすくいあげるように薄く削り骨片を採取するとよい(図2).採取した骨片は洗浄し,リュエルで5~10 mmの大きさにする.

乳突削開時にパテコレクターを使用し骨粉を回収し,乳突腔の充填および骨パテ板の作成に用いる.骨粉の回収の際は,径5 mm程度の大きめのカッティングバーで十分なイリゲーション下で健常な皮質骨を削り,真珠腫上皮や炎症性肉芽などの病変が混入しないように注意する.

3. 外耳道後壁削除

真珠腫摘出のための良好な視野を確保するために必要な外耳道後壁を削除する.外耳道後壁削除・乳突開放型鼓室形成術ではfacial ridgeを極力低くするが,本術式では真珠腫が確実に摘出できる視野の確保に必要なだけにとどめる.また,本術式では残存した後壁と再建した後壁との間の段差や隙間をできるだけなくし,スムーズな後壁を作る必要があるため,再建の際の後壁との接合部

となる anterior buttress と posterior buttress は ダイヤモンドバーなどで滑らかに削っておくことが重要である（図3）．その際にバーで外耳道皮膚を巻き込んで損傷しないように気をつける．シリコン製のシートなどで外耳道皮膚をカバーし保護して巻き込みを防止するとよい．

4．真珠腫の摘出

真珠腫上皮の遺残が疑われる症例には本術式の乳突腔充填は禁忌となる．真珠腫上皮や炎症性肉芽が残存している状態で乳突腔が充填されると，真珠腫の遺残や感染巣が深部に孤立して，後に合併症を引き起こすリスクがある．そのため，充填する前に病変の残存がないことをよく確認し，蜂巣のセルや凹凸の部位を大きい径のダイヤモンドバーで削り骨面を滑らかにしておくように心がける．

真珠腫上皮の剥離，摘出の際には，いずれの術式においても layer を意識することが重要である．基本的に外耳道後壁保存型に代表されるような術後に乳突腔の含気化を期待する術式では極力，中耳粘膜の温存を心がける必要があるが，本術式のような乳突腔の含気化を期待しない術式においては粘膜の温存は問わないため，病変の遺残のリスクなくす意味でも粘膜ごと骨面上で真珠腫上皮を剥離，掻爬して摘出することが基本となる．正常な中耳粘膜の厚さは乳突腔の粘膜は極めて薄く，乳突洞口から上鼓室に移行する箇所で厚くなるため，剥離の際に顔面神経の走行をよく注意して操作することが重要である．

骨面上もしくは骨膜上で剥離操作を進めることになるため，限界壁に骨欠損を生じている症例では，内耳，硬膜，露出した顔面神経などに操作が及ぶことになるため細心の注意が必要である．術前のCTをよく確認し，半規管瘻孔が疑われる場合は瘻孔上に島状に真珠腫上皮を残し操作をいったん保留し，それ以外の部位の上皮摘出や処理が済んだ後に改めて操作するのがよい．

乳突腔充填に際しては乳突腔内の真珠腫遺残がないことが絶対条件なので，遺残の可能性がある

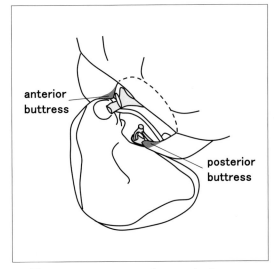

図 3．anterior buttress と posterior buttress
再建後壁との接合部となる anterior buttress と posterior buttress は滑らかに削る．
（文献3より改変）

場合は，外耳道後壁の再建にとどめ，2期的手術の方針にするなどの対応が必要である．

5．外耳道後壁再建（硬性再建）

外耳道後壁再建に先駆けて，外耳道皮膚や鼓膜の欠損部を側頭筋膜で裏打ちし十分被覆し，術後に再建した後壁が外耳道内に露出しないように努める（図4-A）．

真珠腫の再形成性再発の防止で重要となるのは，再建した後壁が残存する後壁と滑らかに段差や隙間なく接合すること，再建材料の深部を上鼓室の内側壁まで十分達するように再建することである．そのため，我々は骨パテ板を使用している．前述の回収した骨粉をガーゼで脱水した後に，板状にフィブリン糊で固めて，さらにガーゼとともに圧迫鉗子で圧縮して骨パテ板を作成する．骨パテ板は強度を保ちつつトリミングが容易なので再建する外耳道の曲線に理想的にフィットさせることが可能である（図4-B）．残存した後壁の上方と下方の接合部となる anterior buttress と posterior buttress の部分がスムーズに接合するように骨パテ板をカーブさせ，フィットさせてフィブリン糊で固定する（図4-C）．さらに，上鼓室後方の深部に隙間が生じないように骨パテを充填し，再建後壁の隙間を埋め，また再建後壁を後退させないよ

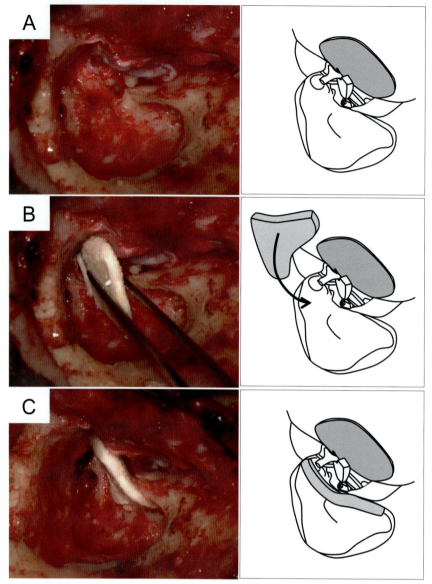

図 4.
外耳道後壁再建(術中写真と模式図)
　A：病変の残存がないことを確認し，蜂巣のセルや凹凸の骨面を滑らかにしておく．外耳道皮膚や鼓膜の欠損部を側頭筋膜で裏打ちし被覆する．
　B：作成した骨パテ板の深部を上鼓室の内側壁まで十分達するように挿置する．
　C：骨パテ板がスムーズに接合するようにカーブさせ，外耳道の曲線にフィットさせる．
(模式図は文献 3 より改変)

うに防止する(図 5-A)．骨パテ板の上鼓室深部に挿置する際に，耳小骨や連鎖再建材料に接して可動障害をきたさないように十分な距離を保って後壁を再建する．

6．乳突腔充填

外耳道後壁を再建した後に，あらかじめ採取した皮質骨片を乳突腔内に可能な限り密に挿入し充填する(図 5-B)．余った骨パテで充填した乳突腔をカバーしフィブリン糊で固定する(図 5-C)．最後に骨膜弁を戻して被覆し縫合する．出血が多い場合はドレーンを挿入する．

合併症とその防止法

1．感　染

術後に乳突腔に感染が生じると，稀に外耳道後壁に骨パテ板が崩れ溶出することがある．そのため，できる限り術前に感染をコントロールし，感染が落ち着いた状態で手術を行うのが望ましい．また，術中の健常な外耳道皮膚を温存することが重要で，皮膚に欠損を生じた場合もできるだけ小さくとどめ，欠損部は筋膜で確実に被覆することが必須である．

2．真珠腫遺残性再発

前述したように乳突腔に少しでも真珠腫上皮の

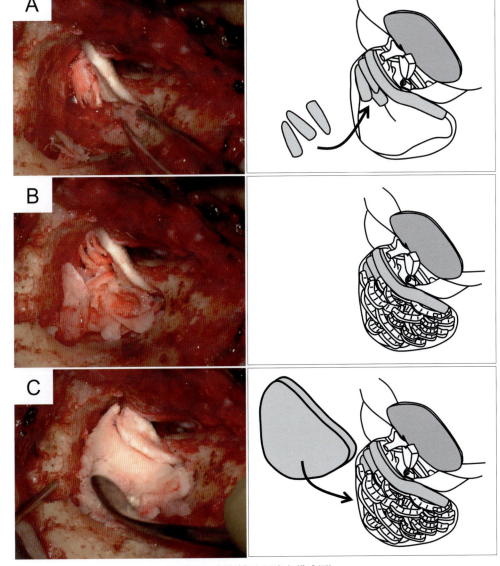

図 5. 充填（術中写真と模式図）
A：上鼓室後方の深部に隙間がないように骨パテと皮質骨片を充填し，再建後壁の後退を防止する．
B：皮質骨片を乳突腔内に密に充填する．
C：余った骨パテで充填した乳突腔の外側をカバーする．
（模式図は文献3より改変）

残存のリスクがあれば乳突腔充填は禁忌である．
残存のリスクがあれば2期手術とし1年後に点検手術を行ったうえで充填の方針とする．また，乳突腔を充填した症例には術後の遺残性再発の有無をCTおよびMRIで評価することは必須である．

3．伝音障害

術後の骨パテの骨化のスピードは早く，術後1年後のCTでも乳突部外側から骨化が進行しているのが確認される（図6）．骨パテ板で再建した後

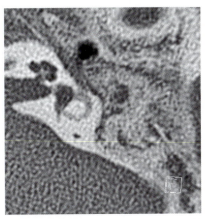

図 6．充填後の乳突腔のCT所見（左耳）
充填した乳突腔内は骨化しているのが確認される．

壁と耳小骨や連鎖再建材料に固着が生じることで，術後に落ち着いていた聴力が低下してくることが稀にある．そのため，上鼓室深部に骨パテ板を設置する際に，耳小骨や伝音再建との十分な距離を確保して固着しないように防止する．

おわりに

本術式は適応を見極め適切な手技のもと行えれば，良好な術後経過が期待できる[4]．真珠腫の再形成性再発の抑制に対しても極めて有効な術式であると考えているが，一方で乳突腔充填術はあらかじめ乳突腔の含気化を期待しない，意図しないコンセプトであり，術後に含気化した乳突腔が形成され治癒する可能性がある真珠腫症例に対しても，その可能性と期待は排除して乳突腔を充填してしまうというものである．術後の乳突腔が本来の生理的な中耳腔と同様に含気を維持したうえで再形成性再発を抑制できるのであれば，より理想的ではあるが，現状においては術後の乳突腔の含気化の予測を確実に見極めるのは難しい．真珠腫の病態は多様で真珠腫に対する術式も多様であり[2]，そのためより適切な術式選択を行ううえでのさらなる解析や新たな知見が求められている．

参考文献

1) 山本　裕，伊藤真人，佐藤宏昭ほか：上鼓室・乳突腔病巣処理を伴う鼓室形成術の術式名称について（2020）．Otol Jpn, 30(4)：347-348, 2020.
2) 山本　裕：中耳真珠腫手術の基本―術式選択の考え方と手術手技のTips―．日耳鼻会報, 126：115-120, 2023.
   Summary　中耳真珠腫は病態が極めて多彩であり，治療方針の決定には年齢，聴力，真珠腫進展度など総合的な判断が必要である．真珠腫の術式の特性と適応とされる病態をよく理解する．各症例の病態を分析し，根拠に基づいた再発防止策を講じる必要がある．
3) 山本　裕：乳突腔充填術．JOHNS, 29(2)：195-198, 2013.
4) Yamamoto Y, Takahashi K, Morita Y, et al：Long-term follow-up results of canal wall down tympanoplasty with mastoid obliteration using the bone pate plate for canal wall reconstruction in cholesteatoma surgery. Otol Neurotol, 35(6)：961-965, 2014.
   Summary　骨パテ板による外耳道後壁再建と乳突腔充填を付加した外耳道後壁削除型鼓室形成術は真珠腫の再形成性再発を防止し，再建した後壁は生理的な外耳道に近似した形態を維持し，術後良好な経過が得られた．

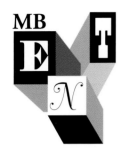

◆特集・第一線のエキスパートが教える耳科・鼻科における術前プランニングと手術テクニック

真珠腫性中耳炎に対する内視鏡下耳科手術

伊藤 吏*

Abstract 内視鏡下耳科手術(EES)は広角な視野をもち，さらに斜視鏡の使用や接近拡大視により死角の少ない明瞭な術野を得ることができる．EES は狭義の経外耳道的内視鏡下耳科手術(TEES)と耳後切開による内視鏡併用顕微鏡下耳科手術に分類できるが，真珠腫の進展範囲に応じて，これらの術式を適切に選択する必要がある．

真珠腫の進展範囲を正確に評価するために，当科では真珠腫ケラチンが高信号を示す MRI DWI の信号強度をカラー化し，内耳構造を描出できる MR cisternography と重ね合わせた CMFI 画像を開発し，真珠腫の解剖学的進展範囲を評価している．真珠腫が中鼓室から上鼓室までの場合には鋭匙やノミで上鼓室開放を行い真珠腫にアプローチする non-Powered TEES を，真珠腫が乳突洞までの後方進展であれば超音波手術器やカーブバーなどで上鼓室乳突洞開放を行う Powered TEES を選択する．乳突蜂巣までの真珠腫進展では，鼓室は広角な視野を活かして TEES で対応し，乳突部は耳後切開による乳突削開術で対応する Dual approach を選択している．

Key words 経外耳道的内視鏡下耳科手術(transcanal endoscopic ear surgery：TEES)，内視鏡併用外視鏡下耳科手術(endoscope-assisted exoscopic ear surgery)，中耳真珠腫進展度(extension of middle ear cholesteatoma)，MRI 拡散強調画像(MRI diffusion-weighted image)

はじめに

直線的な光学特性をもつ顕微鏡下耳科手術(microscopic ear surgery：MES)に対して，広角な視野をもつ内視鏡下耳科手術(endoscopic ear surgery：EES)では斜視鏡の使用や内視鏡の接近操作により死角の少ない拡大した視野を得ることができる．当初，EES は中耳真珠腫に対する MES において，顕微鏡の死角を補い真珠腫遺残を抑制するための補助的な役割として導入されたが[1]〜[4]，手術ビデオシステムの技術革新により，すべての行程を内視鏡下に行う経外耳道的内視鏡下耳科手術(transcanal endoscopic ear surgery：TEES)が広く行われるようになった[5]〜[11]．以上のように内視鏡下耳科手術 EES は狭義の EES に該当する TEES と内視鏡併用顕微鏡下耳科手術(endoscope-assisted MES：EES/MES)に分類することができる(表 1)[12]．EAONO/JOS 真珠腫進展度分類[13]では，耳管上陥凹 S1 と鼓室洞 S2 の 2 つの亜部位は顕微鏡手術における difficult access sites として位置づけられており，特にこれらの死角部位では EES が効果を発揮する．

一般に中耳真珠腫は鼓室から生じ，乳突洞，乳突蜂巣へと進展していくが，術前画像診断で真珠腫進展範囲が上鼓室から乳突洞までであれば TEES により対応可能であり，乳突蜂巣まで進展しているような症例では，耳後切開アプローチによる EES/MES による対応が必要とされる．当科では，真珠腫症例に対して CT と MRI を組み合わせた術前評価を行い，推定された真珠腫進展範囲に合わせて術式を選択する「個別化医療」を行っている．術前評価で真珠腫進展が中鼓室から上鼓

---

* Ito Tsukasa，〒 990-9585 山形県山形市飯田西 2-2-2 山形大学医学部耳鼻咽喉・頭頸部外科学講座，教授

表 1. 内視鏡下耳科手術にかかわる用語

EES	内視鏡下耳科手術(広義)
TEES	経外耳道的内視鏡下耳科手術(狭義の内視鏡下耳科手術)
MES	顕微鏡下耳科手術
EES/MES	内視鏡併用顕微鏡下耳科手術
EES/ExES	内視鏡併用外視鏡下耳科手術
TCA	経外耳道的上鼓室開放
TCAA	経外耳道的上鼓室乳突洞開放
CWU	外耳道後壁保存型乳突削開術
non-Powered TEES	鋭匙やノミで TCA を行う TEES
Powered TEES	powered device で TCAA を行う TEES
Dual approach	経外耳道および経乳突腔操作による EES/MES, EES/ExES

室までと推測された場合には鋭匙やノミで経外耳道的上鼓室開放(transcanal atticotomy:TCA)を行い上鼓室までアプローチする non-Powered TEES を計画し, 真珠腫が乳突洞までの後方進展と評価されればカーブバーや超音波手術器で上鼓室乳突洞開放(transcanal atticoantrotomy:TCAA)を行う Powered TEES で対応する. 乳突蜂巣までの真珠腫病変が疑われた症例では, 鼓室は広角な視野を活かした TEES で対応し, 乳突部は外耳道後壁保存型乳突削開術(canal wall up mastoidectomy:CWU)で対応する Dual approach を行っている. 当科では, 2020 年より顕微鏡の代替として 4K3D 外視鏡を用いた外視鏡下耳科手術(exoscopic ear surgery:ExES)を採用しており, 現在は内視鏡と外視鏡を用いた heads-up surgery による Dual approach を行っている. 本稿では当科で行っている中耳真珠腫に対する「個別化医療」の実際について, 術前評価と術式選択の詳細や TEES や内視鏡併用外視鏡下耳科手術(endoscope-assisted ExES:EES/ExES)における内視鏡手術の詳細について解説する.

TEES の特徴

これまで広く用いられてきている手術用顕微鏡は, 複雑な構造からなる中耳解剖を立体的に捉えられることから, 耳科手術に必要不可欠な機器として定着している. しかしながら, 顕微鏡はその光学的特性により観察したい部位の手前に構造物がある場合, その奥は死角となってしまうため, 明視下に深部の操作を行うためには大きな皮膚切開や骨削開が必要となる. これに対し, 近年の内視鏡ビデオシステムの技術革新や専用の手術器具開発により, すべての手術操作を細径内視鏡を用いて外耳道から行う TEES が国内外で普及し[5)6)8)], 令和 4(2022)年度診療報酬改定では新たに「経外耳道的内視鏡下鼓室形成術(K319-2)」が保険収載された. TEES は耳後切開や術後の圧迫固定が不要で, 術後疼痛も軽度であるため[14)], 早期から日常生活への復帰が可能な低侵襲手術である. また, TEES では広角な視野をもつ内視鏡を対象に接近させ, さらに斜視鏡を組み合わせて観察することで, 死角の少ない明瞭で拡大した術野を得ることができるというメリットもある. しかしながら, TEES は keyhole surgery かつ one-handed surgery であるため, 顕微鏡下耳科手術の経験に加えて, 新たな手術器具や手術手技が必要であり,「経外耳道的内視鏡下鼓室形成術」の算定には施設基準が設けられている. TEES の導入を検討している耳科手術経験者に対しては, 比較的出血の少ない慢性穿孔性中耳炎と耳小骨奇形に対する鼓室形成術がよい適応であり, 真珠腫手術やアブミ骨手術については TEES における keyhole surgery かつ one-handed surgery の手技を十分に習得したうえで行うことが望ましい.

TEES による真珠腫手術に必要な器機

1. TEES 用の鋼製器具

TEES では広角な視野をもつ内視鏡を対象に接近させて用いるため, 後鼓室, 下鼓室, 前鼓室など従来の顕微鏡では観察が難しい凹んだ部位も確認することが可能である. さらに, powered

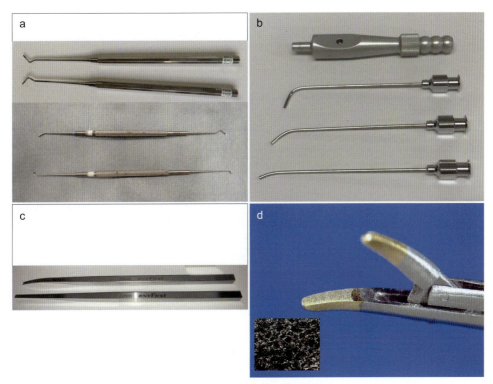

図 1. TEES に必要な手術器機
 a：各種剝離子（上段：第一医科，下段：Karl Storz）
 b：曲がり吸引管（弱弯，中弯，強弯，第一医科）
 c：反りノミと直ノミ（第一医科）
 d：ダイヤモンドコーティングされたスーパーマイクロ鉗子（左向，第一医科）

instrument を用いて TCAA を行えば，経外耳道的に上鼓室天蓋や乳突洞まで観察可能となる．しかしながら，従来の手術器具ではこれら深部の病変には先端が届かず，TEES で深部を操作するためには先の弯曲した剝離子や吸引管，反りノミなどが必要となる（図 1-a～c）．また，TEES では MES よりも強拡大の視野を得ることができ，より繊細な操作を行うために先端が極小の鉗子や剪刀を準備する．さらに，片手操作で繊細な組織を確実に剝離するためには先端がダイヤモンドコーティングされ把持力を高めた鉗子（図 1-d）も有効である．

2．Powered TEES のセットアップ

上鼓室天蓋や乳突洞へ進展した真珠腫への TEES を行うためには，超音波手術器やカーブバーを用いた TCA や TCAA を行い，最小限の骨削開で乳突洞までアプローチを行う Powered TEES[8)15)16)]の適応となる．超音波手術器 Sonopet (Stryker)は一台で洗浄・吸引・骨削開の 3 役を併せもった手術器機（図 2-a）であり，片手での操作が可能である．TEES ではストレートハンドピース（25MS）に 1.9 mm 幅のチップ（H101）を組み合わせて使用する．Sonopet のチップ先端は 25 kHz で縦方向およびねじれ方向に振動し（図 2-b），軟部組織を巻き込むことなく，効率的に骨削開を行うことができ，カッティングバーの代わりとして外側の粗い骨削開を担当する．Sonopet を用いて側頭骨削開を行ったときの頭蓋骨振動は，従来のドリルによる骨削開で生じる頭蓋骨振動よりも小さく，この結果から Sonopet を用いた骨削開による内耳障害の危険性は低いと考えられる[15]．近年，Sonopet と同様の超音波手術器として ZAO-SONiC（第一医科，ミクロン精密）や μSONiC-MkII（ミクロン精密）（図 2-c）も臨床応用されている．これらの手術機器は，様々な種類の先端部品を備えており，TEES に加えて内視鏡下鼻副鼻腔

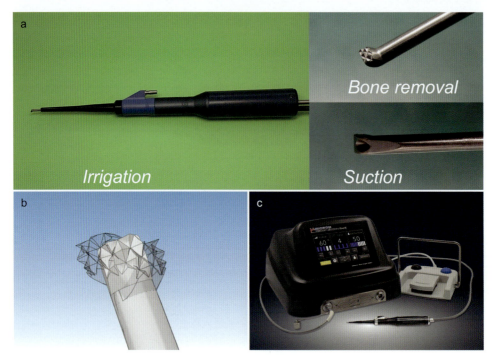

図 2. 超音波手術器
a：Sonopet(Stryker)は一台で洗浄，吸引，骨削除の3役をこなし，片手操作で骨削開が可能
b：チップ先端は 25 kHz で縦方向およびねじれ方向に振動し，軟部組織を巻き込むことなく，効率的に骨削開を行うことができる．
c：μSONiC-MkII(ミクロン精密)

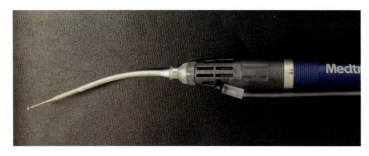

図 3.
カーブバー
MR8 ClearView(Medtronic)ではドリル先端から持続で洗浄液を灌流できるため，特別なセッティングを準備しなくても容易に under water 法が可能である．

手術にも利用が可能である．

　TCAA における骨削開には 2 mm のダイヤモンドカーブバー(MR8 ClearView，Medtronic)も有用である．カーブバーは適度な弯曲をもっているため keyhole surgery である TEES に適しており，さらに回転するシャフトがシースで被われているため(図 3)，軟部組織の巻き込みも少ない．MR8 ClearView ではドリル先端から持続で洗浄液を灌流できるため，特別なセッティングを準備しなくても容易に under water 法が可能である．水中で骨削開を行う under water 法[17)18)] は明瞭な視野を得るためには有用であるが，真珠腫母膜の断端が表面に現れた状態で強い灌流下に under water 法を行うと母膜がちぎれて乳突部末梢まで播種してしまうリスクがあり，真珠腫手術では剝離途中の母膜がある状態で under water 法を行うことには慎重な配慮が必要である．図 4 に右弛緩部型真珠腫(図 4-a)に対する Powered TEES の術中写真を示すが，Sonopet やカーブバーで TCAA を行う際には，安全を確保するために最内側部に薄い骨板を残しながら骨削開を行い(図 4-b)，最後に薄い骨板をノミで落として真珠腫の全体像を

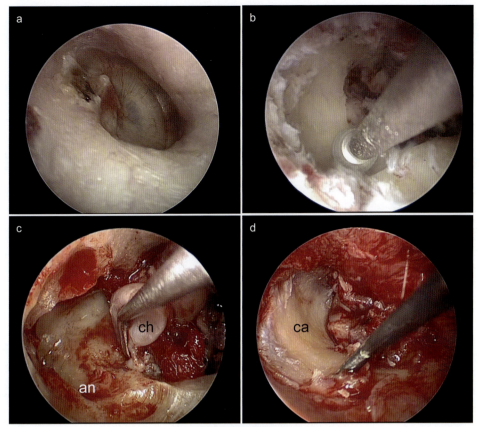

図 4. 右弛緩部型真珠腫に対する Powered TEES
a：右鼓膜所見．弛緩部に陥凹と debris を認める．
b：カーブバーを用いた under water 法による骨削開
c：真珠腫全体像の観察と連続的な剥離操作
d：軟骨膜付き薄切軟骨による側壁-後壁再建
ch：cholesteatoma，an：antrum，ca：cartilage plate

確認し，弯曲した剥離子を用いて「明視下に連続的に」母膜の剥離操作を行う(図4-c)．真珠腫摘出後は，鼓膜張筋ヒダを穿破して前方換気ルートを確保し，伝音再建，軟骨膜付き薄切軟骨を用いた側壁再建，後壁再建(図4-d)を行う[19]．

Powered TEES は必要な手術機器や手術手技から上級者向けのアプローチであり，専門手術書や講習会参加による学習，手術見学などを重ねたうえで取り組むのが望ましいと考える．

中耳真珠腫に対する個別化医療

1．CTとMRIを用いた術前進展度評価

当科では，中耳真珠腫症例に対して CT と MRI を組み合わせた術前画像検査を行い，その結果から推測される真珠腫進展範囲に応じて，TEES や Dual approach[20] などの術式選択を行ってきた(図5)．中耳 CT で乳突部に軟部組織陰影が描出された場合，それが真珠腫病変，肉芽，瘢痕，貯留液のいずれなのかを区別できないため，真珠腫ケラチンデブリが高信号を示す MRI non-EPI DWI の信号強度をカラー化し，内耳構造を描出できる MR cisternography と重ね合わせた Color Mapped Fusion Image(CMFI-DWI)[21]〜[23]を作成し，中耳病変の質的診断に加えて真珠腫の解剖学的進展範囲を評価している．また現在では，コレステリン肉芽が高信号を示す MRI T1WI の信号強度をカラー化し，MR cisternography と重ね合わせた Color Mapped Fusion Image(CMFI-T1)を併用し，真珠腫ケラチンデブリとコレステリン肉芽腫の鑑別診断を同時に行っている．

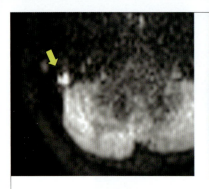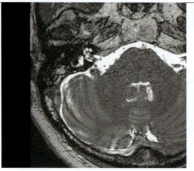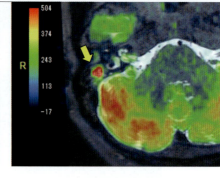

図 5. MRI(CMFI)による真珠腫進展範囲の術前評価
真珠腫ケラチンデブリは non-EPI DWI 画像で高信号(黄色矢印)を呈し，本症例の CMFI 画像では真珠腫病変が外側半規管後端を越え，乳突蜂巣まで進展しており，Dual approach による手術治療が行われた．

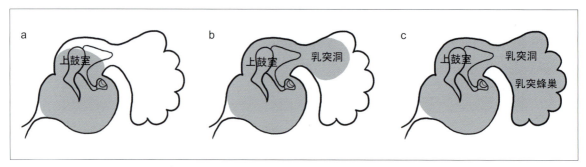

図 6. 術前画像診断 CMFI による真珠腫進展度評価に応じた術式選択
　a：上鼓室までの進展．non-Powered TEES の適応
　b：乳突洞までの進展．Powered TEES の適応．"標準的な Powered TEES の適応"は
　　真珠腫の後端が外側半規管の中心を越えないものとしている．
　c：乳突蜂巣まで進展．Dual approach の適応

2．真珠腫進展範囲と術式選択

　術前画像診断で真珠腫進展範囲が中鼓室から上鼓室までであり，天蓋への真珠腫進展がないと推測された場合には鋭匙やノミで TCA を行い上鼓室までの操作を行う non-Powered TEES を計画し(図 6-a)，真珠腫が乳突洞までの後方進展と評価されれば超音波手術器やカーブバーで TCAA を行う Powered TEES で対応する[8)15)20)24)25)](図 6-b)．乳突蜂巣までの真珠腫進展が推測された進行例は，死角が少なく強拡大視が可能な TEES による鼓室操作で顔面神経水平部までの母膜剝離とツチ骨頭の切断までを行い，耳後切開による CWU に内視鏡補助操作を組み合わせた Dual approach で対応している(図 6-c)．特に，鼓室洞 S2[13)]を含む後鼓室や耳管上陥凹 S1 などの顕微鏡で死角となりやすい部位に進展した真珠腫には内視鏡による明視下操作が有用となる[1)～4)6)26)]．内視鏡併用のDual approach では，後鼓室開放を行わなくともアブミ骨周囲から後鼓室の明視下操作が可能であるが，中鼓室から乳突部への直接換気を促すために，真珠腫手術としては標準的な後鼓室開放を併用した CWU を行う．

　Dual approach はこれまで内視鏡併用顕微鏡下耳科手術(EES/MES)として行ってきたが，当科では顕微鏡の代替として外視鏡を導入している．内視鏡併用外視鏡下耳科手術(EES/ExES)[27)28)]は

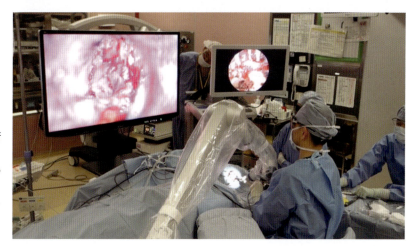

図7.
内視鏡併用外視鏡下耳科手術 (EES/ExES)
ともに heads-up surgery である内視鏡手術と外視鏡手術は，デジタル画像の切り替えもスムーズである．

1つの大型モニター利用でデジタル画像の切り替えも簡便であり，ともに heads-up surgery であるため人間工学的に優れており，同一モニターをスタッフや医学生全員で共有できるため教育的利点も多く，解剖学的に複雑で高度な技量を要する耳科手術において，EES/ExES の有用性は高いと考えられる（図7）．

non-Powered TEES, Powered TEES, Dual approach の詳細な手技については，成書や各地で開催されるハンズオンコース[29]などに参加して習得いただきたい．

3．手術機器，手術経験に応じた手術適応の具体的方針

真珠腫手術治療において，Powered TEES で対応するか Dual approach を選択するかの基準は，術前画像診断による真珠腫進展範囲が基本であるが，それ以外にも施設ごとの手術機器の準備状況や執刀医の TEES 経験値も影響してくる．従来，当科の Powered TEES の適応範囲は，CMFI-DWI で真珠腫信号の後端が外側半規管後縁までを基準としてきた．この適応基準に従って，経外耳道操作で乳突洞から真珠腫を「明視下に，連続的に」剝離摘出するためには，超音波手術器やカーブバーに加え，外反りノミやダブルベントの剝離子を駆使し，時には45°や70°斜視鏡を用いて明視下に操作する必要がある．さらに，後方進展の大きな真珠腫の後端を捉えるためには外耳道後壁の骨削開も大きくなるため，再建には耳珠軟骨1枚では大きさが足りず，当科では軟骨カッター（KRUZ）を用いて耳珠軟骨を2枚に薄切して広い骨削開部の再建に用いている．以上のように外側半規管後縁までの真珠腫摘出と2枚の軟骨板を用いた側壁後壁再建は十分な手術機器と熟達した片手操作が必要となるため，標準的な Powered TEES の適応として現在は以下のように考えている．

超音波手術器もしくはカーブバーと30°内視鏡を備え，1枚の耳珠軟骨板による側壁後壁再建を基準とした場合の，"標準的な Powered TEES の適応" は真珠腫の後端が外側半規管の中心を越えないものとしている．この範囲であれば，ある程度 TEES 手技を習得した術者なら「明視下に，連続的に」真珠母膜を剝離摘出することが可能であり，側壁後壁再建も1枚の軟骨板で過不足なく施行可能である．真珠腫後端が外側半規管の中心を越えて進展している場合には Dual approach を選択し，最初の TEES では最小限の TCA で可能な限り側壁を温存し，次に後鼓室開放を併用した CWU を行い，最後に小さな軟骨板で側壁再建を両手操作で行う Dual approach を選択している．この際，耳管上陥凹の明視下操作には経乳突腔アプローチによる内視鏡操作を積極的に取り入れる．

真珠腫の大きさによらない特殊な場合として，CMFI-DWI で真珠腫が小さくても CMFI-T1 で乳突部にコレステリン肉芽腫が合併していると予測される症例では，病巣搔爬と換気ルートの確保を目的として後鼓室開放を併用した Dual approach を選択している．

おわりに

真珠腫手術で求められることは，真珠腫母膜の「明視下での連続的な剝離操作」による完全摘出と，合併症を生じない愛護的操作，そして機能を回復する再建手術である．耳科手術医は，顕微鏡や内視鏡など含めた手術支援機器を最大限に活用し，もてるすべての技術を駆使して，最良の結果を求めていく必要があると考える．

文献

1) Thomassin JM, Korchia D, Doris JM：Endoscopic-guided otosurgery in the prevention of residual cholesteatomas. Laryngoscope, **103**：939-943, 1993.
   Summary 中耳真珠腫に対する顕微鏡下耳科手術において，顕微鏡の死角部位に対する内視鏡補助操作の有用性について，初めて報告した．

2) El-Meselaty K, Badr-El-Dine M, Mandour M, et al：Endoscope affects decision making in cholesteatoma surgery. Otolaryngol Head Neck Surg, **129**：490-496, 2003.

3) Badr-el-Dine M：Value of ear endoscopy in cholesteatoma surgery. Otol Neurotol, **23**：631-635, 2002.
   Summary 顕微鏡を用いた外耳道後壁保存型鼓室形成術や外耳道後壁削除型鼓室形成術では，鼓室洞や顔面神経窩など後鼓室や，scutumの裏面に真珠腫遺残が多く認められた．

4) Presutti L, Marchioni D, Mattioli F, et al：Endoscopic Management of Acquired Cholesteatoma：Our Experience. J Otolaryngol Head Neck Surg, **37**：481-487, 2008.

5) Tarabichi M：Endoscopic management of limited attic cholesteatoma. Laryngoscope, **114**：1157-1162, 2004.

6) Marchioni D, Mattioli F, Alicandri-Ciufelli M, et al Transcanal endoscopic approach to the sinus tympani：a clinical report. Otol Neurotol, **30**：758-765, 2009.

7) Marchioni D, Mattioli F, Alicandri-Ciufelli M, et al：Endoscopic approach to tensor fold in patients with attic cholesteatoma. Acta Otolaryngol, **129**：946-954, 2009.

8) Kakehata S, Watanabe T, Ito T, et al：Extension of indications for transcanal endoscopic ear surgery using an ultrasonic bone curette for cholesteatomas. Otol Neurotol, **35**：101-107, 2014.

9) Mizutari K, Takihata S, Kimura E, et al：Patency of Anterior Epitympanic Space and Surgical Outcomes After Endoscopic Ear Surgery for the Attic Cholesteatoma. Otol Neurotol, **42**：266-273, 2021.

10) 欠畑誠治，伊藤　吏，渡辺知緒：中耳真珠腫に対する内視鏡下耳科手術の変遷と今後の展望．耳展，**56**：6-13, 2013.

11) 欠畑誠治，渡辺知緒，伊藤　吏：内視鏡下耳科手術．耳鼻臨床，**106**：187-199, 2013.

12) 伊藤　吏：内視鏡下耳科手術　上鼓室・乳突部の真珠腫病変に対する内視鏡下耳科手術の適応と手術手技．日耳鼻会報，**125**：264-270, 2022.

13) Yung M, Tono T, Olszewska E, et al：EAONO/JOS Joint Consensus Statements on the Definitions, Classification and Staging of Middle Ear Cholesteatoma. J Int Adv Otol, **13**：1-8, 2017.
   Summary European Academy of Otology and Neurotology(EAONO)と日本耳科学会(Japanese Otological Society：JOS)が合同で真珠腫進展度分類を提案し，耳管上陥凹 S1 と鼓室洞 S2 の2つの亜部位は顕微鏡手術における difficult access sites としている．

14) Kakehata S, Furukawa T, Ito T, et al：Comparison of Postoperative Pain in Patients Following Transcanal Endoscopic Versus Microscopic Ear Surgery. Otol Neurotol, **39**：847-853, 2018.

15) Ito T, Mochizuki H, Watanabe T, et al：Safety of ultrasonic bone curette in ear surgery by measuring skull bone vibrations. Otol Neurotol, **35**：e135-e139, 2014.

16) Ito T, Kubota T, Furukawa T, et al：The Role of Powered Surgical Instruments in Ear Surgery：An Acoustical Blessing or a Curse? Applied Sciences-Basel, **9**：765-780, 2019.

17) Yamauchi D, Yamazaki M, Ohta J, et al：Closure technique for labyrinthine fistula by "underwater" endoscopic ear surgery. Laryngoscope, **124**：2616-2618, 2014.

18) Nishiike S, Oshima K, Imai T, et al：A novel endoscopic hydro-mastoidectomy technique for transcanal endoscopic ear surgery. J Laryngol Otol, **133**：248-250, 2019.

19) 伊藤　吏：中耳手術―経外耳道的内視鏡下耳科手術 TEES―. 日耳鼻会報, **123**：16-23, 2020.
20) Kakehata S, Ito T：The TEES Lineup：Non-powered TEES, Powered TEES, and the Dual MES/TEES Approach. ed by Kakehata S, Ito T, Yamauchi D：pp. 5-17, Innovations in Endoscopic Ear Surgery. Springer Singapore, 2020.
21) Kanoto M, Sugai Y, Hosoya T, et al：Detectability and anatomical correlation of middle ear cholesteatoma using fused thin slice non-echo planar imaging diffusion-weighted image and magnetic resonance cisternography(FTS-nEPID). Magn Reson Imaging, **33**：1253-1257, 2015.
22) Watanabe T, Ito T, Furukawa T, et al：The Efficacy of Color-Mapped Diffusion-Weighted Images Combined With CT in the Diagnosis and Treatment of Cholesteatoma Using Transcanal Endoscopic Ear Surgery. Otol Neurotol, **36**：1663-1668, 2015.
23) Watanabe T, Ito T, Furukawa T, et al：The efficacy of color mapped fusion images in the diagnosis and treatment of cholesteatoma using transcanal endoscopic ear surgery. Otol Neurotol, **36**：763-768, 2015.
24) Ito T, Kubota T, Watanabe T, et al：Transcanal endoscopic ear surgery for pediatric population with a narrow external auditory canal. Int J Pediatr Otorhinolaryngol, **79**：2265-2269, 2015.
25) Ito T, Kakehata S：Setup and Safety of Powered TEES. ed by Kakehata S, Ito T and Yamauchi D：pp. 19-31, Innovations in Endoscopic Ear Surgery. Springer Singapore, 2020.
26) Tarabichi M：Endoscopic management of acquired cholesteatoma. Am J Otol, **18**：544-549, 1997.
27) 伊藤　吏：内視鏡・外視鏡による Heads-up ear surgery への新展開. 頭頸部外科, **33**：293-299, 2024.
28) 伊藤　吏：乳突部進展中耳真珠腫に対する TEES と Exoscope を併用した Dual approach. MB ENT, **275**：89-99, 2022.
29) 伊藤　吏：3D モデルを用いた側頭骨手術手技トレーニング. 日耳鼻会報, **125**：1648-1652, 2022.

Monthly Book
ENTONI
エントーニ
No.263

好評増大号

MB ENTONI No.263 2021年10月 増大号
160頁 定価5,280円（本体4,800円＋税）

エキスパートから学ぶ
最新の耳管診療

編集企画　仙塩利府病院耳科手術センター長　**小林俊光**

本邦では薬事承認を受けたバルーン耳管開大術、2020年に保険適用された耳管ピン挿入術と今後の新規医療としての普及が期待される耳管診療について、エキスパートにより解説！！

☆ CONTENTS ☆

耳管疾患の診療における世界的な動向
耳管疾患の診察法
耳管疾患の画像診断
耳管狭窄症の診断基準と保存的治療
耳管狭窄症に対するバルーン耳管開大術（BET）
耳管開放症の診断基準と保存的治療
耳管開放症に対する耳管ピン手術（Ⅰ）
耳管開放症に対する耳管ピン手術（Ⅱ）
　―耳管ピン挿入術とその後の対応―
耳管病態を考慮した鼓膜形成術・鼓室形成術（Ⅰ）
耳管病態を考慮した鼓膜形成術・鼓室形成術（Ⅱ）
　―Visible TTAGによる耳管機能障害の評価と中耳手術での対策―
耳管病態を考慮した真珠腫手術（Ⅰ）
耳管病態を考慮した真珠腫手術（Ⅱ）
　―Canal Upの立場から―

耳管病態を考慮した真珠腫手術（Ⅲ）
　―開放耳管と狭窄耳管の鑑別と対策―
耳管とメニエール病
上半規管裂隙症候群と耳管疾患の鑑別
耳管開放症とめまい
外リンパ瘻と耳管疾患の鑑別
耳管開放症と脳脊髄液減少症
エキスパートが伝授する耳管疾患診療のコツ（Ⅰ）
　―耳管開放症と耳管狭窄症、その移行型の耳管閉鎖不全症の病態と新しい治療法の試み―
エキスパートが伝授する耳管疾患診療のコツ（Ⅱ）
　―耳管開放症と耳管閉鎖不全の診断―
エキスパートが伝授する耳管疾患診療のコツ（Ⅲ）
　―耳管疾患40年間を顧みて―

←詳しくはこちらをcheck！

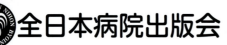
全日本病院出版会
〒113-0033 東京都文京区本郷3-16-4　Tel：03-5689-5989
www.zenniti.com　　　　　　　　　　 Fax：03-5689-8030

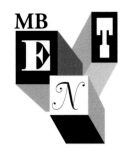

◆特集・第一線のエキスパートが教える耳科・鼻科における術前プランニングと手術テクニック

半規管の病変に対する水中内視鏡下手術

本藏陽平[*1] 川村善宣[*2]

Abstract 内耳は膜迷路と骨迷路の二重構造で，それぞれ内リンパと外リンパで満たされている繊細な器官である．骨迷路の開放を要する手術操作の際には，リンパの直接的な吸引刺激や迷路気腫が生じると容易に内耳機能は障害されるため，細心の注意を払う必要がある．真珠腫に伴う半規管瘻孔の閉鎖や，上半規管裂隙に対する閉塞術の際に筆者は水中内視鏡下での手技を用いている．病変部位へ到達するまでは顕微鏡下の手術操作を行い，半規管瘻孔や上半規管に手術操作を加える際に水中内視鏡下手術に切り替えるという手技である．水中内視鏡下の手術は，病変部に近接した視野が確保できるとともに，灌流液により血液が洗浄されるため吸引することなく明瞭な術野を維持することが可能である．そして，迷路気腫のリスクを減らすことができるため内耳機能保護の観点から有用な手技であると考えている．

Key words 水中内視鏡下耳科手術(underwater endoscopic ear surgery)，迷路瘻孔(labyrinthine fistula)，真珠腫(cholesteatoma)，上半規管裂隙症候群(superior semicircular canal dehiscence syndrome)，聴力温存(hearing preservation)

はじめに

耳科手術において，内耳機能を温存することは極めて重要である．内耳機能の障害により，感音難聴や耳鳴やめまいが生じ，患者の術後QOLの低下をもたらす．特に，内耳の開放を伴う手術の際には，蝸牛，前庭，半規管を含めた内耳の解剖と生理を熟知し，必要な手術テクニックを習得しておくことと，最善の術式を選択することである．我々は，半規管に対する手術操作の際には，水中内視鏡下手術を組み合わせて用いている．本稿では特に真珠腫に伴う内耳瘻孔閉鎖および上半規管裂隙症候群に対する上半規管塞栓術の際の水中内視鏡下手術について，この術式の利点と実際の手術における留意点について解説する．

水中内視鏡

1．水中内視鏡下手術の利点

半規管や前庭に手術操作が及ぶ際には，内耳機能を保護するために迷路気腫や吸引操作による内耳障害を回避することが不可欠である[1)2)]．そのため当施設では以前から，半規管瘻孔に対する手術操作の際には生理食塩水の浸水下に顕微鏡下の手術を行ってきた．しかし，液表面の反射と屈折が視野を妨げ，さらに液面の高さを一定にして顕微鏡の焦点を保つことが困難である点から手術操作には熟練の技術を要した(図1-a)．一方，内視鏡は先端を水中に挿入することにより，反射・屈折・液面調整の困難さのデメリットを解消することができる(図1-b)．また，水中内視鏡では，灌流液が術野の血液を洗浄してくれるため，吸引操作を必要とせず，吸引による内耳障害を予防できる[3)～6)]．さらに，灌流液に外リンパと組成の近い

[*1] Honkura Yohei，〒980-8574 宮城県仙台市青葉区星陵町1-1 東北大学耳鼻咽喉・頭頸部外科，講師
[*2] Kawamura Yoshinobu，国立病院機構仙台医療センター耳鼻咽喉科・頭頸部外科

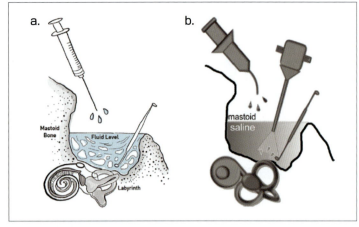

図 1.
水中内視鏡下手術の利点

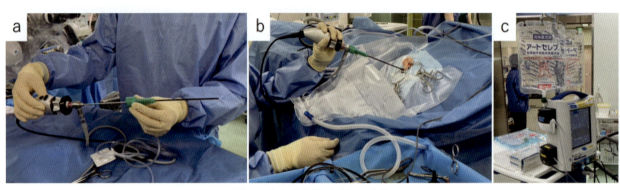

図 2. 水中内視鏡下手術の手技
a：2.7 mm, 0°, 18 cm 耳科用硬性鏡(Storz)に持続灌流用の外套(Endo-scrub 2.7 mm 用シース)を取り付ける．
b：持続排液用のドレープを術野に設置する．
c：人工髄液を灌流液に用いる．

人工髄液を用いることで，外リンパ漏出の影響を抑えることが期待さる．

2．水中内視鏡下手術の手技

2.7 mm, 0°, 18 cm 耳科用硬性鏡(Storz)に灌流用の外套 Endo-scrub 2.7 mm 用シース (Medtronic) を取り付け，IPC™ (Integrated Power Console) (Medtronic) に接続する(図 2-a, c)．IPC™の設定は，"Suction Irrigator" モードで持続灌流を行い，適宜灌流のオン／オフを外回りに切り替えてもらう．通常のエンドスクラブ用のモードにしてフットスイッチで切り替えるよりも安定した長時間の灌流を維持することができる．基本灌流量は "Size" を 8 Fr に設定し，18 段階で微調整可能な "Flow" は基本設定の 9 目盛で開始している．灌流液は外リンパに組成の近い人工髄液(アートセレブ®，大塚製薬)を使用しており，温度刺激を抑えるため 43℃に温めてから灌流している．あらかじめ術野の下方にステリ・ドレープ・イリゲーションパウチ(3M Health Care)を設置し，乳突洞から溢れ落ちる灌流液を回収できるようにしておくことも有用である(図 2-b)．

ドリルは内視鏡との干渉を避けるため，MR8 (Medtronic)のスタンダード，もしくはロングタイプのクリアビューカーブバーが有用である．

半規管瘻孔

1．半規管の解剖

真珠腫性中耳炎における半規管瘻孔では外側半規管瘻孔がもっとも頻度が高い．また，Dornhoffer と Milewski らは真珠腫母膜の深達度によって半規管瘻孔の進展度を分類している．すなわち，Type 1 は内骨膜，Type 2 は外リンパ腔，Type 3 は膜迷路までそれぞれ達しているものと分類している．

内耳膜迷路は membrana limitans によって，蝸牛管と球形嚢を含む pars inferior と卵形嚢，半規管でなる pars superior に境され，pars superior はメッシュ様の構造で支えられている．Pars superior の膜迷路は pars inferior に比較して薄くなっていて，半規管膜迷路は骨迷路の弧の外周に近い位置に存在している．そのため，特に外側半規管瘻孔の真珠腫母膜を剝離する場合には，母膜と膜迷路は近接しており，膜迷路を損傷しないように細心の注意が必要である[5)7)]．

2．半規管瘻孔のある真珠腫への対応

　真珠腫における半規管瘻孔処理の方法としては，①瘻孔部位の真珠腫上皮を in situ で残し最後に処理．②真珠腫上皮の剝離は非膨大部側から膨大部側へ．③直接瘻孔上で吸引しない．④開放されたら，直ちに軟組織で瘻孔部位を覆う．⑤軟組織上を骨パテや軟骨片などの硬組織でカバーすることが重要である[8)]．一方，瘻孔のサイズが大きい場合には，細心の注意を払っていても術後の聴力温存が困難である症例も存在する[9)]．そのため，筆者らは②③の手術操作の際に，より安全性と視認性を高めるために水中内視鏡を用いている（図3）．

上半規管裂隙症候群

　上半規管裂隙症候群は 1998 年に Minor らによってはじめて報告された[10)]．上半規管を覆う頭蓋底の骨欠損部が正円窓，卵円窓に次ぐ「第3の窓」として働き，音・圧刺激によるめまい，慢性めまい，自声強聴，体内音聴取，耳閉感，難聴，聴覚過敏，拍動性耳鳴など多様な蝸牛前庭症状を呈する．上半規管裂隙症候群には，中頭蓋窩硬膜と上半規管が接するタイプの他に，4～9％の割合で上錐体静脈洞と上半規管が総脚近傍で接するタイプが存在する[11)12)]．診断基準はバラニー学会より提唱されており[13)]，保存的加療により症状のコントロールが困難な症例には外科的治療が選択される．根治的術式には中頭蓋窩法による plug-ging，resurfacing，capping と経乳突法による

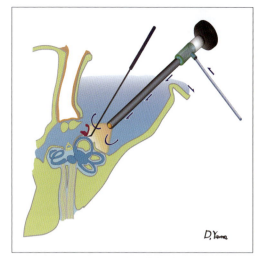

図3．水中内視鏡

plugging がある．

　Gioacchini らのレビューでは，これらの術式による症状の完全，もしくは，部分的な消失を成功とみなした場合の成功率は 94％ であり，高い治療効果が得られている[14)]．一方で，術後感音難聴がしばしば報告されている[15)16)]．242 例に対する同様の術式による合併症を調査した Xie らの報告では，平均純音聴力が 90 dB を超える重度感音難聴が 6 例（2.5％）に認められている[15)]．術後感音難聴の原因については十分に明らかにはなっていないが，Ward らの報告によると，中頭蓋窩法による plugging 後に 32 例中 8 例（25％）で少なくとも 10 dB の平均骨導聴力閾値上昇を認め，外リンパ漏出を原因として推察している[16)]．Yang らは中頭蓋窩法による 332 例のうち迷路気腫を 43 例（13％）に認め，術後難聴のリスクファクターとして報告している[17)]．

1．上半規管裂隙症候群の術前プランニング

　術前にまず片側例か両側例かを確認することが重要である．両側例では症状の主たる原因となっている病側を判断して術側が決定される．聴覚症状が主症状であれば，患者の訴える患側と純音聴力検査所見や前庭誘発筋電位（VEMP）検査所見に矛盾がないかを総合的に判断して術側を決定する．前庭症状が主症状である場合には，どちらの耳の音・圧刺激がよりめまいを引き起こすかを確認して病側を判断する．音刺激であれば眼球運動

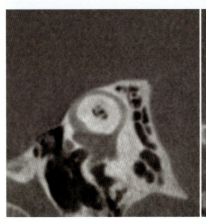
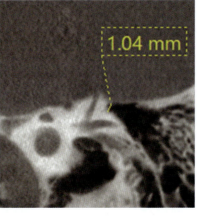

図 4.
左上半規管裂隙症候群症例
側頭骨コーンビーム CT（a：Pöschl plane, b：Stenvers plane）．
裂隙は上半規管前方に位置し，低位中頭蓋窩を認める．

を誘発する左右の最小聴力レベルを参考にする．息みなど頭蓋内圧の変化によるめまい症状であれば，息こらえバルサルバ試験による眼球の回旋方向からより刺激を受けやすい患側を判断する．CT 検査による左右の裂隙の大きさは必ずしも症状の重さとは一致しない[18]．両側例では術後の症状改善率が低く[19]，術側のより重い症状によってマスクされていた非術側の症状が術後に顕在化する場合があるため，患者に十分な説明が必要である．

CT 検査では中頭蓋窩タイプか上錐体静脈洞タイプか，裂隙の位置やサイズに加え，硬膜が上半規管内に突出していないか，乳突蜂巣の発育や天蓋の高さ，弓下動脈の走行などを確認する．

2．上半規管裂隙症候群の手術

我々は水中内視鏡を用いた plugging を行っている[20]．はじめは顕微鏡下に，耳後切開後，上方茎筋骨膜弁を作成し，乳突削開を行う．キヌタ骨，外側半規管を同定し，外側半規管の上後方の乳突蜂巣を上半規管の輪郭を確認できるまで骨削開する．そして，水中内視鏡下手術に切り替える．通常は乳突蜂巣の発育は良好であり，上半規管の同定は容易であるが，蜂巣の発育が不良でさらに低位中頭蓋窩である場合には，天蓋と外側半規管の間に十分なスペースを確保しづらいこともある．その際には，必要に応じて硬膜を露出させ，また外側半規管の blue line を確認しつつ外側半規管の外側を削開してスペースを拡げる．安全性を担保するため，外側半規管の blue line を同定する時点から水中内視鏡下手術に切り替えてもよい．

水中で上半規管の側面からアプローチして blue line を同定し骨迷路を開放する．膜迷路を損傷しないためには，半規管膜迷路が骨迷路の弧の外側寄りに位置していることにも留意する．骨迷路裂隙部を同定したら plugging する．水中内視鏡は上錐体静脈洞タイプの plugging にも対応可能であり，上錐体静脈洞の直接操作を回避できるという点において中頭蓋窩法より優れていると考える．また，これまでの術式同様の治療効果と聴力温存が得られることも報告されている[21)22)]．

術後早期には一過性の浮動性めまいと骨導閾値上昇を認める．数週間から 1～2 か月ほどで改善が見込まれる．また，術後には灌流液が中耳貯留液として認められるが，耳管経由で自然排出されるため，問題となることはない．

上半規管裂隙症候群は多様な症状を呈することがあるため，問診票などによって各症状の消失，改善，不変，悪化を確認する．客観的評価としては音・圧刺激検査による眼球運動，聴力閾値や気骨導差，VEMP の閾値や振幅，側頭骨 CT 検査などから治療効果を支持する結果が得られているか評価する．

3．上半規管裂隙症候群の症例

53 歳，男性．主訴は息みによるめまい．CT では右上半規管裂隙と低位中頭蓋窩を認める（図4）．

水中内視鏡下 plugging を施行した（図5）．経乳突法により顕微鏡下で上半規管を露出した．①乳突腔を人工髄液で満たし，水面下に内視鏡の先端を挿入した．②持続灌流の水中で上半規管側面を削り blue line を確認した．③上半規管骨迷路の

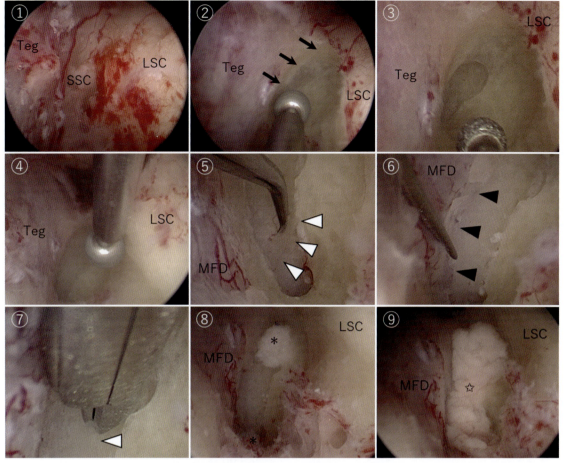

図 5. 水中内視鏡を用いた経乳突的 plugging
LSC：外側半規管，SSC：上半規管，Teg：天蓋，MFD：中頭蓋窩硬膜，矢印：blue line，矢尻（白）：膜上半規管，矢尻（黒）：裂隙，＊：筋膜，星印：骨パテ

側面を開放した．④ 低位中頭蓋窩症例であり，内視鏡とドリルのスペースを確保するため，外側半規管の天蓋側を部分的に削除した．⑤ 裂隙部の確認のため上半規管膜迷路を上半規管骨迷路の弧の内側に寄せた．⑥ 中頭蓋窩硬膜を裂隙部まで露出させ，裂隙範囲を同定した．⑦ plugging 中の膜迷路損傷を予防するため，上半規管膜迷路を切断した．⑧ 裂隙範囲を跨ぐように上半規管の両端に筋膜で plugging した．この手技の際には灌流を一時的に中断すると筋膜が灌流の影響を受けないため操作が容易である（膜上半規管を切除せずに plugging を行うことも可能であるが，筋膜を両端の上半規管開口部に慎重に交互に plugging する必要がある）．⑨ 続いて筋膜の上から上半規管内に骨パテを用いて watertight に plugging した．この後，水中内視鏡から顕微鏡に切り替えて人工髄液を吸引し，さらに plugging 部分を骨パテと筋膜で被覆し，フィブリン糊で固定した．

人工骨で側頭骨をカバーした．術後早期に症状は消失し，術後聴力は温存された．

おわりに

耳科手術において，半規管を繊細に扱うことは内耳機能温存のために大変重要である．本稿で紹介した水中内視鏡下耳科手術（underwater endoscopic ear surgery：UWEES）は，2023 年に逝去された東北大学耳鼻咽喉・頭頸部外科 山内大輔先生が工夫し確立した手技である．低侵襲を目指す優れた手術手技の一つとして皆様に広く用いられることを願っている．

参考文献

1) Kobayashi T, Sakurada T, Ohyama K, et al：Inner ear injury caused by air intrusion to the scala vestibuli of the cochlea. Acta Otolaryngol, 113(6)：725-730, 1993.
   Summary 蝸牛内への空気が迷入することはわずかな量であっても内耳障害の原因となりうる．特に，前庭階への気腫は鼓室階への気腫よりも予後が悪い可能性がある．

2) Ikeda R, Nakaya K, Oshima H, et al：Effect of aspiration of perilymph during stapes surgery on the endocochlear potential of guinea pig. Otolaryngol Head Neck Surg, 145(5)：801-805, 2011.
   Summary 卵円窓周囲のリンパを緩やかに吸引すると，内耳構造を損傷しなくても，EPが軽度に低下する．外リンパの吸引操作は避けるべきである．

3) Yamauchi D, Yamazaki M, Ohta J, et al：Closure technique for labyrinthine fistula by "underwater" endoscopic ear surgery. Laryngoscope, 124：2616-2618, 2014.
   Summary 水中内視鏡下の瘻孔閉鎖術の術式を紹介し，"underwater" endoscopic ear surgery(UWEES)の名称を初めて提唱した．

4) 山内大輔：耳科手術 アブミ骨，蝸牛，半規管. MB ENT, 269：15-23, 2022.

5) 山内大輔，川村善宣，本藏陽平ほか：上半規管裂隙症候群における水中内視鏡下耳科手術による閉塞術の手技と利点. Otol Jpn, 30：159-166, 2020.

6) Yamauchi D, Honkura Y, Kawamura Y, et al：Underwater Endoscopic Ear Surgery for Closure of Cholesteatomatous Labyrinthine Fistula With Preservation of Auditory Function. Otol Neurotol, 42：e1669-e1676, 2021.
   Summary 真珠腫に伴う迷路瘻孔に対して水中内視鏡下に瘻孔閉鎖を行った11例の解析．瘻孔のサイズは平均3.1 mm(1～7 mm)であったが，全例で聴力温存が可能であった．

7) Honkura Y, Katori Y, Hirano-Kawamoto A, et al：Characteristic findings in the human fetus vestibule：A human temporal bone study. Auris Nasus Larynx, 51：147-153, 2024.

8) 飯野ゆき子：手術手技とコツ 内耳瘻孔の処理. JOHNS, 9：173-176, 2013.

9) Ikeda R, Kobayashi T, Kawase T, et al：Risk factors for deterioration of bone conduction hearing in cases of labyrinthine fistula caused by middle ear cholesteatoma. Ann Otol Rhinol Laryngol, 121(3)：162-177, 2012.
   Summary 真珠腫に伴う迷路瘻孔に対する顕微鏡下手術での閉鎖における聴力温存率は，瘻孔のサイズが3 mm以下の群では97％，3 mm以上の群では71％であった．

10) Minor LB, Solomon D, Zinreich JS, et al：Sound- and/or pressure-induced vertigo due to bone dehiscence of the superior semicircular canal. Arch Otolaryngol Head Neck Surg, 124(3)：249-258, 1998.

11) McCall AA, McKenna MJ, Merchant SN, et al：Superior canal dehiscence syndrome associated with the superior petrosal sinus in pediatric and adult patients. Otol Neurotol, 32(8)：1312-1319, 2011.

12) Lookabaugh S, Kelly HR, Carter MS, et al：Radiologic classification of superior canal dehiscence：implications for surgical repair. Otol Neurotol, 36(1)：118-125, 2015.

13) Ward BK, van de Berg R, van Rompaey V, et al：Superior semicircular canal dehiscence syndrome：Diagnostic criteria consensus document of the committee for the classification of vestibular disorders of the Bárány Society. J Vestib Res, 31(3)：131-141, 2021.
    Summary バラニー学会の提唱する上半規管裂隙症候群の診断基準について紹介されている．診断項目の要点が簡潔にまとめられており，鑑別疾患や診断の限界についても言及されている．

14) Gioacchini FM, Alicandri-Ciufelli M, Kaleci S, et al：Outcomes and complications in superior semicircular canal dehiscence surgery：A systematic review. Laryngoscope, 126(5)：1218-1224, 2016.

15) Xie Y, Sharon JD, Pross SE, et al：Surgical Complications from Superior Canal Dehiscence Syndrome Repair：Two Decades of Experience. Otolaryngol Head Neck Surg, 157(2)：273-280, 2017.

16) Ward BK, Agrawal Y, Nguyen E, et al：Hearing outcomes after surgical plugging of the superior semicircular canal by a middle cranial

fossa approach. Otol Neurotol, **33**(8) : 1386-1391, 2012.

17) Yang HH, Lum M, Kaur T, et al : Postoperative Pneumolabyrinth Following the Middle Cranial Fossa Approach for Superior Semicircular Canal Dehiscence Repair, 2014-2020. Otolaryngol Head Neck Surg, **168**(3) : 453-461, 2023.

18) Chien WW, Janky K, Minor LB, et al : Superior canal dehiscence size : multivariate assessment of clinical impact. Otol Neurotol, **33**(5) : 810-815, 2012.

19) Mozaffari K, Willis SL, Unterberger A, et al : Superior Semicircular Canal Dehiscence Outcomes in a Consecutive Series of 229 Surgical Repairs With Middle Cranial Fossa Craniotomy. World Neurosurg, **156** : e229-e234, 2021.

20) Yamauchi D, Hara Y, Hidaka H, et al : How I do it : underwater endoscopic ear surgery for plugging in superior canal dehiscence syndrome. J Laryngol Otol, **131**(8) : 745-748, 2017.

21) Kawamura Y, Yamauchi D, Kobayashi T, et al : Hearing Outcomes of Transmastoid Plugging for Superior Canal Dehiscence Syndrome by Underwater Endoscopic Surgery : With Special Reference to Transient Bone Conduction Increase in Early Postoperative Period. Otol Neurotol, **43**(3) : 368-375, 2022.

22) Creighton FX Jr, Zhang L, Ward B, et al : Hearing Outcomes for an Underwater Endoscopic Technique for Transmastoid Repair of Superior Semicircular Canal Dehiscence. Otol Neurotol, **42**(10) : e1691-e1697, 2021.

エキスパートから学ぶ めまい診療

MB ENTONI No. 249（2020 年 9 月増大号）
編集企画／將積日出夫（富山大学教授）
定価 5,280 円（本体 4,800 円＋税）156 頁

日常診療でよくみられる症状の 1 つであるめまいの急性期から慢性めまいの診療に必要な検査、診断基準、治療法に関する最新の情報を、めまいのエキスパートによりまとめられたすぐに役立つ 1 冊！

CONTENTS

- 急性期めまいの対応
- 精密平衡機能検査
- 新しい平衡機能検査 ―vHIT と VEMP―
- メニエール病
- 遅発性内リンパ水腫
- 後半規管型 BPPV
- 外側半規管型 BPPV
- 前庭神経炎
- 両側前庭機能障害
- 外リンパ瘻
- めまいを伴う突発性難聴
- 前庭性片頭痛
- 上半規管裂隙症候群
- 脳脊髄液漏出症
- 持続性知覚性姿勢誘発めまい（PPPD）
- 起立性調節障害とめまい
- 聴神経腫瘍とめまい
- 小脳脳幹障害
    1. 脳血管障害
    2. 変性疾患など
- 慢性めまいへの対応

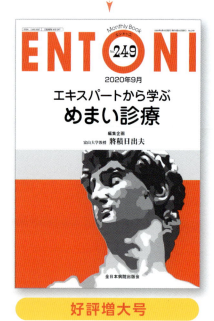

好評増大号

全日本病院出版会
〒113-0033 東京都文京区本郷 3-16-4　Tel：03-5689-5989
www.zenniti.com　　　　　　　　　　　　Fax：03-5689-8030

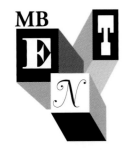

◆特集・第一線のエキスパートが教える耳科・鼻科における術前プランニングと手術テクニック

アブミ骨手術

水足邦雄*

Abstract アブミ骨手術は純粋な機能改善手術であり，安全に行うための最大限の配慮が必要である．そのために，アブミ骨手術での術野は，アブミ骨の脚および底板が十分に視認できるだけでなく，同部位への操作が十分にできるワーキングスペースを確保することが何より重要である．手術は顕微鏡，内視鏡のどちらを使っても施行可能であるが，それぞれに利点と欠点があるため，それぞれの特性をよく理解したうえでどちらを使用するかを決定する必要がある．術式は stapedotomy で行うよう心がけるが，底板に骨折線が入った場合などは stapedectomy に変更し，慎重に底板の処理を行う．さらに，reversal step stapedotomy の導入やレーザーの使用などを行うことで，より合併症の少ない安全な手術を行うことができる．

Key words アブミ骨手術(stapedotomy, stapedectomy)，経外耳道的内視鏡下耳科手術 (transcanal endoscopic ear surgery：TEES)，顕微鏡下耳科手術(microscopic ear surgery：MES)，reversal step stapedotomy

はじめに

アブミ骨手術とは，アブミ骨底板が卵円窓と固着している病態に対して，アブミ骨を人工耳小骨（ピストン）に置換する手術の総称である．耳硬化症は卵円窓前縁部(fissula ante fenestram)から始まる海綿状骨病変によってアブミ骨が固着し進行性の伝音難聴をきたす疾患であり，アブミ骨手術がもっとも多く行われる疾患である．また，アブミ骨底板固着を伴う先天性耳小骨奇形，すなわち船坂分類のⅢ群および Teunissen and Cremers 分類のクラスⅠおよびⅣの一部に対しても適応となる．

アブミ骨手術の術式は，アブミ骨を底板も含めてすべて摘出し人工耳小骨に置換する total stapedectomy，アブミ骨の脚およびアブミ骨頭を含む上部構造に加えて底板の一部のみを摘出する partial stapedectomy，そしてアブミ骨底板を摘出せずに開窓のみに留める stapedotomy に分類される．術中，すべての症例で可能な限りアブミ骨底板を保存する stapedotomy を行うよう心がける．ただし，術中に底板に骨折線が入ったり，卵円窓から底板が外れたりした場合などは躊躇せず底板を摘出する stapedectomy に術式変更する．各々の術式について聴力成績や術後合併症の頻度が報告されているが，どの術式であっても適切に行えば満足できる聴力成績が得られることが知られており[1]，術式にかかわらず合併症を生じさせず手術を完遂することを優先するべきである．

顕微鏡下アブミ骨手術と内視鏡下アブミ骨手術の使い分け

アブミ骨手術での術野は，アブミ骨の脚および底板が十分に視認できるだけでなく，同部位への操作が十分にできるワーキングスペースを確保する必要がある．しかし，アブミ骨自体が非常に小さく，底板の長径も 3～3.5 mm 程度[2]のため，必ずしも大きな鼓室開放を行わなくても十分な視野

---

* Mizutari Kunio, 〒123-8558 東京都足立区江北4-33-1 東京女子医科大学附属足立医療センター耳鼻咽喉科，准教授

が確保できることが多い．手術は顕微鏡，内視鏡のどちらを使っても施行可能であるが，それぞれに利点と欠点があるため，それぞれの特性をよく理解したうえでどちらを使用するかを決定する必要がある．

顕微鏡下アブミ骨手術の最大の利点は，立体視しながら繊細な操作が両手で可能な点である．耳硬化症の症例であれば，通常アブミ骨前脚基部は萎縮しており，特別な全操作をせずに後脚を切断したアブミ骨を下方に倒すだけで容易にアブミ骨前脚基部は骨折する．しかし先天性耳小骨奇形などの症例でアブミ骨前脚の萎縮がない場合，アブミ骨底板を損傷せずにアブミ骨の脚を切断することが片手操作では困難なことがある．その場合は，顕微鏡下に外耳道の後方拡大を大きく行ってワーキングスペースを広く確保したうえで，顕微鏡下に両手操作を行うことが安全である．

一方，近年急速に普及している経外耳道的内視鏡下耳科手術(transcanal endoscopic ear surgery：TEES)は，内視鏡の広角の視野を活用することで，従来の顕微鏡下耳科手術では死角となる構造を容易に観察することが可能であり，さらに内視鏡を対象物に接近することで顕微鏡以上の拡大視で操作が行える．また，外耳道を「アクセスルート」として使用することで，体表に切開を行わず最低限の骨削開により良好な視野を得ることができる[3)4)]．しかし，原則として片手操作となること，狭小な外耳道ではワーキングスペースが確保できないことなど，TEESにも不利な点が存在する．

以上の顕微鏡と内視鏡の特性を踏まえて，筆者は通常の耳硬化症については内視鏡下に，外耳道が狭い場合や先天性耳小骨奇形でアブミ骨の脚が通常より太いことが予想される場合には顕微鏡下に手術を行っている．

顕微鏡下に行うアブミ骨手術の手術手技

顕微鏡下にアブミ骨手術を行う際に，耳後部切開でも，耳内切開でもどちらでも施行可能であり慣れた方法で行ってよい．ただし筆者は，少ない骨削開でアブミ骨底板がより観察しやすい耳内切開で手術を行っている．筆者が行っている顕微鏡下の stapedotomy を図1に供覧する．

まず，顕微鏡下でも内視鏡下でも良好なアブミ骨周囲の視野とワーキングスペースを確保することが何より重要である．Tympanomeatal flap を挙上後，鼓室溝に外耳道後方拡大を行い必要な視野を確保する．この際，鼓索神経を確実に保護しながら骨の削開を行う．アブミ骨底板がかろうじて見えている程度の視野で手術を継続すると，底板の操作の際に鉗子などの器具がアブミ骨底板の視野と重なり死角となってしまい，危険な操作となることがあるため注意が必要である．

続いて safety hole をアブミ骨底板中央に作成する．この小孔は，万一前庭内に底板が落下した際に摘出のきっかけとするため，また底板が卵円窓から外れた場合に内耳に急激な圧変化が伝達しないようにするために必要である．底板の開窓は手もみの錐，スキータードリル，CO_2レーザーなどが使用可能で，どの方法でも安全に行えば問題ない．その際の注意点として，開窓に用いる器材の先端を底板に押しつけずに軽く触れる程度に留めることが重要である．特に，耳硬化症の場合は底板自体が脆くなっていることが多く，器材の先端を押しつけることで底板が割れてしまうと，前庭内に割れた骨片が浮遊するいわゆる floating footplate となってしまうためである．また，内耳障害を生じさせないようにするため底板が開窓された後は決して漏出するリンパ液を吸引してはならず，何より吸引管を前庭内に挿入することは絶対に控える．筆者は，底板が開窓された後は，常に少量の生理食塩水を底板上にためて乾燥させないようにしている．

続いて，アブミ骨の上部構造を摘出するためアブミ骨筋腱およびアブミ骨後脚の切断を行う．この操作も，クルーラニッパー，スキータードリル，CO_2レーザーなどが使用可能で，底板の開窓と同様にどの器材を使用してもよい．後脚を切断した

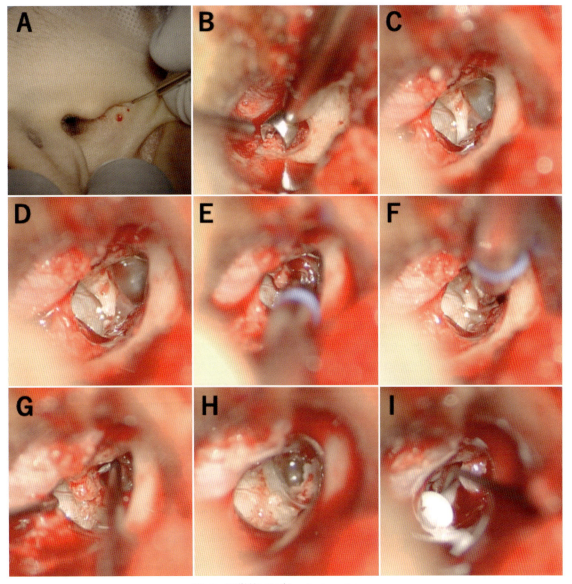

図 1. 顕微鏡下に行った stapedotomy
A：耳内切開．耳珠上端から約 1 cm の切開をおく．
B：外耳道後方拡大．鋭匙およびノミで鼓索神経を保護しながら十分な視野を確保する．
C：鼓室内の視野．アブミ骨底板，アブミ骨後脚，アブミ骨筋腱など操作を行うすべての部位が明視下に置かれている視野を作成する．
D：アブミ骨筋腱の切断
E：Safety hole の作成．スキータードリルにて，アブミ骨底板の中央に約 0.4 mm の開窓を行う．
F：アブミ骨後脚の切断．スキータードリルにて後脚の中央部分を切断する．
G：アブミ骨上部構造の摘出．ピックにてアブミ骨を尾側へ倒し，前脚基部を骨折させて上部構造を摘出する．
H：アブミ骨底板の開窓部を拡大
I：ピストンの挿入．本症例ではアパセラム C を挿入している．

後に，キヌタ-アブミ関節を離断し，通常の耳硬化症であればアブミ骨上部構造を下方に倒すことで，もっとも脆いアブミ骨前脚の基部が自然に骨折し，アブミ骨上部構造が摘出可能となる．一方，先天性アブミ骨固着の症例では前脚も強く固着している症例が含まれるが，前脚の切断は視野の確保や器具の挿入が困難なこともある．そのため，筆者はこのような症例では後述するように内視鏡

下に処置を行っている．

　アブミ骨の上部構造が摘出されたら，safety hole をピストンが挿入できるサイズまで拡大する．この操作も手もみの錐，スキータードリルなどを用いて行うが，CO_2 レーザーは水分でエネルギーが吸収されてしまうために底板開窓後にリンパ液の漏出が生じた後には使用できない．

　ピストンについては，それぞれの施設での術者が使い慣れたものを使用すればよい．従来多く使用されているテフロンワイヤーピストンは操作性に優れていることから今でも汎用されているが，MRI 撮影に支障が生じることがあるため，近年では非金属製のピストンであるテフロン製やハイドロキシアパタイト製のピストンを使用することが多くなっている．ピストンは確実に前庭内に挿入することが重要で，挿入後はリンパ液の漏出を防止するためゼラチンスポンジやフィブリン糊を用いて固定する．筆者はピストンの留置後，ピストンそのもの，もしくはツチ骨を触ることで正円窓膜に振動が伝わっていることを round window reflex で確認してから手術を終了するようにしている．

TEES で行うアブミ骨手術の手術手技

　内視鏡下にアブミ骨手術を行う場合も，手術の手順はすべて顕微鏡下の手術と全く同様である．TEES で行った stapedotomy の症例を図 2 に供覧する．

　TEES の最大の利点は前述のとおり広角の視野が非常に簡便に得られることである．その良好な視野を最大限活用するために，筆者は錐体隆起基部および顔面神経水平部，さらに正円窓窩が一つの視野に収まることを外耳道後方拡大の目安として削開を行っている．このようにアブミ骨底板と正円窓窩が一つの視野に入っていると，ピストン挿入後に round window reflex をほぼ確実に確認することができる．場合によっては正円窓窩に偽膜があり reflex を確認できない症例もあるが，内視鏡の術野では偽膜の除去も安全に可能である．

また，内視鏡を近接させるだけで広角なだけでなく拡大率の高い画像が得られるため，耳硬化症における鼓室内の血管増生（これを鼓膜の発赤として観察すると Schwartze 徴候と呼ばれる）も容易に確認できる．

　一方，TEES の欠点として左手で内視鏡の保持とコントロールを行うため，操作は基本的に右手のみで行うことが挙げられる．そのため，安全に手術を遂行するためにもっとも重要なことは術野の出血を極限まで減らすことである．左手に吸引を持ちながら手術を遂行する顕微鏡下の手術と同等の出血コントロールの場合，時にアブミ骨底板など重要な部分が血液で見えなくなってしまう．その都度，右手を吸引に持ち替えて視野を綺麗にする必要があるが，視野が確保できていないにもかかわらず操作を続行してしまった場合には，floating footplate などの危険な状態に陥ることが懸念される．さらに，TEES に不慣れな術者であれば，小片となった底板の前庭からの安全な回収などの極めて繊細な操作を片手で行うことは極めて困難と予想される．そのため，外耳道の切開や皮弁挙上の段階から，十分な止血を行い鼓室内への血液のたれ込みをなくすことを心がける必要がある．

アブミ骨底板が損傷された場合の対応と注意点

　アブミ骨手術では，どんなに愛護的に操作を行っていても，アブミ骨底板が割れて底板の小片が前庭に浮遊する，いわゆる floating footplate の状態になり得る．もし，floating footplate が生じてしまった場合には，慎重に骨片を摘出する必要がある．実際に前庭窓に引っかかっているアブミ骨底板の小片を摘出している場面を図 3 に示す．

　もっとも避けなければならないことは前庭内のリンパ液を直接吸引したり，前庭内に直接器具を突っ込んだりすることである．時間がたつと，リンパ液は自然に前庭から溢れてくるため，リンパ液に押し出されて骨片が前庭窓から見える状態になるのを待つことが重要である．骨片を回収する際には，もっとも使い慣れた器具を用いるとある

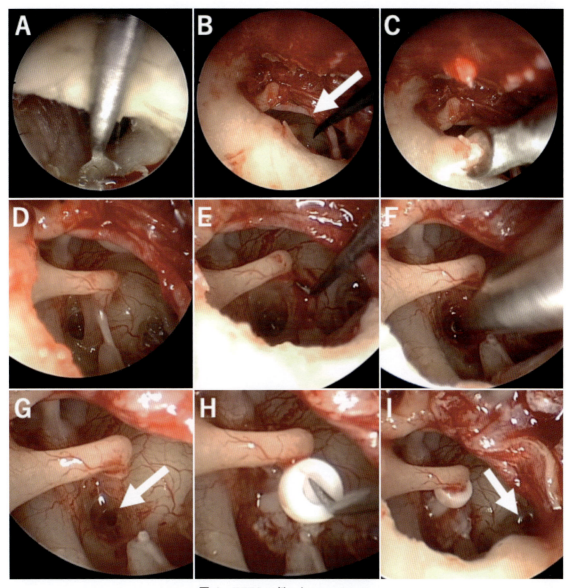

図 2. TEES で行った stapedotomy

A：皮膚切開．TEES では外耳道骨部に冠状の切開を行う．
B：鼓室の確認．鼓索神経（矢印）を tympanomeatal flap に押しつけるようにして保護している．
C：外耳道後方拡大．鋭匙およびノミを用いて，十分な視野を確保する．
D：鼓室内の視野．錐体隆起基部，顔面神経水平部，正円窓窩が一つの視野にはいる良好な術野となっている．
E：アブミ骨上部構造の摘出．Safety hole の作成，後脚の切断後にピックでアブミ骨を尾側に倒し，上部構造を摘出している．
F：アブミ骨底板の開窓．スキータードリルを底板に軽く当てるようにして safety hole を拡大して，必要な大きさの開窓を行う．
G：アブミ骨底板の開窓後．開窓した底板上（矢印）に生理食塩水が軽く乗っているようにして，前庭が乾燥することを防いでいる．
H：ピストンの挿入．軟骨膜を底板上に敷いて，アパセラム C のシャフトを前庭内に愛護的に挿入する．
I：ピストン挿入後．正しくピストンが前庭内に挿入できたか確認するため，正円窓窩（矢印）に round window reflex が見えることを確認する．

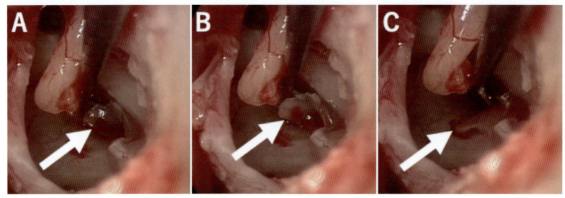

図 3. アブミ骨底板が損傷された場合の対応

アブミ骨上部構造を摘出する際，底板に損傷が生じ floating footplate となりそうになった症例
A：アブミ骨底板の破片(矢印)が前庭窓に引っかかっている状態．このとき，ピックなどを前庭内に挿入してはならない．
B：底板の破片(矢印)をピックで引き上げている場面．慣れた道具で少しずつ骨片を鼓室内に引き上げていく．
C：底板の破片(矢印)が前庭窓から引き上げられた場面．綺麗に骨片を回収する必要はなく，ともかく前庭内に落ちなければよいと考えて骨片を慎重に移動させる．

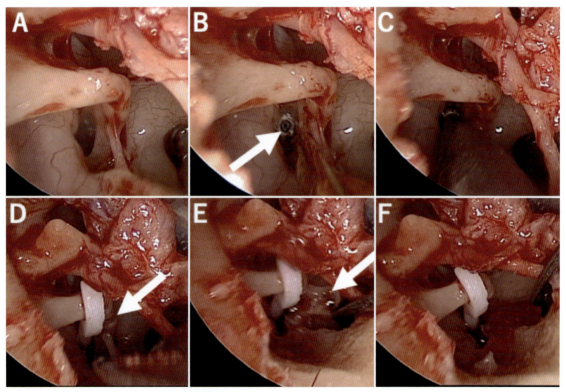

図 4. Reversal step stapedotomy

A：鼓室内の視野．通常の手順で行うアブミ骨手術と作成する視野は全く一緒で，錐体隆起基部と顔面神経水平部が一つの視野に収まるように外耳道後方拡大を行う．
B：Safety hole の作成．CO_2 レーザーにてアブミ骨底板中央に約 0.4 mm の safety hole を作成した．
C：アブミ骨底板開窓の拡大．スキータードリルにて 0.8 mm までアブミ骨底板の開窓部を拡大
D：テフロンピストンの挿入．アブミ骨上部構造(矢印)を温存したまま，テフロンピストンを挿入し，キヌタ骨長脚に固定
E：アブミ骨上部構造の摘出．アブミ骨筋腱の切断，アブミ骨後脚の切断後にキヌタ-アブミ関節を離断し，アブミ骨上部構造(矢印)を尾側に倒して摘出する．
F：ゼラチンスポンジの留置．Round window reflex を確認後，底板開窓部周囲にゼラチンスポンジを留置して，外リンパ瘻を防止する．

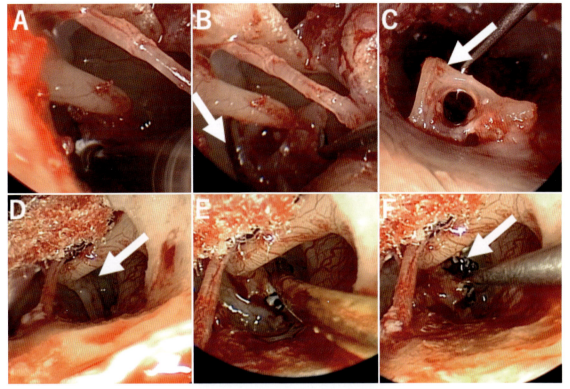

図 5. アブミ骨前脚が太い場合の対処法

A〜C：先天性アブミ骨固着で total stapedectomy を行った症例
　A：通常の症例と同様にスキータードリルでアブミ骨後脚を切断したが，非常に後脚も太く前脚の骨折が困難なことが予想された．
　B：アブミ骨上部構造をゆっくりと尾側に倒し，底板が前庭窓より脱臼（矢印）したことが確認できた．
　C：摘出したアブミ骨．前脚（矢印）および底板は極端に肥厚していた．
D〜F：CO_2 レーザーにてアブミ骨前脚の切断を行った症例
　D：内視鏡の視野では，顕微鏡下では観察しづらいアブミ骨前脚基部（矢印）を明視下に置くことができる．
　E：CO_2 レーザーの耳科手術用ハンドピースは細径であり，アブミ骨前脚基部に先端を当てることができる．
　F：アブミ骨上部構造の摘出．アブミ骨前脚基部をレーザーで蒸散し黒色となっている（矢印）．

程度安心して行える．筆者はこのような場合，必ず 45°のピック（シェー氏の器械セットの #7）を使用している．一方で，アブミ骨底板が割れても，前庭窓と靭帯でつながった状態になっている場合は，必ずしも骨片を摘出しなくても後遺症は生じない．骨片の状態によって，より安全な選択をすることが肝要である．

Reversal step stapedotomy

近年，アブミ骨を摘出する前にピストン挿入を行う reversal step stapedotomy[5] を行っている施設も増えており，筆者も現在は通常この方法でアブミ骨手術を行っている．図 4 に筆者が行っている CO_2 レーザーとスキータードリルを用いた reversal step stapedotomy を示す．

十分なワーキングスペースを確保できる外耳道後方拡大を行うことは，他の手技と同様である．そのうえで，アブミ骨上部構造を摘出する前に safety hole の作成，底板開窓部の拡大を行い，アブミ骨をそのままの状態でテフロンピストンもしくはワイヤーピストンを正しい位置に挿入し，キヌタ骨長脚に固定する．その後，アブミ骨筋腱の切断，アブミ骨後脚の切断をして，キヌタ-アブミ関節を離断し，アブミ骨上部構造を摘出する．

この手法の最大の利点は，アブミ骨上部構造を摘出する際に底板に骨折線が入ったとしても，既にピストンが正しい位置に挿入されているため，底板が前庭窓に靭帯でつながってさえいれば骨片

を摘出する必要がないことである．一方，顔面神経水平部が尾側にoverhangしているような症例では，アブミ骨上部構造を摘出しないと底板への操作ができないこともあるので，必ずしも本術式にこだわる必要はない．

アブミ骨前脚が太い場合の対処法と注意点

通常，アブミ骨上部構造を摘出するときに，アブミ骨後脚は切断するが，前脚は十分な視野やワーキングスペースが確保できないため，上部構造を倒すことで自然に前脚を骨折させることが多い．耳硬化症の症例であれば前脚基部はもっとも脆い部位であるため問題ないが，先天性アブミ骨固着などの症例では前脚が太く，自然に骨折させることができない場合もある．この場合の対処法として，筆者は①total stapedectomyを行う方法，②CO_2レーザーを用いて前脚を切断する方法，のどちらかを選択している．

図5A～Cにtotal stapedectomyを行った症例を示す．本症例は先天性アブミ骨固着があり，前脚および後脚の両者とも太く，また底板も非常に肥厚している症例であった．そのため，前脚を骨折させることが困難であることが予想されたため，事前にステロイドを投与してからゆっくりとアブミ骨全体を尾側に倒して，前庭窓から底板を脱臼させた．このような症例では，術前にCTでアブミ骨の状態が予想可能であるため，十分な準備をして手術に臨むことが望ましい．

図5D～FにはCO_2レーザーを用いて前脚を切断した症例を示す．TEESでは顕微鏡と比べ前脚基部の視野を確保することが容易であるため，細径のCO_2レーザーハンドピースを組み合わせることによって明視下に前脚基部の蒸散を行うことが可能である．本術式は非常に有用な方法であるが，使用する器材がかなり高価であること，内視鏡下での手技にある程度の修練が必要であることから，施行できる施設は限られると思われる．

おわりに

アブミ骨手術の手技および注意点について概説した．本術式は，いわゆる「難易度の高い手術」に分類されているが，必ずしも特別な技術が必要とされる手術ではない．ただし，不用意な操作により不可逆的な感音難聴を生じさせうる．純粋な機能改善手術で生じさせた不可逆的な感音難聴は，時に訴訟の対象ともなりうることを肝に銘じて十分な準備をしたうえで手術に臨むべきである．

参考文献

1) Khorsandi AM, Jalali MM, Shoshi DV：Predictive factors in 995 stapes surgeries for primary otosclerosis. Laryngoscope, **128**(10)：2403-2407, 2018.
   Summary 823耳のアブミ骨手術の術後成績を検討したところ，術式や使用した人工耳小骨の太さは手術の成功率に影響を与えていなかった．
2) 野村恭也，原田勇彦，奥野妙子ほか：耳科学アトラス：形態と計測値　第5版：p. 348．丸善出版, 2023.
3) Kakehata S, Furukawa T, Ito T, et al：Comparison of Postoperative Pain in Patients Following Transcanal Endoscopic Versus Microscopic Ear Surgery. Otol Neurotol, **39**(7)：847-853, 2018.
4) Kakehata S, Watanabe T, Ito T, et al：Extension of indications for transcanal endoscopic ear surgery using an ultrasonic bone curette for cholesteatomas. Otol Neurotol, **35**(1)：101-107, 2014.
5) Fisch U, Dillier N：Technic and spate results of stapedotomy. HNO, **35**(6)：252-254, 1987.

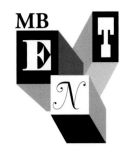

◆特集・第一線のエキスパートが教える耳科・鼻科における術前プランニングと手術テクニック

内リンパ嚢開放術

小森　学*

Abstract メニエール病に対する内リンパ嚢開放術は約100年前に考案された古典的な手術ではあるものの実際に日本国内で施行されている件数は非常に少ない．しかしながら，本術式を習得することは難治性メニエール病に対するめまい発作に対する治療選択肢の一つとしてもっておくことが重要であると考える．

本稿では実際の内リンパ嚢開放術を経験したことがない方に対して，安全な手術を行うこと，さらには長期的に内リンパ嚢を開放させておくことを主眼に，手術の適応から始まり，術前ICやプランニング，手術の実際を解説するとともに，通常の乳突削開との違い，内リンパ嚢を見つけるコツ，開放後の処理，合併症に対する処置を中心に解説した．ポイントとなる部分を実際の術中画像を用いて理解を深めるようにした．さらに，近年の内リンパ嚢開放術以外の手術や前庭水管拡大症に対する手術に関しても言及した．

Key words メニエール病(Ménière disease)，内リンパ水腫(endolymphatic hyrdops)，MRI，endolymphatic duct blockage，前庭水管拡大症(large vestibular aqueduct syndrome)

はじめに

メニエール病に対する内リンパ嚢開放術は古典的な手術の一つであり，国内のみならず国際的にも広く知られている手術である．実際に手術を経験した方はめまい発作抑制に対する効果の実感をもたれていると思われる．一方で，その作用機序に関しては未だ解明されておらず，実施件数も決して多くない手術の一つでもある[1]．本稿では内リンパ嚢開放術を安全に実施するうえで重要と思われる部分について具体的に解説をする．

内リンパ嚢開放術の歴史

ボルドー大学のGeorges Portmannが内リンパ水腫発見の11年前，1927年に内リンパ嚢開放術を報告した（実際は1926年に手術を施行し，翌年に報告した）．Portmannはしびれエイの一種，Leiobatis pastinacaの内リンパが外界である海水と交通しており，その交通している小管を閉鎖させると泳ぎが障害されることから内リンパ圧亢進が病因の一つになると考えていたようである．そこで，ヒトの内リンパ腔は盲管で終わっているため，それを外界に交通させるという内リンパ嚢開放術の発想に至ったとされている[2]．

術前プランニングと手術の実際

1．手術適応とインフォームド・コンセント

日本めまい平衡医学会が発刊したメニエール病・遅発性内リンパ水腫診療ガイドライン2020年版[3]では治療方針としてStep 1を保存的治療，Step 2を中耳加圧療法，Step 3を内リンパ嚢開放術，Step 4を選択的前庭機能破壊術としている．内リンパ嚢開放術はStep 2で無効だった場合，もしくはStep 1が無効だった場合としており，メニエール病総合的重症度では進行期であるStage 4になったら考慮する治療であると考える．

---

* Komori Manabu, 〒216-8511 神奈川県川崎市宮前区菅生2-16-1 聖マリアンナ医科大学耳鼻咽喉科，主任教授

表 1. AAO-HNS によるめまい評価

Grade	めまい係数
Class A	0
Class B	1～40
Class C	41～80
Class D	81～120
Class E	121～

※ Class F は制御不良のため次の治療を開始したもの

我々の施設でもほぼ同様の臨床基準で手術適応を決定しているが，次に述べる MRI による内リンパ水腫画像検査で内リンパ水腫が一側性の場合もしくは左右差が明らかな場合には内リンパ囊開放術を，内リンパ水腫が両側性もしくは左右ほぼ同等の場合には中耳加圧療法を第一選択としている．

術後のめまい制御率は，AAO-HNS によるめまい評価は治療後 18～24 か月の月平均発作回数を治療前 6 か月の月平均めまい発作回数で除しためまい係数を算出して評価している（表1）[4]．システマティックレビューによると 1 年以上の短期成績および 2 年以上の長期成績でも Class A と Class B を合わせたものは少なくとも 75% 以上であったとしている[5]．なお，同システマティックレビューでは術後聴力は 72.8% で安定もしくは改善した[5] としている．

2．画像検査
1）側頭骨単純 CT 検査

術前に必須の検査である．特に，後半規管や後頭蓋窩と内リンパ囊や前庭水管の関係を確認するためには矢状断画像が有用である．通常の水平断画像があれば任意多断面再構築(MPR)が作成可能であるため手術前に必ず確認している．症例によって前庭水管の上下に air cell があるもの(図1)や後半規管と後頭蓋窩がほぼ接しているもの(図2)など，個体差が大きいが，側頭骨発育そのもの

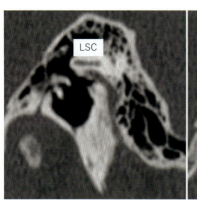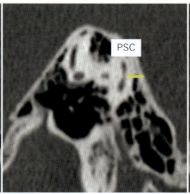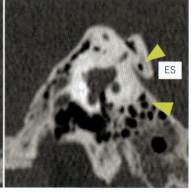

図 1．左メニエール病の矢状断 CT
外側半規管(LSC)，後半規管(PSC)，内リンパ囊(ES)，後半規管から後頭蓋窩までは距離があり(矢印)，前庭水管の上下に air cell(矢尻)がある．

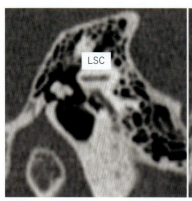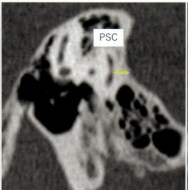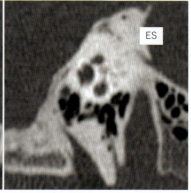

図 2．右メニエール病の矢状断 CT
外側半規管(LSC)，後半規管(PSC)，内リンパ囊(ES)，後半規管から後頭蓋窩までは距離が短く(矢印)，かつ周囲の蜂巣発育が不良である．

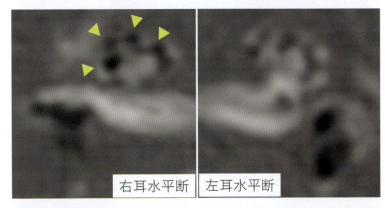

図 3.
左メニエール病(図 1 と同症例)の内耳造影 MRI 検査
内リンパ水腫(矢尻)は明らかな左右差(左＞右)を認める.

図 4.
右メニエール病(図 2 と同症例)の内耳造影 MRI 検査
内リンパ水腫(矢尻)は明らかな左右差(右＞左)を認める.

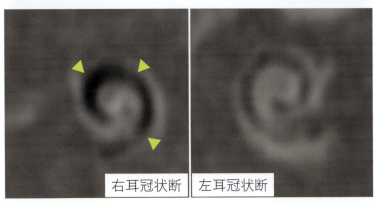

図 5.
右メニエール病(図 2 と同症例)の内耳造影 MRI 検査
当院では冠状断画像でも内リンパ水腫(矢尻)の判定を行っている.

は概ね良好な場合が多いと考えている.

また,正常変異として頻回に遭遇する deep sigmoid sinus sulcus や low-positioned tegmen, emissary foramen などにも術前に確認を行う.

2) 内耳造影 MRI 検査

造影剤と 3T MRI を使用することで内リンパ水腫の評価が可能となる.一連の撮像法および処理法を HYDROPS(hybrid of reversed image of positive endolymph signal and native image of perilymph signal)法と称しており,前述したように当科では手術適応に関して左右の内リンパ水腫の程度を考慮している(図 3, 4).また,症例によっては水平断だけではなく冠状断も作成している(図 5).

3.手術の実際

〈準　備〉

1) 通常の鼓室形成術と同様の体位としている.剃毛は行っていない.頭部の位置は体格により適宜頭の位置を調節して頭部の長軸が水平になるようにするポジショニングする.

やや極端な例ではあるが,体重 140 kg(BMI 49.5)では図 6 のようにタオルを重ねて頭部の位置を水

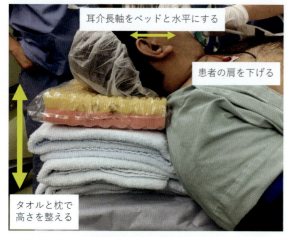

図 6. 体位の取り方
体格のよい患者，小児などではタオルを敷き，肩枕などを入れてポジショニングを行う．

平にし，手術中に肩が操作の妨げにならないように工夫している．また，慣れてきた場合には必要ないが，術中持続神経モニタリング装置を用いて顔面神経のモニターを行ったほうがより安全である．

2）局所麻酔後に耳後切開を行うが，鼓室形成術と同じ皮切線としている．やや後方に切開線をデザインすると記載している成書もあるが，前方の視野展開が悪くなるため同じ皮切線としている．

〈乳突削開〉

3）ほとんどの症例では乳突蜂巣発育が良好であるため，定型どおり Henle 棘（道上棘）を確認した後に大きめのカッティングバー（5〜6 mm）を使用して Macewen 三角の削開を行う．慣れてない場合には外耳道後壁皮膚を剥離して手術時の指標となる外耳道後壁をしっかり確認すると安全に施行できる．

4）Körner's septum（ケルナーの隔壁）を同定して乳突洞へ削開を進め，削開を広げながら外側半規管隆起を同定（図7-a）する．通常，次にキヌタ骨短脚の同定（図7-b）を行うが，外側半規管隆起が同定できれば手術は可能であるため初学者は無理に同定しなくてもよいと筆者は考えている．外耳道後壁を薄くし，かつ中頭蓋窩を同定しつつ乳突削開を拡大する．この際に顔面神経管（pink line）や retrofacial cell を剖出させる先生もいると思われるが，本術式に必須ではないと考えている．顔面神経管の深さは外側半規管を超えないようにすることが肝心である．

5）外側半規管隆起と中頭蓋窩を同定したら，次は後方をしっかり削開し，S 状静脈洞に沿って削開を進めていく．乳突蜂巣発育が良好な場合には後半規管隆起手前にも air cell があるため丁寧に削開を進めて後半規管隆起を同定する（図8-a）．この時も 4 mm 以上の比較的大きめのバーを使用するのがポイントである．最初はダイヤモンドバーを使用するのがよいが，慣れてきたらカッティングバーで air cell をはじくように削開を進

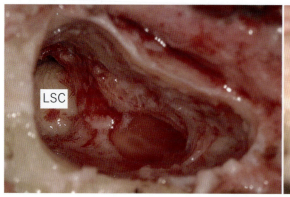 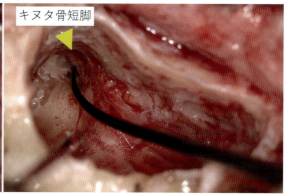

図 7. 乳突削開手順
a：外側半規管（LSC）を確認する．
b：キヌタ骨短脚（矢尻）を確認する．

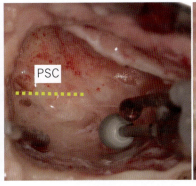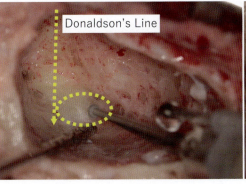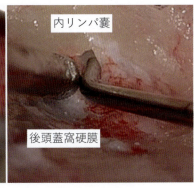

図 8. 内リンパ囊同定まで
a：乳突洞後方を削開する．後半規管のラインを意識しながら大きめのバーで削開する．
b：内リンパ囊周囲を削開する．この際に外側半規管を延長した Donaldson's Line を意識して，その下方（楕円）に内リンパ囊が出てくるとされる．
c：内リンパ囊はやや白色を呈しており，小さな静脈が走行していることが多い．鈍針などで剝離する．

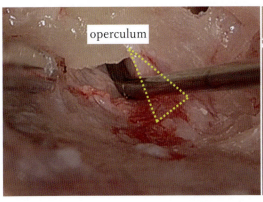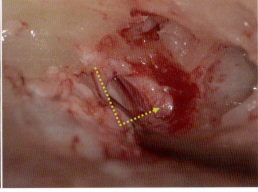

図 9. 内リンパ囊の処理
a：裏面骨（operculum）を確認する．
b：内リンパ囊を L 字に切開（左耳では逆 L 字切開）

めると手術時間の短縮になる．限界壁が近づくと cell が少なくなり，削開する音がやや高くなってくる．

6）後頭蓋窩が近づいてきたらダイヤモンドバーで丁寧に削開を進める．この時目安となるのは Donaldson's Line である．外側半規管隆起の延長線を指し，その下方に内リンパ囊が存在するとされる（図 8-b）．

〈内リンパ囊同定〉

7）後頭蓋窩硬膜に比べると，内リンパ囊部分はやや白色を呈している．術前 CT で距離を測定しておくと術中に役立つ．また，内リンパ囊には小さな静脈が走行していることが多いため削開中に出血が多くなる部位は内リンパ囊であることが多い（図 8-c）．発育が良好な場合には前庭水管の上下に air cell があるため，これを目安に削開を進めると比較的簡単に内リンパ囊が同定できる．発育不良な場合には後頭蓋窩を圧排しつつ後半規管の深部を削除していくことで内リンパ囊が同定できる．後頭蓋窩硬膜の剝離ができる部分があり，そこが内リンパ囊である．内リンパ囊の同定法は古典的には裏面骨（operculum）の確認を行う（図 9-a）．

〈内リンパ囊切開〉

8）右耳であれば L 字切開，左耳であれば逆 L 字切開を行っている（図 9-b）．内リンパ囊と硬膜をしっかり剝離し，なるべく大きく切開できるスペースを確保している．ダックビルエレベーターやテラメスなどを使用して大きく剝離した後，角膜切開などに使用するスリットナイフ（V ランス

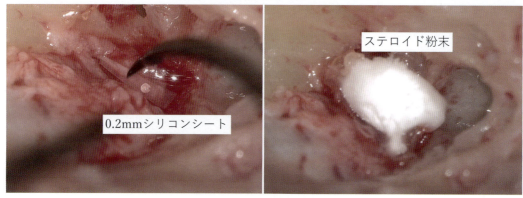

図 10. 内リンパ嚢開放後の処理 a|b
a：0.2 mm のシリコンシートを短冊状にしたものを数枚挿入する．
b：ステロイド粉末を塗布した後にフィブリン糊で固定している．

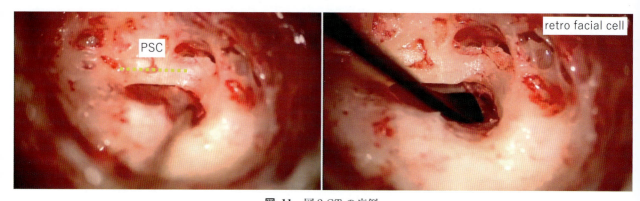

図 11. 図 2 CT の症例
内リンパ嚢は後半規管の後下方を深く削った部分に存在した．後頭蓋窩硬膜を押し下げながら確認し，開放した．

など)を使用して切開をしている．

9）大きく翻転させた後に 0.2 mm のシリコンシートを短冊状にして閉塞予防に前庭水管方向に 2～3 枚挿入し(図 10-a)，粉末のソル・メドロール®を置いてフィブリン糊で固定している(図 10-b)．

内リンパ嚢が確認できない場合

実際に矢状断 CT で確認するとやや角度の差はあるものの臨床上の目安とされてきた基準線が正しいことがわかる．そのため，後頭蓋窩硬膜はDonaldson's Line からやや下方を丁寧に削開すると比較的簡単に出てくることがほとんどである．しかし図 2 の症例などのように後半規管と後頭蓋窩までの距離が短い症例などでは非常に見つけにくいことがある．実際にこの症例では後頭蓋窩硬膜を押し下げながら後半規管の裏面方向を削開しつつ内リンパ嚢を同定した(図 11)．

合併症

成書によると高度感音難聴が 2％，早期のめまいが 10～20％程度に生じるとされている．難聴に関しては基本的には術中の乱暴な操作，特に内リンパ嚢を開放してからの吸引に注意することが重要である．また，術後に眼振所見を認めることは比較的多いものの，自覚的症状を訴える方は少ない印象である．これはメニエール病の罹病期間に伴う前庭代償が働いているものと考えている．いずれにしても一過性であるため大きな問題にはならないことがほとんどである．

その他，術中に生じうる合併症はS状静脈洞損傷，髄液漏などがある．いずれも不用意なドリル操作で生じうると考える．S 状静脈洞損傷ではまずはガーゼなどで圧迫をした後に，フィブリン糊のフィブリノゲン(A 液)，トロンビン(B 液)をそ

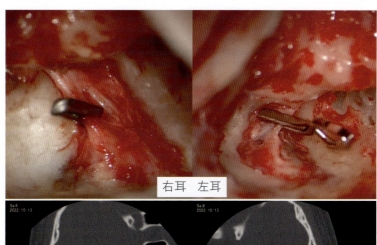
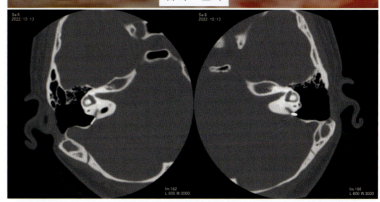

図 12.
前庭水管拡大症に対する cliping
両側ともに拡大した前庭水管と内リンパ嚢を認めた．脳動脈瘤で使用するチタン製 clip を用いた．術後 CT（b）では clip が問題なく位置していることが確認できた．

れぞれ含浸させたサージセルを交互に被覆することで止血される．

髄液漏に関しても小穿孔が多いため，適宜脂肪織や結合織などを採取してバスプラグ法の要領で穿孔部位に小片を押し込んだ後に引っ張ってからフィブリン糊で固定するとよい．

その他

1．Endolymphatic duct blockage

近年 Saliba ら[6]は 2015 年にメニエール病に対する新たな術式として endolymphatic duct blockage を提唱し，内リンパ嚢開放術よりもめまい発作の制御に優れていると報告している．本術式は内リンパ嚢からの内リンパの分泌亢進が内リンパ水腫を生じるという仮説に基づいている．今後の展開が期待される術式の一つである．

2．前庭水管拡大症に対する手術

前庭水管拡大症は 1978 年に Valvassori と Clemis[7]によって報告された内耳奇形であり，内リンパ嚢と前庭水管の拡大を伴い，小児期に発症して，めまい発作を反復しながら次第に進行し，ついには高度難聴になる疾患として知られている．その機序としては拡大した前庭水管を通じて脳圧が内耳に伝わり，膜迷路が破綻し，最終的にはコルチ器の損傷をきたすものと推測されている．本疾患のめまいに対する治療のコンセンサスは得られていないものの，以下の報告がある．

内藤ら[8)9)]は前庭水管拡大症の 4 例 5 耳に内リンパ嚢を切開し，外からの骨パテによる圧迫閉鎖手術を行い，めまい発作は全例で軽減あるいは消失し，聴力は 2 例で改善あるいは安定したと報告した．また Wilson ら[10]は前庭水管拡大症の 6 例 7 耳に内リンパ管内に側頭筋あるいは筋膜を充填する手術を行い，聴力は 4 耳で安定，2 耳で改善，1 耳で進行悪化したと報告した．熊川ら[11]は全例でめまい発作が消失し，聴力が改善した 3 耳では術後に改善を認め，これを長期間維持できたと報告している．

我々の施設でも前述の Saliba らの報告などをもとに，1 例両側前庭水管拡大症に対して cliping を行い，その後めまい発作が消失し聴力が安定した症例を経験している（図 12）．今後は前庭水管拡大症に対するめまい手術としても期待されると思われる．

3. 半規管遮断術

メニエール病に対する手術として全半規管遮断術と外側半規管遮断術に大別される[12]．メニエール病において半規管を遮断すると，圧上昇によるリンパ流動や膜破裂で混合されたリンパが膨大部へ伝わらなくなり，回転性めまいを抑制できると推察されているが，その機序には不明な点も多い．しかしながら，内リンパ嚢開放術後にやむを得ず前庭機能破壊術を検討せざるを得ない場合などにおいて試みられてもよい術式かもしれない．

結　語

1）メニエール病に対する内リンパ嚢開放術について解説した．

2）比較的安全な手術であるが，術前CTでの解剖学的な特徴を把握し，各種合併症を生じないような安全な手術を心がけることが大切である．

3）内リンパ嚢開放術以外の手術に関しても簡単に概説した．

引用文献

1) 小森　学：メニエール病に対する内リンパ嚢開放術．耳鼻臨床，115：821-825, 2022.
   Summary　内リンパ嚢開放術の歴史と変遷，現在の本邦での現状と展望などをデータから解説している．
2) 北原正章：Georges Portmann 手術90年の回顧と展望．耳鼻臨床，108：493-498, 2015.
3) 日本めまい平衡医学会（編）：メニエール病・遅発性内リンパ水腫診療ガイドライン2020年版．金原出版，2020.
   Summary　総合的重症度の評価や治療手順などに関してエビデンスに基づいたガイドラインとなっている．
4) Committee on Hearing and Equilibrium guidelines for the diagnosis and evaluation of therapy in Menière's disease. Otolaryngol Head Neck Surg, 113：181-185, 1995.
5) Sood AJ, Lambert PR, Nguyen SA, et al：Endolymphatic sac surgery for Ménière's disease：a systematic review and meta-analysis. Otol Neurotol, 35：1033-1045, 2014.
6) Saliba I, Gabra N, Alzahrani M, et al：Endolymphatic duct blockage：a randomized controlled trial of a novel surgical technique for Ménière's disease treatment. Otolaryngol Head Neck Surg, 152：122-129, 2015.
7) Valvassori GE, Clemis JD：The large vestibular aqueduct syndrome. Laryngoscope, 88：723-748, 1978.
8) 内藤　泰：前庭水管拡大症に対する内リンパ嚢・前庭水管閉塞術の経験．Otol Jpn, 6：284, 1996.
9) 内藤　泰，高橋晴雄：前庭水管の手術について．耳鼻臨床，93：802-803, 2000.
10) Wilson DF, Hodgson RS, Talbot JM：Endolymphatic sac obliteration for large vestibular aqueduct syndrome. Am J Otol, 18：101-107, 1997.
11) 熊川孝三，菊田　周，武田英彦ほか：前庭水管拡大症に対する内リンパ嚢手術成績．Otl Jpn, 14：356, 2004.
12) 山中敏彰：メニエール病に対する半規管遮断術．Equilibrium Res, 71：47-50, 2012.
    Summary　半規管遮断術の機序，手術の実際，成績などを概説している．

PEPARS No.195 2023年増大号

顔面の美容外科 Basic & Advance

編集　朝日 林太郎　日本医科大学, 講師

2023年3月発行　B5判　200頁
定価6,600円（本体6,000円＋税）

美容外科の"今"と"最先端"が見えてくる！
顔面の美容外科、押さえるべき"Basic"と、最先端を走る今まさに"旬"の美容外科医が実際に行っているAdvance techniqueがもりだくさん！

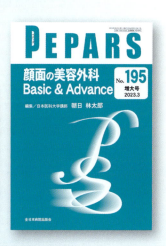

目次

総論
- 厚生労働科学研究から見えてきた顔面美容外科の特殊性—顔面の施術が多い理由とインフォームド・コンセント—　大慈弥裕之

上眼瞼
- 眉毛下皮膚切除術—眉下切開・眉下リフト—　安嶋 康治
- 埋没式重瞼術の基本と私の方法：一糸皮膚挙筋多交叉法　小川 英朗ほか
- 左右差を減らすための切開式重瞼術のパラメータ調整　中村 優
- 挙筋腱膜前転による二重形成術　朝日林太郎
- 目頭切開（内眼角形成術）　藤本 卓也ほか

下眼瞼
- 経結膜脱脂と脂肪注入のコンビネーションによる下眼瞼形成　孫 駿一郎ほか
- 瞼裂の外下方への拡大を目的とした外眼角形成術　塩崎 正崇ほか
- 表ハムラ法による下眼瞼形成術　野本 俊一
- 裏ハムラ法による下眼瞼形成術　赤嶺 周亮ほか

鼻
- 耳介軟骨を使用した鼻中隔延長術　新行内芳明
- 鼻尖形成術　山本 豊
- 鼻翼縮小術 Basic＆Advance　牧野陽二郎

口周囲
- 口角形成術の基本—非外科的治療と外科的治療—　廣瀬 雅史
- 側面位を意識した人中短縮術　前田 翔

輪郭形成・フェイスリフト
- 脂肪吸引術による輪郭形成　長野 寛史
- Facial bone contouring surgery (FBCS) 事始め　山本 崇弘
- フェイスリフト　牧野 太郎

さらに詳しい情報と
各論文のキーポイントはこちら！

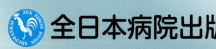

〒113-0033　東京都文京区本郷 3-16-4　Tel：03-5689-5989
http://www.zenniti.com　Fax：03-5689-8030

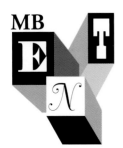

◆特集・第一線のエキスパートが教える耳科・鼻科における術前プランニングと手術テクニック

鼻中隔外鼻形成術の適応とテクニック

朝子幹也*

Abstract 従来から行われきた鼻中隔矯正術と鼻中隔外鼻形成術の違いは，Killian 切開などで鼻中隔軟骨下に入り，鼻中隔弯曲のみを矯正するのか，あるいは鼻中隔ならびに外側鼻軟骨，鼻翼軟骨，時には鼻骨を含めたフレーム全体に対して手術を行い矯正するかである．鼻中隔前方の弯曲に対して通常の鼻中隔矯正術を施行し，十分な効果が得られていない症例が散見されるが，このような症例には鼻中隔前方の矯正が必要であり，hemitransfixion や外鼻形成術が必要になる．外鼻形成術を行うためには，外鼻の解剖をよく理解し，個々の症例の鼻腔形態異常の理由を突き止め，修正することになる．解剖の理解に日本語と英語で若干の構造に対する名称の差異があり理解の妨げになっているので留意が必要である．鼻中隔外鼻形成は外鼻孔から 1 cm 以内の前弯，斜鼻を伴うもの，上弯(鼻背)の弯曲，鼻弁狭窄，そして鼻中隔穿孔や鞍鼻に対する救済手術が適応である．単純な前弯であれば hemitransfixion が，斜鼻など外鼻変形が強いものなら外鼻形成術がよい適応と考える．

Key words 鼻中隔外鼻形成術(septorhinoplasty)，hemitransfixion，前弯(cordal deviation)，バテングラフト(batten graft)

はじめに

鼻腔形態手術は鼻科手術の登竜門的に行われており，耳鼻咽喉科医ならば経験のない先生はほとんどいないのではないだろうか．しかし，鼻中隔矯正術を行ったにもかかわらず，患者の鼻閉が取れない，あるいはかえって悪化する，あるいは穿孔や鞍鼻を起こすこともあり，難しい側面がある．

特に多いのは鼻中隔前方の弯曲に対して通常の鼻中隔矯正術を施行し，十分な効果が得られていない症例である．このような症例には鼻中隔前方の矯正が必要であり，いわゆる hemitransfixion や外鼻形成術が必要になる．外鼻形成術を行うということは，外鼻の解剖をよく理解し，個々の症例の鼻腔形態異常の理由を突き止め，修正することである[1]．2024 年度から鼻中隔前方の矯正に対する術式の保険収載があった．Hemitransfixion 相当の鼻中隔手術Ⅲ型と，外鼻形成術相当の鼻中隔手術Ⅳ型が新たに加えられ，今後外鼻形成術を行っていこうとする術者が増えることが想定される．本稿が参考になると幸いである．

外鼻の解剖

鼻中隔，外鼻の鼻尖方向(caudal，尾側)は軟骨で形成され，深部は骨組織で形成されている．構成組織は鼻中隔軟骨，篩骨垂直板，鋤骨(図1)から成る．また，鼻中隔軟骨の尾側前端部は前鼻棘(anterior nasal spine：ANS)で上顎骨と付着しており，鼻中隔下制筋(depressor septi nasalis muscle：DSN)や結合織で強固に固定されている．鼻中隔軟骨の後下方は鋤骨の上縁部に，前下方は premaxillary wing[2] にはさまるように乗っている．骨膜と軟骨膜が鼻中隔軟骨と鋤骨の間にはさまれるため，剥離時に穿孔しやすい場所でもあ

* Asako Mikiya，〒 570-8507 大阪府守口市文園町 10-15 関西医科大学総合医療センター耳鼻咽喉科・頭頸部外科，病院教授

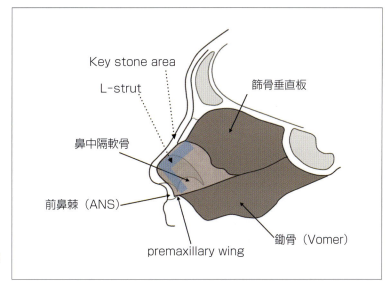

図 1．
鼻中隔の解剖

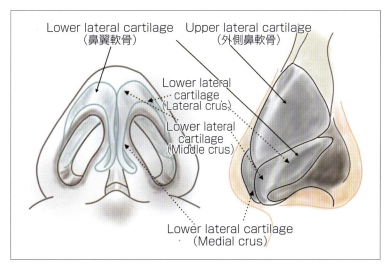

図 2．
外鼻の軟骨解剖

る．骨部の歪みや突出によって，それに連続する軟骨部は曲がりが生じる．さらに，鼻中隔軟骨の水平方向，垂直方向への成長の度合いによって鼻中隔の前方や上方が歪む．骨部と軟骨の接合部を key stone area といい，過度な上方への鼻中隔軟骨の切除や暴力的な操作で key stone area が外れると鞍鼻を生じる[3]．外鼻変形をきたさないためには鼻中隔軟骨の上方（dorsal, 背側）と前方（caudal, 尾側）の軟骨を L-strut と呼び最低限 8 mm 程度は温存し，強度を保つ必要がある．

また，一般的にもっとも解剖の理解が進んでいないのが lower third と呼ばれる外鼻前方 1/3 の解剖である．Lower third の矯正がもっとも難しく，トラブルが多い[4]とされている．軟骨解剖で国内外の教科書で名称の差異があり，理解の妨げになっている．外鼻の軟骨は鼻中隔軟骨の他に，lateral cartilage から形成される．Lateral cartilage は upper lateral cartilage と lower lateral cartilage に分けられる（図2）．日本では upper lateral cartilage を外側鼻軟骨，lower lateral cartilage を鼻翼軟骨としている．Lower lateral cartilage（鼻翼軟骨）は lateral crus（外側脚），middle crus, medial crus（内側脚，下降脚）に分類される．Lateral crus はいわゆる鼻翼を形成し，middle crus は鼻尖を形成し，medial crus は鼻柱を形成している．つまり，実際に鼻翼を形成している軟骨は鼻翼軟骨の外側脚のみであり，鼻翼軟骨には他に鼻尖やコルメラを形成する部分も含まれた

名称となっているので名称の理解の妨げになっている．英名で理解するほうがわかりやすいのかもしれない．

鼻中隔手術Ⅲ型（hemitransfixion）とⅣ型（外鼻形成術）の適応について

従来から行われきた鼻中隔矯正術と鼻中隔外鼻形成術は何が違うのであろうか．鼻中隔矯正術はKillian切開などで鼻中隔軟骨下に入り，鼻中隔弯曲を矯正する手術である．一方で，鼻中隔外鼻形成術は鼻中隔弯曲，外鼻変形に対して，鼻中隔ならびに外側鼻軟骨，鼻翼軟骨に対して手術を行い矯正する手術である．前弯矯正を鼻柱皮弁を上げずにhemitransfixionで行うものがⅢ型，鼻柱皮弁を上げ完全明視下で行うものがⅣ型というおおよその理解でよいと考えるが，実は鼻柱皮弁を上げるopen septorhinoplastyと，鼻柱皮弁を上げずに鼻中隔外鼻形成のすべての手技を行うclosed septorhinoplastyも存在し，理解のうえでは注意が必要である．Hemitransfixionは術式名ではなく，鼻中隔軟骨前縁の片側鼻粘膜に切開をおくことに対する名称である．現在，本邦で行われているhemitransfixionはここからANS操作を含めた鼻中隔軟骨前端の弯曲矯正が主体であり，この手術を行うことで軟骨部斜鼻も一部矯正できるので外鼻形成術であると認識されている諸兄が多いかもしれないが，厳密にいうと鼻中隔矯正術の範疇の手術といえる．一方で，外鼻形成術は端的に説明すると鼻中隔のみならず，外側鼻軟骨，鼻翼軟骨，鼻骨をターゲットした手術で鼻柱皮弁を作成することが多い．

鼻中隔矯正術は外鼻孔から1cm以上深部（cephalic，頭側）の弯曲が適応であるのに対し，鼻中隔外鼻形成は外鼻孔から1cm以内の前弯（caudal deviation），斜鼻を伴うもの，上弯（鼻背）の弯曲（dorsal deviation），鼻弁狭窄，そして鼻中隔穿孔や鞍鼻に対する救済手術が適応である．単純な前弯であればhemitransfixionが，斜鼻など外鼻変形が強いものなら外鼻形成術がよい適応と

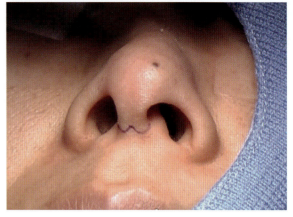

図 3．鼻柱切開のマーキング

考える．

外鼻形成術の手術手順

外鼻形成術のハードルが高く感じるのは，鼻柱切開など鼻外に切開線が置かれること，斜鼻を含む弯曲に対する解剖学的理解の欠如，hemitransfixionと比して鼻翼軟骨を操作するので術後の外鼻変形が懸念される，などが考えられる．ただし，hemitransfixionであっても不適切な操作では外鼻変形の原因になるので注意が必要である．

外鼻形成術は様々な目的に対して行われる術式であるので，個々の症例によってアプローチや手順に差異があるが，代表的なものとして軟骨性斜鼻を伴った前弯症例に対する外鼻形成術の手順を示す．

① **鼻柱切開のマーキング**（図3）：種々のデザインがあるが鼻柱皮膚再建の際にずれないように逆V字を使用している．

② **切開方法**：Hemitransfictionと外鼻形成術の切開の相違を示す（図4）．外鼻形成術の切開の際，垂直方向の切開（columella incision），外鼻口に沿った切開（marginal incision）いずれも鼻翼軟骨下降脚，外側脚の軟骨に切れ込まないように留意し，かつ外鼻皮膚に露出しない位置での切開を心がける（図5）．眼科用剪刀を用いてtrans-columellar incisionを行い（図6），皮膚切開時の軟骨損傷を回避するために剪刀を残したまま，メスで鼻柱の皮膚切開を行う．

③ **鼻柱皮弁挙上**：鼻翼軟骨下降脚に留意しなが

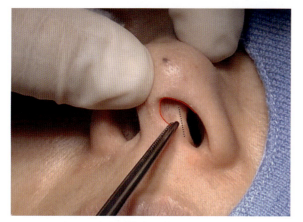

図 4. 鼻中隔外鼻形成術の切開部位
点線:hemitransfixion,実践:一般的な外鼻形成術の切開ライン

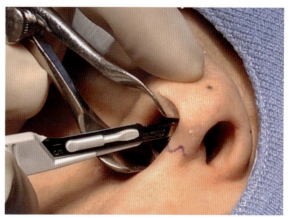

図 5. Columella incision
鼻翼軟骨下降脚に切れ込まないように留意する.

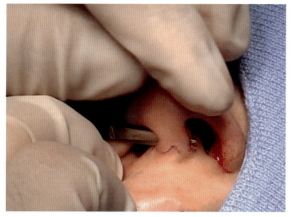

図 6. Trans-columellar incision
両側のcolumella incisionを眼科用剪刀などでつなぐ.

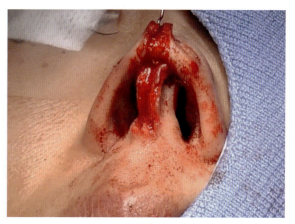

図 7. 鼻柱皮弁の挙上

ら皮膚を挙上する(図7).両側の下方から上方へ垂直方向に各1本ずつ動脈が走行する.これは上口唇動脈の分枝であるcolumella arteryで止血を行う.

④ **鼻背剝離**:外側鼻軟骨から鼻骨方向へ剝離を進める.この際には鼻背鋏や眼科用剪刀,デリケート剪刀などを用いるとよい.皮膚の牽引挙上には鼻背鏡などを用いると単独操作で剝離が可能である.鼻背部での軟骨部弯曲があるときは,後に鼻中隔軟骨と外側鼻軟骨の間に鋏で切開を入れてspreader graftを挿入し縫合,矯正を行う.鼻弁部拡大を行うときも同様の操作である.

⑤ **鼻翼軟骨分離,鼻翼軟骨外側脚剝離**:鼻翼軟骨は靭帯で左右が癒合している.眼科用剪刀などで簡単に切離できる.鼻尖の非対称修正,鼻尖下垂や鼻弁形成など外側鼻軟骨への操作や鼻弁の操作の必要に応じて剝離を行う.

⑥ **鼻中隔軟骨前端露出**:Hemitransfiction,外鼻形成術いずれの場合も操作に難渋しやすい.結合織などが強固に付着しており,鼻中隔軟骨前縁を損傷しないように留意が必要である.また,下方のANS近傍ではさらにDSNの付着もあり,より剝離が困難である.ANS近傍の剝離操作では,premaxillary wingあるいはANS近傍の骨膜下に入ると切離しやすい.

⑦ **通常の鼻中隔矯正**:内視鏡を併用しながら操作を行う.この際,注射による剝離の完成度が以後の手術の操作性を左右することは通常の鼻中隔矯正術とかわりない.Graft採取のために鼻中隔軟骨はなるだけ損傷しないように丁寧な剝離を心がける.

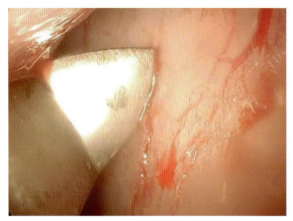

図 8. 鼻中隔軟骨より graft 用の軟骨を切り出す
L-strut に対して十分距離を保って採取を行う．

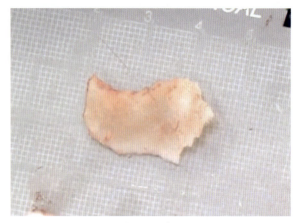

図 9. 採取した鼻中隔軟骨
目盛つきの金属下敷を用いて正確な長さの graft を切り出す．

⑧ **軟骨 graft 採取**：まず篩骨垂直板から鼻中隔軟骨後方を外す．その際に上方に 10 mm 程度余裕があるか十分確認し，key stone area の温存に留意する．前方の垂直切開ラインも同様で前縁から 1 cm 以上は離して L-strut の温存に留意する．垂直方向の切開には三角メス，クレッセントメスなどを用い(図 8)，水平方向はロングメス，鋏などで切除を行う．

⑨ **ANS から鼻中隔軟骨を分離**：十分に鼻中隔前端を剝離し，ANS から鼻中隔軟骨を外す．premaxillary wing の偏位，構造に問題がある際には十分に切除する．

⑩ **Batten graft，Spreader graft**：採取した鼻中隔軟骨から各 graft を必要に応じて切り出す．Batten graft の columella 部分の長さは 1.8〜2 mm 程度が適切である．鼻柱を高くし過ぎてしまうと，術後 nasao-labial angle が開大し，鼻は高くなるが，外鼻口が正面から目立つようになり，問題となる．一方で，低過ぎたり，強度が足りないと，扁平化した鼻になり，外鼻口が押されて狭くなり鼻閉を悪化させることがある．graft の切り出しの際には目盛のついた金属板が有用である(図 9)．Batten graft の縫合には注射針をマチ針に用いて，鼻中隔軟骨と batten graft を固定し，4-0 PDS などで固定する(図 10)．Spreader graft には矯正に必要な長さで高さは 5〜8 mm 程度の長方形に軟骨を切り出す．鼻中隔軟骨と外側鼻軟骨の間に鋏で切開を入れて spreader graft を挿入

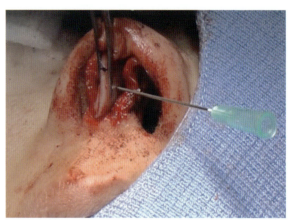

図 10. Batten graft の固定
注射針をマチ針にして鼻中隔軟骨に固定し縫合する．

し鼻背部を縫合する．

⑪ **Anchoring suture で ANS に鼻中隔を縫合**：Premaxillary wing を調整し，新たな ANS 中央部の骨膜や結合織に 4-0 PDS をかけ，8 字縫合で，鼻中隔軟骨＋batten graft で形成した鼻中隔を縫合する(図 11)．この操作は hemitransfixion であっても必須であり，固定が不十分であると術後鼻尖下垂，平坦化，鞍鼻，nasao-labial angle の急峻化で short nose の原因となる．筆者はさらに鼻中隔穿通縫合をおき，再建鼻中隔，鼻中隔粘膜を複数箇所固定し，点でなく面で強度を維持する工夫をしている．

⑫ **鼻尖形成**：左右の鼻翼軟骨の middle crus を縫合して鼻尖を形成する．この際，左右の鼻翼軟骨を縫合しないと鼻尖の平坦化や下垂が起こる．

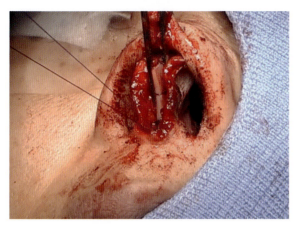

図 11. Anchoring suture
再建鼻中隔を ANS 中央に再固定する.

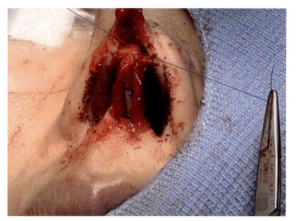

図 12. Interdormal suture
左右の鼻翼軟骨の middle crus を縫合して鼻尖を形成する.

また，interdomal suture（図12）で左右の middle crus に縫合糸をかける位置を調整することで鼻尖の向きや，高さの調整が可能である．また，この他にも extension graft, tip graft などのテクニックがある．詳しくは正書を参考にされたい．

⑬ **鼻柱再建**：左右の鼻翼軟骨下降脚を縫合する．この際にコルメラの強度が足りない際には columella strut や extension graft で補強を行う．Columella strut は鼻中隔と独立して挿入するので柔らかい鼻尖を作ることができる．

⑭ **皮膚縫合**：筆者は 6-0 クリアの PDS で皮膚縫合を行っている（図13）．皮膚縫合を行う前と比して鼻柱皮弁を戻すと形態矯正が不十分であったり，外鼻の偏位が目立つことがある．土台となるフレームの再建に歪みがあるとこのような結果になる．術中に，鼻尖や鼻柱再建を行うたびに皮弁を戻して外観上の問題がないか確認するとよい．

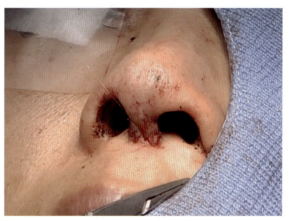

図 13. 皮膚縫合
6-0 PDS を用いて皮膚縫合を行う.

鼻中隔手外鼻形成術施行上の注意点と tips

通常の鼻中隔手術では，そもそもなぜ鼻中隔前端を触るのは禁忌なのであろうか．ANS から鼻中隔軟骨を外すと鼻中隔は偏奇し，鼻尖が下垂し，鞍鼻を起こすとされている．鼻中隔前端は DSN をはじめ強固な支持組織があり，これを再建せずに放置すると外鼻変形の原因になる．したがって，鼻中隔軟骨前端を外す手術を行った場合，必ず ANS に anchoring suture で固定が必要である．

鼻中隔の弯曲は骨部の形態異常に伴って軟骨部が反ることで発生する．さらに，鼻中隔軟骨の水平方向，垂直方向へ過剰に成長することで鼻中隔の前方や上方が歪む．あるいは軟骨部の骨折は骨の損傷と異なり，一度割れると再生しない．軟骨の骨折による強度の変化が弯曲の原因となることもある．

前弯の矯正には batten graft が有効である．鼻中隔軟骨を ANS や鋤骨，篩骨垂直板から外すと本来の鼻中隔軟骨の余剰が明らかになるので切除して適正な長さにし，さらに L-strut にかからないように鼻中隔軟骨からなるだけ水平な部分を切り出し，batten graft として使用する．垂直方向に 1.8〜2 mm 程度の高さの glaft が採取できると残存している鼻中隔前端の反りを補正できる．

Batten graft を鼻中隔軟骨前端に 4-0 PDS などで縫合し，ANS と anchoring suture で固定をする．鼻中隔軟骨前端の垂直部分に切除を入れて長さを調整し，残存端を縫合することで反りを矯正することもできるが L-strut の強度を損なうので十分強度を保てる方法で再建が必要である．筆者は鼻中隔前方の再建は anchoring suture の固定だけでは不十分と考え，最終的に鼻中隔粘膜に穿通縫合を複数行うことで面で強度を維持する工夫をしている．

美容形成などでは鼻背にシリコンをはじめとしたインプラントを挿入し，鼻筋をまっすぐにする方法が行われているが，これでは鼻閉は改善できず，鼻中隔外鼻形成術は根本的にコンセプトが異なる．鞍鼻など鼻背の形態異常には軟骨片，粉砕軟骨，脂肪組織，シリコンやゴアテックスなどの人工物を挿入する方法で修正が可能なものがあるが，垂直方向の重力に十分耐える L-strut の強度がないと鼻柱の短縮などが改善できない．また，鼻中隔外鼻形成術のもっとも重要なエンドポイントは鼻閉の改善にある．したがって，術前後の主観的・客観的機能評価は必須である．

鼻中隔外鼻形成術では原則的には自家組織を用いて再建材料とし，矯正を行うが，外傷後で十分な形状の軟骨が採取できない，あるいは術後で鼻中隔軟骨の大部分が摘出されている時に graft の採取に難渋することがある．代替材料としては肋軟骨や，篩骨垂直板が用いられることがある．現在，粉砕軟骨を成形する方法などが開発されている．

また，もっともわかりにくい鼻閉として内鼻弁狭窄がある．上弯などを伴った形態的狭窄と，外側鼻軟骨の脆弱性に起因し，吸気時に内鼻弁が狭くなる機能的狭窄（collapse nose）がある．診断として，Cottle 法や modified Cottle 法が簡便で有効である．鼻弁狭窄に対しては spreader graft の使用の他に，alar batten graft, flaring suture, butterfly graft など手術の方法がある．近年ではこれらの鼻弁形成手術は functional rhioplasty と呼ばれている．

まとめ

鼻中隔矯正術では修正が不可能，あるいは不十分な鼻腔形態異常の是正には外鼻形成術の適応が必要である．外鼻形成術を行う術者が増えることで前弯症例などでの不十分な結果の手術が減り，また鼻閉の訴えにもさらに耳を傾ける医師が増えることが理想的であると考える．また，耳鼻咽喉科医が自らの手で修正手術が行えることも大きな強みでもあり，必要なことと考える．

参考文献

1) 朝子幹也：鼻科専門医による鼻中隔外鼻形成手術．PEPARS, 153：51-60, 2019.
   Summary 前弯や外鼻変形を伴った鼻腔形態異常など，通常の鼻中隔矯正術では対応できない形態異常を矯正できる鼻中隔外鼻形成術の知識や経験は耳鼻咽喉科医に必要である．
2) 平位知久，福島典之，呉　奎真ほか：鼻中隔前弯の程度と premaxillary wing の形状変化との関連について．日耳鼻会報，122(10)：1314-1321, 2019.
   Summary Premaxillary wing は前上顎骨由来の鼻稜であり，鼻中隔前弯を伴う症例では形状変化を伴うことが多く，鼻中隔尾側端で余剰軟骨を処理するだけでなく，premaxillary wing を削除することも重要である．
3) 児玉　悟：内視鏡下鼻中隔手術．MB ENT, 216：59-64, 2018.
   Summary 外鼻変形防止のために軟骨の取りすぎには注意し，L-strut は温存する．Keystone area 付近では下向きに力を加えてはならない．
4) 宮脇剛司，積山真也，梅田　剛ほか：形成外科手技を用いた鼻中隔外鼻形成術―前弯治療における鼻中隔軟骨尾部の重要性―．日鼻誌，57(4)：637-646, 2018.
   Summary 鼻中隔外鼻形成術では可能な限り鼻中隔軟骨を平坦かつ正中に復位することを基本にして，さらに内鼻弁への対応と鼻腔前方部の対称性の獲得が重要である．

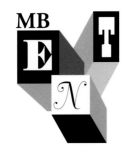

◆特集・第一線のエキスパートが教える耳科・鼻科における術前プランニングと手術テクニック

下鼻甲介手術および後鼻神経切断術

平野康次郎*

Abstract 下鼻甲介を対象とした手術は広く行われている．短期的に患者の自覚症状を改善できる非常によい治療方法であるが，当然ながら適応を守り適切な術式で行わなければならない．本邦では，これらの手術療法が鼻の生理的機能に与える影響に関して，諸外国に比べて過小評価されているのかもしれない．

この稿では，① 鼻粘膜の縮小と変調を目的とした手術（下甲介粘膜レーザー焼灼術），② 主に鼻閉の改善を目的とした鼻腔形態改善手術（内視鏡下鼻腔手術Ⅰ型），③ 主に鼻漏改善を目的とした手術（後鼻神経切断術）について述べる．それぞれの手術の一般的な術式と Tips，手術により期待される効果と考慮しなければならない副損傷をまとめる．術式は一つではなく，それぞれの術式の特徴を把握することが重要である．鼻腔手術は副鼻腔手術に比べてそれぞれの医師の考え方が出る手術であるが，「鼻の正常機能への影響を最小限にする手術方法」を選択するべきである．

Key words アレルギー性鼻炎（allergic rhinitis），アレルギー性鼻炎の手術療法（surgical treatment of allergic rhinitis），下鼻甲介手術（inferior turbinate surgery），下甲介粘膜レーザー焼灼術（laser surgery for inferior turbinate），鼻閉改善手術（surgery for nasal obstruction），後鼻神経切断術（posterior nasal neurectomy）

はじめに

アレルギー性鼻炎に対するレーザー手術，鼻閉を改善する鼻腔形態改善手術や，鼻過敏症に対する後鼻神経切断術は広く行われている．これらの手術療法の効果があることは周知であるが，その適応は明確ではなくそれぞれの臨床医の裁量で手術適応や手術内容が決められているのが実情である．手術療法は鼻炎を治癒させる治療ではないが，鼻炎に関連する諸症状を強く抑制することができるため鼻アレルギー診療ガイドライン[1]においても通年性鼻炎，花粉症ともに重症・最重症例で適応とされ，患者のニーズや受験，出産などの社会的背景によっても適応を考慮するとしている[1]．鼻閉やアレルギー性鼻炎により他疾患（閉塞性睡眠時無呼吸症候群や気管支喘息など）のコントロールが不良になる症例，薬剤減量を望む症例などに対しても積極的に手術療法が行われているのが本邦の現状であろう．本稿においては，下鼻甲介手術として，① 鼻粘膜の縮小と変調を目的とした手術（下甲介粘膜レーザー焼灼術），② 主に鼻閉の改善を目的とした鼻腔形態改善手術（内視鏡下鼻腔手術Ⅰ型），③ 主に鼻漏の改善を目的とした手術（後鼻神経切断術）の3種類の術式のポイント，注意点などについて述べる．

下鼻甲介の解剖と生理的機能

下鼻甲介は上皮層と粘膜固有層と下鼻甲介骨によって形成され，それぞれが鼻腔狭窄の原因となる[2]．上皮は線毛をもち，鼻甲介に付着した粒子を咽頭方向へ移動させる．粘膜固有層には血管，鼻腺，神経が存在する．下鼻甲介の血流は前篩骨

---

* Hirano Kojiro, 〒142-8666 東京都品川区旗の台1-5-8　昭和大学医学部耳鼻咽喉科頭頸部外科学講座，准教授

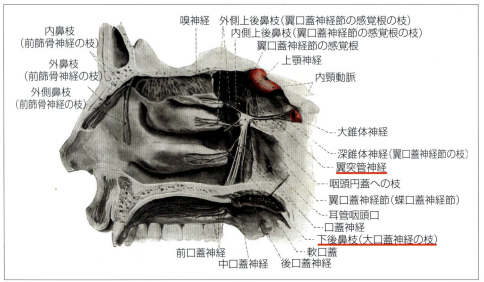

図 1.
鼻腔外側を走行する神経の分布図
翼突管神経がVidian神経である．図の下後鼻枝を切断するのが後鼻神経切断術である．
(Henry G：Anatomy of the Human Body：p. 892, 1918より引用・改変)

動脈からの前外側鼻枝と，蝶口蓋動脈からの外側鼻枝により供給されている．これらの血流は吻合し下鼻甲介動脈を形成する．Sinusoidと呼ばれる平滑筋で囲まれた静脈叢や，動静脈吻合が存在し，豊富な血流供給を受けたsinusoidが増大や縮小することで鼻粘膜の厚みが変化し鼻腔通気をコントロールしている．自律神経機能に応じ，下鼻甲介平滑筋が弛緩するとうっ血となり，下鼻甲介粘膜が腫脹することになり鼻腔抵抗が増加する．これらの構造により下鼻甲介は加温・加湿作用をもち，線毛機能による異物除去機能や免疫グロブリンの分泌による感染防御などの機能も有する．

下鼻甲介骨は上顎骨由来の独立した骨であり，篩骨から生じる上鼻甲介や中鼻甲介とは発生学的に異なる．下鼻甲介の前端は上顎骨前頭突起に，後端は涙骨に付着している．

下鼻甲介への神経は翼口蓋神経節より分枝するが，翼口蓋神経節には知覚神経，交感神経，副交感神経，運動神経が含まれている．知覚神経は三叉神経第2枝である上顎神経より分枝した翼口蓋神経である．上頸神経節から深錐体神経を経由した交感神経線維と延髄の上唾液核から大錐体神経を経由した副交感神経は翼突管神経(Vidian神経)と結合し翼口蓋窩に到達する．これらが結合した神経線維より外側後鼻枝が分枝し蝶口蓋孔を通って鼻腔に至る．そして，後鼻神経の分枝は下鼻甲介骨の溝状構造に沿って蝶口蓋動静脈の分枝と束状になって伴走する(図1)．

下鼻甲介手術の適応と生理的機能に与える影響

下鼻甲介に侵襲を加える手術は少なからず鼻甲介の生理的機能に影響を与える．下鼻甲介粘膜の腫脹は薬物療法に反応する可能性があるため，3～6か月の保存的治療を行い主観的にも客観的にも効果に乏しい場合に手術が考慮されることが多い[3]．下鼻甲介手術の生理的機能に与える影響がよく理解できるのがPassáliらの報告[4]である．この論文では382人のアレルギー性鼻炎患者を6つの治療法(下鼻甲介切除術，CO_2レーザー焼灼術，電気凝固術，冷凍療法，粘膜下組織切除術，粘膜下組織切除術＋下鼻甲介外側偏移)に振り分け，最大6年間(92人が6年間)と長期にわたり症状スコア，鼻腔通気度，線毛機能，粘膜免疫グロブリン(IgA)を観察している．症状スコアでは粘膜下組織切除術群，粘膜下組織切除術＋下鼻甲介外側偏移群が秀でており，初年度よりもっとも有効性を示し，6年後でも有効率はほとんど変化がなかった．鼻腔通気度では，CO_2レーザー焼灼術群，電気凝固術群，冷凍療法群においては，初年度は有効であるが2年目以降は症状スコアが上昇し鼻腔通気度が低下していった．線毛輸送能は下鼻甲介切除術群，CO_2レーザー焼灼術群，電気凝固術群，冷凍療法群では初年度から悪化し，時間が経過しても改善は認められなかった(表1)．粘

表 1. 下鼻甲介手術が線毛輸送能に与えた影響

Treatment	1st Year	2nd Year	3rd Year	4th Year	5th Year	6th Year
Turbinectomy（下鼻甲介切除術）	29±0.92	28±0.73	29±0.85	29±0.95	28±0.98	29±0.82
Laser cautery（CO_2レーザー焼灼術）	27±1.78	27±1.67	26±1.83	27±1.90	27±1.84	27±1.68
Electrocautery（電気凝固術）	26±1.64	25±1.57	26±1.49	25±1.93	26±1.70	26±1.53
Cryotherapy（冷凍療法）	25±1.92	26±2.15	26±2.05	25±1.93	25±2.05	26±1.89
Submucosal resection（粘膜下組織切除術）	20±2.45	20±2.36	18±2.15	20±2.41	19±2.25	18±2.34
Submucosal resection with lateral displacement（粘膜下組織切除術＋下鼻甲介外側偏移）	21±2.15	18±1.83	15±1.75	15±1.68	16±1.73	15±1.67

Data are mean values±SD in minutes. Normal mucociliary transport time is 13±2 minutes.

線毛輸送能は下鼻甲介切除術群，CO_2レーザー焼灼術群，電気凝固術群，冷凍療法群では初年度から悪化し，時間が経過しても改善は認められなかった（$P<0.001$）．

（文献4より引用・改変）

表 2. 下鼻甲介手術が IgA 分泌に与えた影響

Treatment	1st Year	2nd Year	3rd Year	4th Year	5th Year	6th Year
Turbinectomy（下鼻甲介切除術）	20±5.30	15±4.60	18±4.80	20±5.50	20±4.50	21±5.80
Laser cautery（CO_2レーザー焼灼術）	10±2.40	11±2.20	15±2.90	10±2.50	12±2.65	13±2.48
Electrocautery（電気凝固術）	10±2.50	10±2.60	12±2.90	18±3.10	21±2.90	23±2.54
Cryotherapy（冷凍療法）	8±2.20	12±2.80	10±2.70	15±2.80	18±2.15	20±2.20
Submucosal resection（粘膜下組織切除術）	40±8.30	35±7.80	40±8.40	53±9.20	59±9.55	57±8.40
Submucosal resection with lateral displacement（粘膜下組織切除術＋下鼻甲介外側偏移）	38±8.10	40±8.60	52±9.50	70±12.80	73±11.50	75±12.70

Data are mean values±SD in milligrams per 100 mL. Normal secretory IgA concentration is 80 to 100 mg/100 mL.

粘膜免疫グロブリン（IgA）分泌は，下鼻甲介切除術群，CO_2レーザー焼灼術群，電気凝固術群，冷凍療法群では初年度から大幅に悪化し，回復を示さなかった．粘膜下組織切除術群，粘膜下組織切除術＋下鼻甲介外側偏移群も術後に分泌が低下したが，時間とともに回復した（$P<0.001$）

（文献4より引用・改変）

膜免疫グロブリン（IgA）分泌は，下鼻甲介切除術群，CO_2レーザー焼灼術群，電気凝固術群，冷凍療法群では初年度から大幅に悪化し回復を示さなかった（表2）．以上の結果から，鼻の生理的機能を保つ術式は粘膜上皮を温存した術式であることがわかる．CO_2レーザー焼灼術に関しては，上皮の重層扁平上皮化生により抗原の上皮内進入の防止作用があるとされており仕方がない面はあるが，少なくとも線毛機能などが低下するということを考慮する必要がある．たとえば，ご高齢の患者では加齢性鼻炎の悪化リスクとなりうるため，適応に関しては慎重に考えなければならない．また，短期間に頻回の手術は慎むべきである．

下鼻甲介手術および後鼻神経切断術の実際

1．鼻粘膜の縮小と変調を目的とした手術

1）総 論

下鼻甲介粘膜に対してレーザー（CO_2，半導体），アルゴンプラズマ，電気メス，刺入電極，超音波メス，光源などを用いて手術が行われる[1]．この手術は低侵襲であり外来日帰り手術で広く行われているが，使用するデバイスにより必要な麻酔深度も違うことに注意を要する．一般的に深達度が浅いデバイスは短時間の表面麻酔で行われ，深達度が深いデバイスは浸潤麻酔が用いられる．深達度が浅いCO_2レーザーは低侵襲であり表面麻酔で行われるが，鼻中隔弯曲症などがあり鼻が狭い症例や，手術への恐怖心が強い症例，小児などでは表面麻酔の時間を長くすることにより痛みなく手術を行うようにすることがコツである．適応は非常に広いが，鼻中隔弯曲症を伴う症例では操作範囲が限定的になることや，弯曲の凸側では癒着への注意がいる．凹側では下鼻甲介は対称性に肥厚するが，下鼻甲介骨の付着角度が鈍角になるためであり[5]，粘膜のみの肥厚ではないためやはり効果は限定的である．Sinusoidを焼灼することで下鼻甲介の浮腫を予防するという目的で行う手術であるが，過度の粘膜焼灼は下鼻甲介の萎縮を引き

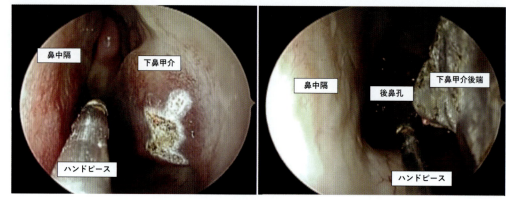

図 2. 下鼻甲介粘膜レーザー焼灼術(左)
a：表面麻酔後に下鼻甲介粘膜に対してレーザー(CO_2レーザー)で焼灼している.
b：下鼻甲介後端まで焼灼することにより鼻閉に対する効果が期待できる.

起こす可能性があるため慎む．Sandhu ら[6]はアレルギー性鼻炎の患者と，アレルギーのない肥厚性鼻炎の患者にそれぞれレーザーを行い，その3か月後と2年後の効果を比較している．3か月後には両群とも患者自覚症状も鼻腔通気度も改善しているが，2年後になると，肥厚性鼻炎群は自覚症状の悪化はなく鼻腔通気度の改善も保たれていたのに対し，アレルギー性鼻炎群は，術前よりはよいものの自覚症状が悪化し，鼻腔通気度は術前と同程度に戻っていた．アレルギー反応による粘膜リモデリングなどにより治療効果には時間的限界があることを術前に説明しておく必要がある．

2）術式とポイント

CO_2レーザー焼灼術の手術のポイントを紹介する．一般的に浸潤麻酔は使用せず，4％リドカイン外用液と，等量の1,000～5,000倍希釈エピネフリン外用液を浸したガーゼによる15分程度の表面麻酔後にレーザーで下鼻甲介全体を焼灼する(図2-a)．2.5～3.5ワットで焼灼されるが，大きいワット数で，長い時間焼灼することにより深度が深くなり効果も高くなるが痛みも強くなる．たとえば，粘膜固有層深部の容積血管に作用すれば肥厚した鼻粘膜の減量に寄与するが，下鼻甲介骨近傍には神経線維が走行しているため痛みが出やすくなる．下鼻甲介後端が肥厚している症例に対しては，下鼻甲介後端まで焼灼することで鼻閉に対する効果を上げることができるため(図2-b)，ガーゼを下鼻甲介後方まで留置し麻酔を行うことが重要となる．鼻中隔弯曲症などにより後方の麻酔が難しい症例は，下鼻甲介の中腹まで焼灼後に再び表面麻酔の時間をとる．後方は焼灼ワット数を下げるなどの対応が必要となる．施術に要する時間は数分程度であり出血や痛みは少なく安全な手技である．術後1～2週間は反応により下鼻甲介が腫脹し，焼灼部には痂皮が付着するため鼻閉が悪化するという，所謂ダウンタイムがある点を術前から説明しておく．

2．主に鼻閉の改善を目的とした下鼻甲介手術（鼻腔形態改善手術）

1）総　論

下鼻甲介の肥厚に対して内視鏡下鼻甲介手術が行われる．鼻閉に対する手術の効果は高く，患者満足度も高い手術方法であるといえる．内視鏡下鼻甲介手術は，様々な術式が行われているが(図3)，下鼻甲介粘膜を温存する術式(外側への骨折術，下鼻甲介粘膜下切除術，下鼻甲介粘膜下骨切除術)が望ましい．理論的に考えると下鼻甲介骨の肥厚や下鼻甲介骨の付着角度が鈍角となっている症例では下鼻甲介粘膜下骨切除術を施行し，副鼻腔 CT にて下鼻甲介骨の肥厚よりも不可逆的形態変化による粘膜肥厚が目立つ症例では下鼻甲介粘膜下切除術を施行するべきかもしれない．下鼻甲介粘膜の生理的機能の重要性を考えると下鼻甲介を大きく切除する手術や，広範囲に粘膜表層を除去する方法は避けるべきである．下鼻甲介切除術は下鼻甲介と粘膜をすべて切除する術式であるが，萎縮性鼻炎や empty nose syndrome により悪臭鼻汁や乾燥症状が16～20％に出現したと報

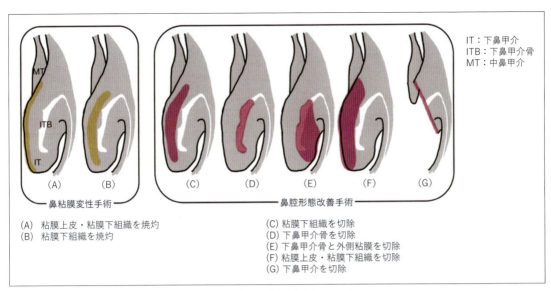

図 3. 主な下鼻甲介手術の方法
(細矢 慶:専門医のためのアレルギー学講座 アレルギー性鼻炎 手術 アレルギー性鼻炎に対する下鼻甲介手術，鼻中隔矯正術，後鼻神経切断術．アレルギー，72(8):992-999, 2023 より引用・改変)

告されている[3]．下鼻甲介部分切除術は下鼻甲介前方 1/3 などを切除する術式であり，短期的には約 80%の患者満足度を示したという報告もあるが，下鼻甲介前方が失われることで拡散機能や調節機能が失われることにより患者満足度は 1 年後には 54%に低下すると報告されている[7]．下鼻甲介粘膜下骨切除術は下鼻甲介の粘膜を骨膜下に剥離し下鼻甲介骨を切除する術式である．上皮層を含む粘膜は温存できるため，鼻の生理的機能を保つことができると同時に，術後出血や痂疲のリスクが少なくなる．長期経過に関しても，術後 5 年でも 70%が軽症化し，50%の患者が投薬不要であったと報告されている[8]．下鼻甲介粘膜下切除術は，下鼻甲介の粘膜上皮は温存し，粘膜下層のみを切除する術式である．鼻閉を生じる粘膜下層を切除し，粘膜上皮を温存することにより鼻閉に対する効果と鼻の生理的機能の温存がある程度可能である．また，下鼻甲介骨を温存することにより長期経過後の下鼻甲介の萎縮も生じづらいという利点がある．一方で，手技が煩雑で不十分な手術や粘膜損傷が生じやすい[3]．アレルギー性鼻炎患者に対して行われた粘膜上皮温存手術に限定したシステマティック・レビューでは，18 件の研究がレビューされ，手術は鼻閉（WMD 4.60, 95%CI: 3.34-5.76），鼻漏（WMD 3.12, 95%CI: 1.97-4.28），くしゃみ（WMD 2.64, 95%CI: 1.74-3.54），かゆみ（WMD 1.75, 95%CI: 1.20-2.30）症状を改善すること．これらの症状緩和は術後 1 年以上持続すること．合併症の発生率は少なく，出血 4%，痂皮 17%，乾燥感 2%と報告している[9]．

2) 術式とポイント

代表し下鼻甲介粘膜下骨切除術の術式を示す．4%リドカイン外用液と，等量の 1,000〜5,000 倍希釈エピネフリン外用液を浸したガーゼによる表面麻酔後に，エピネフリン添加 0.5%（もしくは 1%）リドカイン注射液により浸潤麻酔を行う．浸潤麻酔の注射部位は，前述の通り下鼻甲介は前篩骨動脈からの前外側鼻枝と，蝶口蓋動脈からの外側鼻枝より供給されているため，これらの領域と，粘膜切開部に注射を行う．下鼻甲介前方の粘膜をメスで切開する．この時に下鼻甲介骨の骨膜下まで入ることが重要である．また，手術の適応となる患者は下鼻甲介粘膜がリモデリングで肥厚している症例が多く，下鼻甲介骨に対して切開が斜めに入ると損傷する粘膜断面積が広くなり出血に悩まされることがあるため，下鼻甲介骨に対して垂直に切開し，最短距離で骨膜下に侵入できるようにする（図 4-a）．下鼻甲介骨は凹凸があるため，初級者は骨膜下に侵入するのに難渋すること

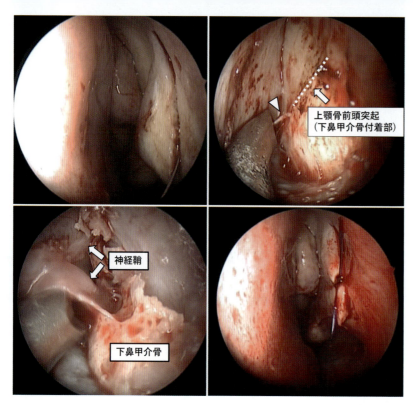

図 4.
下鼻甲介粘膜下骨切除術(左)
 a：下鼻甲介骨に対して垂直に切開し，最短距離で骨膜下に侵入できるようにする．
 b：血管(矢尻)を焼灼しながら剝離することで出血なく手術を行える．上顎骨前頭突起の下鼻甲介付着部(点線)より上方は上顎骨であり凹凸はなく剝離操作は容易である．下方は下鼻甲介骨であり凹凸がある．
 c：下鼻甲介の溝状構造の中の索状物(神経鞘)を丁寧に外していく．これを(焼灼)切断することで選択的後鼻神経切断術になる．
 d：Raw surface が出ないように下鼻甲介粘膜切開部は 1～2 針縫合する．

がある．下鼻甲介が付着している上顎骨は凹凸がなく骨膜下に侵入するのは容易であるので，切開を上方まで延長し上顎骨で骨膜下に入り，上方から下方に向かって剝離していくことによって容易に下鼻甲介骨の骨膜下に入れる．下鼻甲介の総鼻道側の剝離をすすめるが，骨孔の中を走る血管をバイポーラや電気メスで焼灼しながら剝離することにより出血なく手術を行うことができる(図 4-b)．この時，後述する chopsticks technique[10]を行うと血管の焼灼は容易である．下鼻甲介の溝状構造の中の索状物には神経鞘，動静脈を含んでおり，これを切断すると出血するので丁寧に外していく(図 4-c)．下鼻甲介骨の肩まで切除することで中鼻道が広がり，下鼻甲介骨全体を摘出することで下鼻甲介はかなり縮小するが，必ずしも骨を完全に摘出することが正しいとは限らない．将来的には加齢により下鼻甲介粘膜が萎縮する可能性などを考え，過剰な減量にならないように左右の鼻腔のバランスなどをみながら下鼻甲介骨の摘出量を決める必要がある．下鼻甲介粘膜切開部は縫合して手術を終えると創部の痂皮が少なく，粘膜の修復が早い(図 4-d)．

3．主に鼻漏の改善を目的とした手術(後鼻神経切断術)

1) 総論

重症鼻過敏症患者においては，自律神経反射により副交感神経優位に傾いていること，粘膜自体の知覚過敏により知覚神経終末から神経物質(サブスタンス P など)が放出され，神経原性炎症と呼ばれる病態を生じ粘膜の過敏性が亢進していることが報告されている[11]．特に，鼻過敏症(くしゃみ・鼻漏症状)に対して手術が施行される．注意点としては，この神経切断により神経終末からの入力刺激が障害されることになり empty nose syndrome を発症するリスクが指摘されている．また，狭義では後鼻神経切断術は蝶口蓋動脈を温存しながら神経線維を選り分け切断する術式であるが，神経線維，蝶口蓋動脈を含む索状物を一塊にバイポーラやハーモニックスカルペルなどで焼灼する手術方法も報告されている．簡便な方法だが，この術式では鼻腔の血流の約 70％を支配する動脈を切断することになるため，術後出血や，長期経過においては dry nose や empty nose syndrome のリスクがあると考えられる．少なくとも

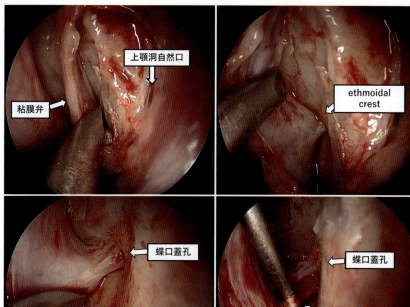

図5.
後鼻神経切断術（左）

a：上顎洞自然口より後方で鼻粘膜を切開し粘膜弁を挙上する．サクションキュレットを使用し粘膜弁を挙上している．篩骨蜂巣の骨は薄く脆いので破壊しないように注意を要する．また，粘膜弁をきれいに挙上し，戻すことが術後出血の可能性を減らすと考えられるため丁寧に剝離，挙上する．粘膜弁は大きめに作成したほうが手術操作は容易である．

b：Ethmoidal crest の大きさには個人差がある．この症例では ethmoidal crest は小さい．

c：蝶口蓋孔を同定する．ethmoidal crest を除去するとその後方に蝶口蓋孔が確認できる．蝶口蓋孔内の組織には蝶口蓋動脈，伴走静脈，後鼻神経，索状物などが含まれている．

d：索状物より後鼻神経を選り分け同定し，切断する．

蝶口蓋動脈を温存することが鼻腔生理的機能の温存や術後合併症の回避に必要である．

手術のエビデンスとしては，術後6か月の時点で下鼻甲介粘膜における鼻腺の分布密度の低下と炎症細胞浸潤の減少が認められ，IL-5 や eotaxin が有意に低下することが報告されている[12]．有効性に関する報告は，様々な術式の有効性の報告が混在しているが，くしゃみ 65.6～95%，鼻汁 60.9～100%，鼻閉 69.6～100%，日常生活支障度の改善91%と高い効果が報告されている[13]．長期効果に関しては2年程度の経過で効果が減弱してくるという報告や，3年以上や4年以上高い効果を保っている報告などが混在している[13]．長期的な効果を示したという報告が多く，臨床的には長期効果が望めると考えているが，動物実験においては鼻粘膜の神経は1年で40%再生するという報告もある[14]．批判的にみると，後鼻神経切断術の主目的である鼻漏，くしゃみの改善効果に関しては自覚症状スコアに負うところが大きくバイアスを受けやすく，後鼻神経切断術を下鼻甲介手術と併施することに関して臨床的上乗せ効果は認められなかったとの報告もある[15]．後鼻神経切断術の合併症としてはまず術後出血が挙げられる．おおむね1～3%程度との報告が多い[13]．蝶口蓋動脈切断を行った報告では 1.1～3.3%．動脈切断を行わなかった報告では 0～2.2%と，蝶口蓋動脈切断群でやや多い結果であった[13]．竹野は粘膜弁を手術終了時に元の位置に戻して圧迫することがポイントではないかと述べている[11]．システマティック・レビューではレビューの対象となった論文はわずか8件であり，そのうち6件は前向きの非盲検試験であり，ランダム化比較試験は2件しかなかった．ベースラインからの TNSS（total nasal symptom score）の30%減少を有効性ありと定義し（OR 3.85，95%CI：2.23-6.64）．TNSS を改善できることを示唆する結果が示されたが，3か月後の評価であり長期的な有効性を示すには至っていない[16]．

2）術式とポイント

後鼻神経切断術の術式を示す．ガーゼによる表

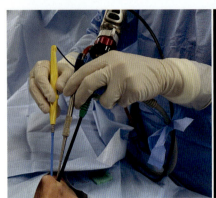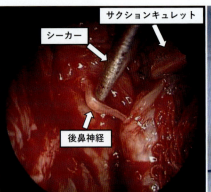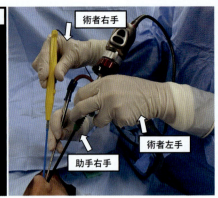

図 6. Chopsticks technique, または 3-hands による手術　　　　　　　　　　a｜b｜c

a：Chopsticks technique. 左手で内視鏡, サクションキュレットを把持し, 右手でバイポーラやシーカーなどを操作する.

b：後鼻神経切断術（右）. 蝶口蓋動脈から後鼻神経を選り分けている. 後鼻神経の剝離操作が難しいときや, 出血などで視野の確保に難渋する際は, 図のようにサクションキュレットなどで吸引と牽引を行いながら神経を処理するとよい.

c：3-hands surgery. 助手がサクションキュレットで組織の牽引と吸引を行っている. 術者が左手で内視鏡を把持し, 右手でバイポーラやシーカーなどを操作する.

面麻酔後に浸潤麻酔を行う. 麻酔の部位は鼻粘膜を切開する部位と蝶口蓋動脈領域, 中鼻甲介の付着部である. 上顎洞自然口より後方で鼻粘膜を切開し粘膜弁を挙上し（図5-a）, 骨膜下で剝離をすすめる. 鼻腔側壁後方部の骨隆起である ethmoidal crest を同定し, 多くの場合 ethmoidal crest の骨を一部切除する（図5-b）. Ethmoidal crest 後方に蝶口蓋孔を同定する（図5-c）. 蝶口蓋孔より鼻腔内に走行する血管神経線維束を同定し, 線維束より血管と神経を分け, 動脈（蝶口蓋動脈）を温存しながら白色の神経線維（後鼻神経）を切断する（図5-d）. 線維束中には静脈を含んでおり, 出血してしまうと血液がたまり手術に難渋するので, chopsticks technique（図6-a）で行うとよい. 左手で内視鏡と吸引管（サクションキュレットがよい）を把持し, 右手でシーカーなどを使用する. この手技の利点は, 出血を吸引できることと, サクションキュレットで牽引することでテンションをかけられるために剝離操作がしやすい点が挙げられる（図6-b）. サクションキュレットを骨面にのせるように位置させれば左手の握力や細緻性は要求されない. しかし, 内視鏡手術にまだ慣れていない, 手が小さいなどの理由により難しい場合は, 助手にサクションキュレットを持たせ 3-hands（必要時は4-hands も可能）で行うとよい

（図6-c）. 蝶口蓋孔の時点で蝶口蓋動脈は分岐していることがあり注意を要する（図7-a）. Padua らは, Cadaver dissection（122側）を検討し, ethmoidal crest のレベルで67.21％が動脈枝は1本であり, 2本のものが21.31％, 3本のものが11.47％であったと報告している[17]. 副孔（accessory foramen）をみることも多く, 約10％に副孔を認めたと報告している[17]. 副孔を蝶口蓋孔と間違えないように注意する（図7-b）. 最後に挙上した粘膜弁を戻しパッキングする（図7-c）.

粘膜弁の中を水流で満たして手術を行う水中手術も有効である. 生理食塩水で灌流しながら水中で後鼻神経切断を行う方法である. 狭い空間では液体灌流が術野と出血時の視認性の向上や, 洗浄効果や水圧による静脈性出血の抑制効果が得られるため, 尿路, 中枢神経, 関節での内視鏡手術は灌流液充填下に行われることが多い[18]. これを後鼻神経切断術に応用した術式である. より近接した拡大視野で手術が行えること, 灌流によりクリアな視界が得られるようになることや静脈の確認がしやすくなることは後鼻神経切断術においても有用であり, 蝶口蓋動脈のみならず静脈を確認し温存することが可能である（図8）. 術後の出血が少なくなることが報告されており, 静脈も温存できることから, より鼻腔生理的機能の温存が可能

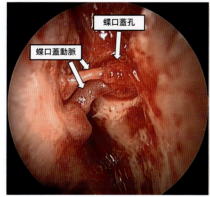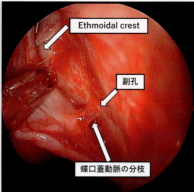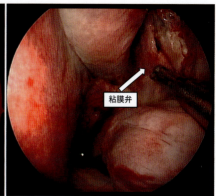

a｜b｜c　　　　　　　　　　図 7．後鼻神経切断術（左）

a：蝶口蓋孔の時点で蝶口蓋孔動脈は 2 本に分岐している．動脈が 1 本だと思い込むと動脈を切断してしまう可能性がある．

b：Ethmoidal crest の前下方に副孔を認める．副孔には ethmoidal crest がなく，蝶口蓋孔より前方に位置することが多い．副孔内には蝶口蓋孔動脈の枝が入っており，誤って切断しないように注意する．副孔内の蝶口蓋動脈の分枝は焼灼，切断することにより術中の出血を避ける．

c：挙上した粘膜弁を戻している．

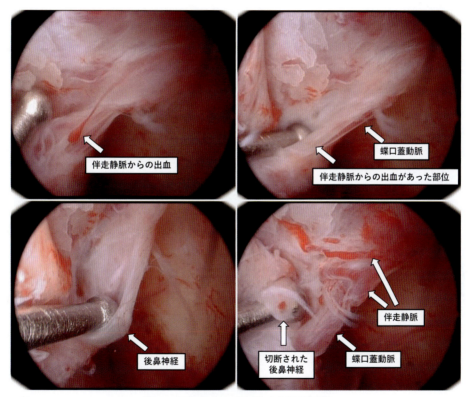

a｜b
c｜d　　図 8．左鼻腔水中手術時の内視鏡画像

a：伴走静脈からの出血があるが，灌流により洗い流されている．

b：伴走静脈から出血があった部位は灌流により洗い流され，水圧により止血されている．視認性がよく，蝶口蓋動脈と後鼻神経や他の索状物のコントラストの違いが明らかである．

c：視認性がよいため，後鼻神経のみを確認して切断できる．

d：蝶口蓋動脈，蝶口蓋動脈に巻き付くように存在する伴走静脈を見分けることができるため，静脈も温存できる．

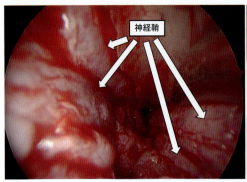 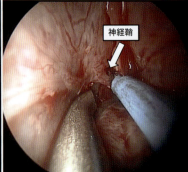 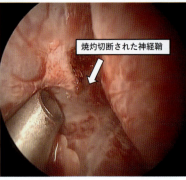

図 9. 左下鼻甲介内 a|b|c

a：下鼻甲介骨除去後．下鼻甲介骨から外した神経鞘が 4 本確認できる．蝶口蓋孔に収束する．
b：Chopsticks technique にてサクションキュレットで術野の確保を行い神経鞘を明視下におき電気メスで焼灼する．
c：切断された神経鞘が確認できる．

であり非侵襲的であると予想されるが，その根拠を示したエビデンスはまだない．

選択的後鼻神経切断術は粘膜下下鼻甲介骨切除術を施行し，その際に術野に現れる後鼻神経の末梢枝を選択的に切断する手術方法である．下鼻甲介骨の溝状構造の中の索状物には神経鞘，動静脈を含んでおり，下鼻甲介骨の総鼻道側に 2 本，下鼻道側に 2 本の索状物を認めるとされる（図9-a）．これを切断することで後鼻神経切断効果を得る（図9-b, c）．蝶口蓋動脈が術野に現れないのでより安全であるなどの利点も多く，手術の効果に関しても従来の手術方法と比べて遜色ない結果が報告されているが[19)20)]，症例数の少なさなどの問題もあり現時点ではエビデンスが高いとはいえない．この手術でも chopsticks technique が有効である（図9-b）．

まとめ

レーザー焼灼術，下鼻甲介手術や後鼻神経切断術などといった手術療法は 2 重盲検試験が行い難いためエビデンスは不足しており，国際的に有用性が認められているとはいえないが，最近のシステマティック・レビューなどではその有効性が示唆されている．非常に効果のある治療方法であり，今後も良好なエビデンスが蓄積されていくことに疑いの余地はないが，必ずしも手術方法が統一化されているともいえない．本邦においても下鼻甲介手術一つをとっても様々な手術方法が行われている．広範に下鼻甲介粘膜を切除する術式など，明らかに避けるべきである術式が行われている症例も散見される．Best の手術方法というのはまだ確定されていないが，避けるべき術式というのはわかっており，手術適応を守り正しい手術を行っていくことを心がけなければならない．

参考論文

1) 日本耳鼻咽喉科免疫アレルギー学会　鼻アレルギー診療ガイドライン作成委員会：鼻アレルギー診療ガイドライン—通年性鼻炎と花粉症—2020年版（改訂第9版）．ライフ・サイエンス，2020．
   Summary 言うまでもないが，本邦のアレルギー性鼻炎診療の base となるガイドラインであり必読である．
2) Downs BW：The Inferior Turbinate in Rhinoplasty. Facial Plast Surg Clin North Am, **25**（2）：171-177, 2017.
3) Scheithauer MO：Surgery of the turbinates and "empty nose" syndrome. GMS Curr Top Otorhinolaryngol Head Neck Surg, **9**：1-28, 2010.
4) Passáli D, Passáli FM, Damialli V：Treatment of inferior turbinate hypertrophy：a randomized clinical trial. Ann Otol Rhinol Laryngol, **112**：683-688, 2003.
   Summary 下鼻甲介手術の生理的機能に与える影響がよく理解できる論文．以後のガイドラインなどにも頻回に引用されている．
5) Jan BC, Kim SW, KimSW, et al：Is turbinate surgery necessary when performing a septo-

plasty? Eur Arch Otorhinolaryngol, **266**(7): 975-980, 2009.
6) Sandhu AS, Temple RH, Timms MS: Partial laser turbinectomy: two year outcomes in patients with allergic and non-allergic rhinitis. Rhinology, **42**: 81-84, 2004.
　Summary　アレルギー性鼻炎群と，アレルギーがない鼻炎群の2群に対しレーザー手術を行い2年後を比べた論文．2群にしていることでアレルギー性鼻炎に対するレーザーの効果の実際がわかる．
7) Passali D, Lauriello M, Anselmi M, et al: Treatment of hypertrophy of the inferior turbinate: long-term results in 382 patients randomly assigned to therapy. Ann Otol Rhinol Laryngol, **108**: 569-575, 1999.
8) Mori S, Fujieda S, Yamada T, et al: Long-term-effect of submucous turbinectomy in patients with perennial allergic rhinitis. Laryngoscope, **112**: 865-869, 2002.
9) Park SC, Kim DH, Jun YJ, et al: Long-term Outcomes of Turbinate Surgery in Patients With Allergic Rhinitis: A Systematic Review and Meta-analysis. JAMA Otolaryngol Head Neck Surg, **149**(1): 15-23, 2023.
10) Labidi M, Watanabe K, Hanakita S, et al: The Chopsticks Technique for Endoscopic Endonasal Surgery-Improving Surgical Efficiency and Reducing the Surgical Footprint. World Neurosurg, **117**: 208-220, 2018.
11) 竹野幸夫：重症鼻過敏症に対する後鼻神経切断術(経鼻腔翼突神経切断術)．日耳鼻会報，**120**: 1299-1304, 2017.
12) Ogawa T, Takeno S, Ishino T, et al: Submucous turbinectomy combined with posterior nasal neurectomy in the management of severe allergic rhinitis: clinical outcomes and local cytokine changes. Auris Nasus Larynx, **34**(3): 319-326, 2007.
　Summary　23人に粘膜下鼻甲介切除術と後鼻神経切断術を施行し，6か月後の症状スコアやIL-5とeotaxinが統計学的に有意に減少したこと，病理組織では炎症細胞や鼻腺が減少し，上皮層が層状柱状細胞で覆われたことを報告している．
13) 鈴木成尚，藤岡正人，荒木康智ほか：粘膜下下鼻甲介骨切除術を併施した後鼻神経切断術の治療成績と手術適応の検討．日鼻誌，**57**(2): 130-137, 2018.
14) Nishijima H, Kondo K, Toma-Hirano M, et al: Prolonged denervation induces remodeling of nasal mucosa in rat model of posterior nasal neurectomy. Int Forum Allergy Rhinol, **7**(7): 670-678, 2017.
15) Albu S, Trombitas V, Nagy A: Endoscopic microdebrider-assisted inferior turbinoplasty with and without posterior nasal neurectomy. Auris Nasus Larynx, **41**(3): 273-277, 2014.
16) Balai E, Gupta KK, Jolly K, et al: Posterior nasal nerve neurectomy for the treatment of rhinitis: a systematic review and meta-analysis. Eur Ann Allergy Clin Immunol, **55**(3): 101-114, 2023.
17) Padua FG, Voegels RL: Severe posterior epistaxis-endoscopic surgical anatomy. Laryngoscope, **118**: 156-161, 2008.
18) 五十嵐辰男，石井琢郎，中村亮一ほか：見聞覚知シリーズ　泌尿器科手術におけるニューテクノロジー　等張液灌流下鏡視手術(水中手術)．泌尿器外科，**31**: 596-597, 2018.
19) 朝子幹也，河本光平，濱田聡子ほか：アレルギー性鼻炎の外科的治療―術式の選択と粘膜下下鼻甲介骨後鼻神経合併切除術―．日鼻誌，**49**(1): 8-14, 2010.
20) Kobayashi T, Hyodo M, Nakamura K, et al: Resection of peripheral branches of the posterior nasal nerve compared to conventional posterior neurectomy in severe allergic rhinitis. Auris Nasus Larynx, **34**: 319-326, 2007.

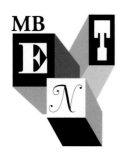

◆特集・第一線のエキスパートが教える耳科・鼻科における術前プランニングと手術テクニック

内視鏡下鼻副鼻腔手術
―術前のプランニングと area management―

和田弘太*

Abstract 内視鏡下鼻副鼻腔手術(ESS)の目的は患者の症状を改善し，良好な状態を保つことにある．そのためには，副鼻腔の解剖の理解と安全への意識が重要となる．解剖には building block concept，前篩骨動脈の位置，Onodi cell と蝶形骨洞前壁の形態の理解が重要となる．また，安全に施行するためには安全な領域（エリア）と危険な領域を把握すること（area management）の概念をもつことが重要である．

Key words 内視鏡下鼻副鼻腔手術(ESS)，building block concept，前篩骨動脈(anterior ethmoid artery)，Onodi cell，蝶形骨洞(sphenoid sinus)，area management

はじめに

内視鏡下鼻副鼻腔手術(ESS)の目的は患者の症状を改善し，良好な quality of life を保つことにある．そのために最善を尽くし，副損傷を起こすことは許されない．以上を踏まえて，術前に鼻内所見と副鼻腔 CT から解剖を十分に検討し，プランニングを行う．副鼻腔の CT 解剖で重要なことは，前篩骨洞，前頭窩，前頭洞へ連続する解剖を把握する building block concept[1]，前篩骨動脈の位置[2]，蝶形骨洞前壁の形態の分類[3]などを理解する必要がある．そのうえで術中は，area management という概念でありコンセプト（概念）が非常に重要となる．これらの解剖の理解と area management について述べる．

Building block concept と前篩骨動脈

前篩骨洞，前頭窩，前頭洞を連続的に理解するために重要なコンセプトである．2005年に初めて発表され[4]，2015年に改定された解剖学的分類である[1]．Terminology が変わったため注意を要する．鉤状突起切除，agger nasi cell，篩骨胞(BE)の清掃に始まり前頭蓋底，前篩骨洞脈を同定し，前方からの supra agger cell, supra agger frontal cell，後方からの supra bulla cell, supra bulla frontal cell を同定し(図1)，buiding block を実際に紙に記載するか，頭の中で構築する．そのうえで，前頭洞排泄路(frontal sinus drainage pathway：FSDP)から前頭洞を可及的に大きく開放する(図2)．ESS でもっとも気を遣うのが前篩骨動脈の同定である[2]．前篩骨洞脈の同定の位置は，第三基板の上方にあるもの，第三基板より前方にあるかを確認する[5]．そのうえで動脈が floating (mesentery)しているのかしていないのかを十分に読影する(図3)．前方へ鋭角に突出するものも多く，その際はゴルフ型の剝離子で確認できる．炎症の強い症例ではナビゲーションも有用である．

Onodi cell，蝶形骨洞と視神経管，内頸動脈

最後部篩骨洞のうち視神経管が少しでも走行する空間を Onodi cell と定義している[3,6]．蝶形骨洞と最後部篩骨洞を隔てる隔壁は Onodi cell が存在しなければ，ほぼ垂直に頭蓋底に向かう．しかし，Onodi cell が大きくなるに従い，少しずつ傾き蝶

---

* Wada Kota，〒143-8541 東京都大田区大森西 6-11-1 東邦大学耳鼻咽喉科，教授

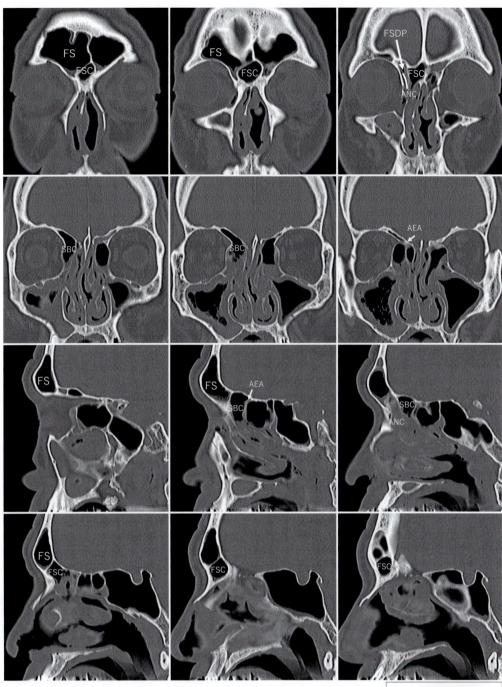

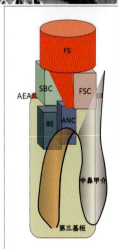

図 1.
Building block concept
CT は通常，3 方向を立体的に判断する．本症例は frontal septal cell（FSC）が左右前頭洞（FS）の内側前方に存在し，前頭洞排泄路（FSDP）は FSC の外側，鼻堤蜂巣（ANC）の内側後方にある．前篩骨動脈（AEA）が第三基板内に少し隆起して存在し，その前上方に supra bulla cell（SBC）を認める．

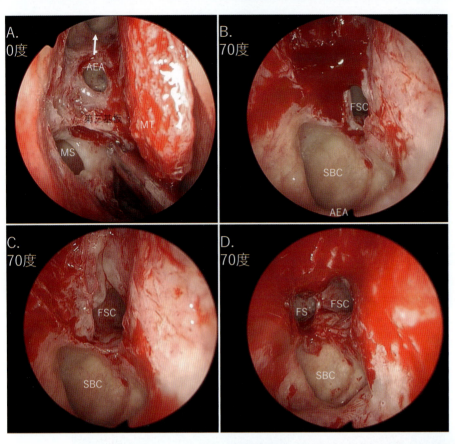

図 2. Building block concept に基づいた前頭洞開放

A：鉤状突起，篩骨胞を切除し，外側の眼窩内側，後方の第三基板，AEA を同定すると上方に頭蓋底が見える．このスペースが SBC である（MS：上顎洞，MT：中鼻甲介）．

B：70 度斜視鏡で観察すると，SBC と少し開いている FSC が確認できる．

C：FSC を大きく開放する．ここで術前に CT を読影しておけばこれは前頭洞（FS）ではないことが理解できる．

D：FSC の外側の FSDP から FS を可及的に大きく開放する．

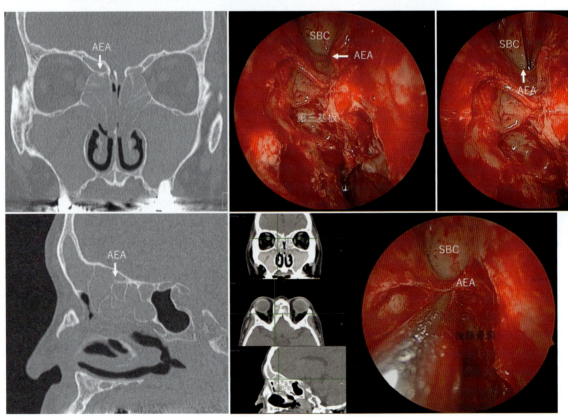

図 3. 前篩骨動脈（AEA）の同定

冠状断 CT で AEA が floating（mesentery）しているのかを確認し，矢状断でどこの隔壁内ないしは隔壁間にあるかを同定する．本症例は第三基板上方で前方に屈曲して存在する．第三基板上方で AEA が確認できる．このように屈曲している AEA はゴルフ型剝離子を後方に挿入することで確認できる．ナビゲーションも有用である．

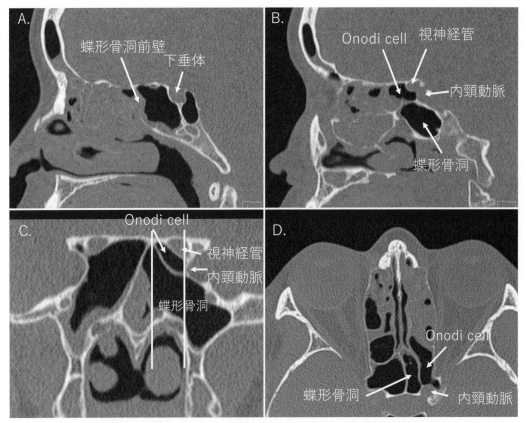

図 4. 左 Onodi cell, 左蝶形骨洞（視神経管, 内頸動脈の走行）
左矢状断 CT（正中：A）では蝶形骨洞前壁は頭蓋底に付着している. 通常, skull base type や optic canal type であるが, 矢状断 CT（外側：B）を見ると視神経管の下方に付着しており, 分類がむずかしい. また, 内頸動脈が最後部篩骨洞に露出しているのがわかる. 冠状断（C）をみると, 小さな Onodi cell が確認できる. 軸位断（D）では Onodi cell と蝶形骨洞との隔壁が内頸動脈に付着しているのがわかる.

形骨洞前壁というより上壁と見えるまで傾くことを理解する必要がある. 我々は矢状断 CT を用いて Onodi cell と蝶形骨洞前壁を 4 type に分類している[3)6)]. Onodi cell がないタイプを skull base type, Onodi cell があるタイプを optic canal, sella, infra-sella type と分類し, 少しずつ垂直方向から水平方向に傾くこととなる. Onodi cell がある場合に視神経管が同定できれば, そこが最後部篩骨洞である. ほぼ全例, この 4 タイプに分類されるが, 少数ながら, 分類が難しい症例もあり注意を要する. 図 4 で示す症例は矢状断外側で視神経管より下方に蝶形骨洞前壁が付着するため sella ないしは infra-sella type を考えるが正中で蝶形骨洞前壁が頭蓋底に付着し, この分類には当てはまらない. そのため, Onodi cell は非常に小さく前壁は急峻なカーブで上方へ向かう. ここで

矢状断 CT を見て注意すべきは, 視神経管のすぐ下方に内頸動脈が隆起していることである. 3 方向の CT を立体的に判断することが重要である. CT で読影を内視鏡所見に当てはめると（図 5), 視神経管の外側下方に optico-carotid recess（OCR) があり, その内側に内頸動脈が見える. すなわち, 内頸動脈が最後部篩骨洞（Onodi cell）内を走行しており最大限の注意が必要な症例である. なお, 以前は蝶形骨洞開放は自然口からと篩骨洞側から開放していたが内頸動脈, 視神経損傷を防ぐために自然口から外側へ拡げる方法が一般的となっている.

安全に ESS を施行するために
篩骨洞手術における area management（図 6)

前述のように解剖学的指標を同定していくこと

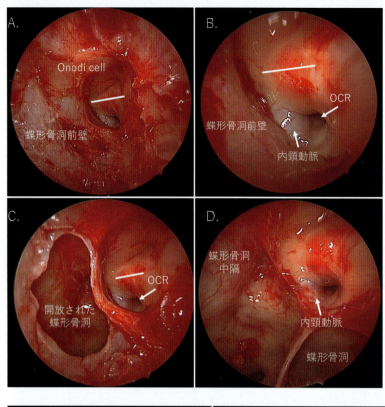

図 5.
鼻内所見
俵状の視神経が確認できれば最後部篩骨洞(Onodi cell)まで開放されており，その内側下方が蝶形骨洞前壁であることがわかる(A).視神経管に近接するとOCRが確認でき，その内側に内頸動脈が見える(B).その内側に蝶形骨洞前壁があるが篩骨洞側から穿破を試み位置を間違えると大きな副損傷につながる.蝶形骨洞を開放し(C),さらに大きく開けると隔壁が内頸動脈に沿って付着していたことがわかる(D)

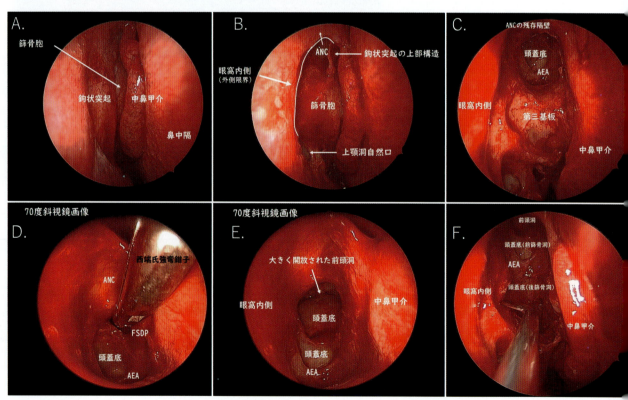

図 6. 篩骨洞手術における area management

手術を開始する前には必ず中鼻甲介，鉤状突起，篩骨胞，第三基板を確認する(A).鉤状突起切除はESS成功のもっとも重要なKeyである.篩骨洞最前部で眼窩内側を同定し，ANCを清掃する.後方の篩骨胞もきれいに明視下になる上顎洞自然口確認できる(B).篩骨胞を切除し，最前部で同定した眼窩内側まで清掃する.すると後方に第三基板が認識でき，上方に追うと頭蓋底やAEAが明視下となる.前篩骨洞において眼窩内側，頭蓋底，AEAが明視下になり，この内側は安全である(C).70度斜視鏡を用いてANCの内側後方でFSDPを穿破し，可及的大きく前頭洞を開放する(D, E).第三基板を穿破し，後篩骨洞に入っても前方で明視下にした眼窩内側，頭蓋底を意識し安全なエリア，危険なエリアを考えながら手術を進める(F)

は重要である．手術においては『森のなかの木』を探していることであるが，やはり『木のみでなく森全体』を見ることが重要である．ESSはフレームサージェリーであり，外側限界＝危険なラインを把握できれば手術は安全に施行できる．ESSにおいてもっとも重要なのは鉤状突起切除である．最前方で外側限界を同定し，ここで同定した外側限界ラインを意識しながら後方へ手術を進める．すなわち，篩骨胞，第三基板，後部篩骨洞を一つひとつ外側限界まで拡げることで，横方向の視野を広く確保できる．また，このラインを常に明視下にすることで眼窩損傷も防ぐことができる．上方の限界は頭蓋底になるが第三基板を上方に追うと前篩骨洞内での頭蓋底が確認できる．後部篩骨洞で明視下になった頭蓋底と合わせ，前方から後方，そして後方から前方へ頭蓋底を確認し連続させることで上方限界を広く確認できる．常に外側，上方の限界ラインを意識していれば後方にいっても狭くなることなく手術を進めることができる．前頭洞開放においては前篩骨洞における頭蓋底，外側の眼窩壁が視野に入っていれば安全に上方へ穿破できる．ESSは術中に「穿破」という行為が必要となる．Area managementを考えていても方向を間違えると大きな副損傷につながる．小さいことであるが穿破の前に総鼻道から上咽頭方向へ吸引清掃することで無意識に内視鏡が後方に向かい，頭蓋底損傷を防ぐことができる．上顎洞開放はESSの前半で行っても最後に行ってもよいが，上顎洞自然口から開放する．上顎洞を開放すると眼窩のラインなどが理解しやすく，解剖のオリエンテーションが不明なときは上顎洞を開放するとよい．

まとめ

副鼻腔炎は炎症性疾患であり副損傷は許されない．安全に手術を施行するためには，前頭洞開放に対してはbuilding block concept，前篩骨動脈の同定，蝶形骨洞開放には視神経に注目してOnodi cellを確実に判断できることが重要である．さらには，area managementの概念があれば汎副鼻腔を広く大きく開放でき，確実な治癒に結び付けることができると思う．

参考文献

1) Wormald PJ, Kennedy DW, Senior BA, et al：The International Frontal Sinus Anatomy Classification(IFAC)and Classification of the Extent of Endoscopic Frontal Sinus Surgery (EFSS). Int Forum Allergy Rhinol, **6**：677-696, 2016.
   Summary 前頭洞開放を理論的に行うことができるようになった画期的な論文である．

2) Takeda T, Kajiwara R, Omura K, et al：Analysis of anatomical variation of the inclination of lamellas attached to the skull base and its correlation with the anterior ethmoidal artery floating in the ethmoid sinus for use in endoscopic sinus surgery. Surg Radiol Anat, **42**：995-1002, 2020.
   Summary もっとも同定が難しい前篩骨動脈を理論的に解説している．

3) Wada K, Moriyama H, Edamatsu H, et al：Identification of Onodi cell and new classification of sphenoid sinus for endoscopic sinus surgery. Int Forum Allergy Rhinol, **5**：1068-1076, 2015.
   Summary 視神経に注目しOnodi cell，蝶形骨洞前壁の形態を予想するために必要であるが，同時にもっとも危険な内頸動脈の走行も予想可能となる．

4) Wormald PJ：Anatomy of the frontal recess and frontal sinus with three-dimensional reconstruction. Wormald PJ(ed), pp43-81, Endoscopic Sinus Surgery. Anatomy, Three-Dimensional Reconstruction, and Surgical Technique. 2nd ed. Thieme, 2008.

5) 田中秀峰，村下秀和，米納昌恵ほか：術前CT及び術中における前篩骨動脈の同定．日鼻誌，**50**：120-126, 2011.

6) 和田弘太：蝶形骨洞手術 蝶形骨洞前壁の形状とアプローチ法．MB ENT, **216**：30-35, 2018.

ENTONI Monthly Book 好評書

Step up！鼻の内視鏡手術
―コツと pitfall―

No. 273（2022年7月号）
編集企画／吉川 衛（東邦大学大橋病院教授）
定価2,750円（本体2,500円＋税）

術式選択や手術方法のポイント・実践的な
コツを豊富な写真とともに具体的に解説！

- 内視鏡手術における手術支援機器の進歩と適応拡大
- 内視鏡下鼻副鼻腔手術（V型以外）
- 内視鏡下鼻中隔手術
- 下鼻甲介手術および後鼻神経切除術
- 内視鏡下上顎内側部分切除術
- 内視鏡下拡大前頭洞手術
- 内視鏡下涙嚢鼻腔吻合術（endoscopic dacryocystorhinostomy；E-DCR）の方法
- 経鼻内視鏡頭蓋底手術
- 鼻副鼻腔悪性腫瘍に対する内視鏡下鼻内手術
- 鼻科領域における内視鏡手術の副損傷とその対応

高齢者の鼻疾患

No. 260（2021年7月号）
編集企画／岡野光博（国際医療福祉大学教授）
定価2,750円（本体2,500円＋税）

日常の高齢者診療で診ることの多い
鼻疾患を総論・各論に分けて解説！

- 高齢者の特性（老年症候群）
- 高齢者の鼻腔機能
- 高齢者の鼻漏・後鼻漏
- 高齢者の嗅覚障害と認知機能
- 高齢者のアレルギー性鼻炎
- 高齢者の副鼻腔真菌症
- 高齢者の好酸球性副鼻腔炎
- 高齢者の鼻副鼻腔外傷
- 高齢者の鼻副鼻腔腫瘍
- 高齢者の出血

"はなづまり"を診る

No. 241（2020年2月号）
編集企画／竹野幸夫（広島大学教授）
定価2,750円（本体2,500円＋税）

はなづまりの病態生理に
裏づけられた診断治療を解説！

- 鼻腔生理とはなづまりの病態
- はなづまりの評価法と検査法
- はなづまりと嗅覚障害
- はなづまりと睡眠障害
- はなづまりと加齢・ホルモン・心因
- はなづまりとアレルギー性鼻炎・花粉症
- はなづまりと副鼻腔炎
- はなづまりの薬物療法
- はなづまりの保存療法
  ―局所処置とネブライザー療法―
- はなづまりの手術方法
  ―鼻中隔矯正術について―
- はなづまりの手術療法
  ―下鼻甲介手術について―

味覚・嗅覚の診療 update

No. 251（2020年11月号）
編集企画／三輪高喜（金沢医科大学教授）
定価2,750円（本体2,500円＋税）

味覚・嗅覚それぞれの特性を
十分に理解して対応することが重要！

- 味覚障害の種々相
- 亜鉛と味覚障害
- 心因性味覚障害・舌痛症
- 薬物性味覚障害
- 味覚障害の種々相
- 慢性副鼻腔炎による嗅覚障害の病態と治療
- 感冒後嗅覚障害の病態と治療
- 嗅覚障害と認知症
- 嗅覚刺激療法
- 嗅覚・味覚障害の漢方療法
- 味覚・嗅覚障害と全身疾患

 全日本病院出版会 〒113-0033 東京都文京区本郷 3-16-4　Tel:03-5689-5989
www.zenniti.com　Fax:03-5689-8030

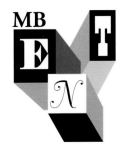

◆特集・第一線のエキスパートが教える耳科・鼻科における術前プランニングと手術テクニック

EMMM(endoscopic modified medial maxillectomy)

中山次久*

Abstract Endoscopic modified medial maxillectomy(EMMM)は，prelacrimal approachの一手法であるが，下鼻甲介骨・粘膜，膜性鼻涙管，梨状口縁を温存することが他のprelacrimal approachとは一線を画す手術手法である．EMMMのアプローチは直達鏡下に可能であり，下鼻甲介骨・粘膜，膜性鼻涙管を内側に偏位させることで，従来死角となっていた内側壁やその前上方の涙嚢前陥凹に対する処置が可能となっている．また，梨状口縁を温存することにより，前上歯槽神経の温存に寄与する．鼻腔形態を温存できることからその適応は，鼻副鼻腔内反性乳頭腫のみならず，術後性上顎嚢胞，歯原性嚢胞・腫瘍，上顎洞性後鼻孔ポリープ，眼窩底骨折，さらに頭蓋底腫瘍にも広がっている．

Key words 上顎洞(maxillary sinus)，内反性乳頭腫(inverted papilloma)，術後性上顎嚢胞(postoperative maxillary cyst)，涙管前アプローチ(prelacrimal approach)，上歯槽神経(superior alveolar nerve)

Endoscopic modified medial maxillectomy (EMMM)とは

内視鏡下鼻内副鼻腔手術において，慢性鼻副鼻腔炎の上顎洞病変に対しては，膜様部経由で上顎洞自然孔を拡大することで換気を改善させるとともに，膜様部から到達可能な部位のポリープや病的粘膜に対する処置に術後治療を組み合わせることで，上顎洞粘膜の正常化が期待できる．一方，上顎洞に基部をもつ良性腫瘍に対しては，基部の処置，特に内反性乳頭腫の場合には，基部の骨肥厚部に入り込んだ腫瘍を摘出するために，骨肥厚部の削開が必要となる．そのため，膜様部経由で到達が困難な鼻涙管より前方の上顎洞内側壁や前壁に対しては，下鼻道対孔経由もしくは経上顎洞手術(Caldwell-Luc手術)をこれまで併用することで対応してきた．それに対して，海外では鼻涙管を含めて下鼻甲介と上顎洞内側壁を切除し，鼻腔と上顎洞を大きく交通させて広いワーキングスペースを確保することで，上顎洞へアプローチするendoscopic medial maxillectomy(EMM)が広く行われてきた[1]．しかし，EMMは鼻腔の構造を大きく変貌させることにより，術後のempty nose syndrome(ENS)の発症が懸念される．いったんENSを発症すると，患者への負担は非常に大きく，その治療には非常に難渋する．上顎洞へのアプローチを困難としている解剖学的構造物は，下鼻甲介(下鼻甲介骨・粘膜)と鼻涙管(骨性・膜性鼻涙管)である．そこで我々は，上顎洞内反性乳頭腫と術後性上顎嚢胞を対象として骨性鼻涙管のみを切除し，膜性鼻涙管，下鼻甲介骨・粘膜，梨状口縁を温存することで，鼻腔形態を保ちつつ上顎洞へのアプローチを可能とする手術手技としてendoscopic modified medial maxillectomy (EMMM)を2012年に報告した[2]．

EMMMとprelacrimal approach

近年，海外においても鼻腔形態温存の重要性が

* Nakayama Tsuguhisa，〒321-0293 栃木県下都賀郡壬生町北小林880　獨協医科大学耳鼻咽喉・頭頸部外科，教授

指摘され，膜性鼻涙管を内側に移動させることで，鼻涙管の前方から上顎洞へのアプローチが可能な方法として，様々な prelacrimal approach が報告されている[3)~8)]．EMMM は prelacrimal approach に含まれる一手法であるが，他の prelacrimal approach と比較して，下鼻甲介粘膜のみならず下鼻甲介骨と梨状口縁を温存している点が特徴である．下鼻甲介は鼻腔気流を考えた際に，重要な解剖学的構造であるとともに，通常病変部位に含まれないことが多いことから温存する必要があることは論を俟たない．また，梨状口縁の温存の目的は，顔貌の変形予防と前上歯槽神経の温存である．上歯槽神経(superior alveolar nerve)は，三叉神経の第2枝である上顎神経の枝で，前上歯槽神経(anterior superior alveolar nerve：ASAN)・中上歯槽神経(middle superior alveolar nerve：MSAN)・後上歯槽神経(posterior superior alveolar nerve：PSAN)の3つの神経で構成され，頬粘膜，上顎洞粘膜，上顎歯の歯髄・歯根膜・歯肉に互いに神経叢を作りながら分布している[9)~13)]．前上歯槽神経は，眼窩下孔の後方の眼窩下管内で眼窩下神経から下外側に分枝し，上顎骨前壁に至った後は内側に向かって走行する．その後，中上歯槽神経および後上歯槽神経と吻合しながら，梨状口縁に沿って下内側へと走行することから，鼻腔にもっとも接近する部位となる．その後，下方から切歯管を通る三叉神経の枝である鼻口蓋神経と吻合して，上顎の犬歯と切歯に向かう．中上歯槽神経は，眼窩下神経から前上歯槽神経の分枝より中枢側で分枝し，上顎洞の外側を回って前方へ向けて走行する．後上歯槽神経は，他の2つの上歯槽神経と異なり，翼口蓋窩で上顎神経より分枝し，前下方へ向かって走行した後，上顎骨の側頭下面を貫通して上顎洞の外側下方を走行する[9)~13)]．Cone-beam CT を用いた検討では，前上歯槽神経は100%，中上歯槽神経19.3～35%，後上歯槽神経80～100%の症例で同定できるとされている[12)13)]（図1）．しかし，これらの神経の走行は個人差が大きいとともに，多数の神経の吻合から，一部の神経を切断しても代償を認めることもあることから[13)]，梨状口縁の切除を問題視しない手術方法があるが，EMMM は梨状口縁を温存して上顎洞内の大部分にアプローチできる手術方法であり，より安全な手法である．

EMMM の実際

下鼻甲介の骨膜下に浸潤麻酔を行った後，下鼻甲介前端部分で梨状口縁の後方の位置で鼻腔底まで行う．下鼻甲介前端と梨状口縁の間の距離は短いため，切開を行う前には，必ず下鼻甲介前方の梨状口縁の位置を確認し，その後方で，メスの先端を骨に当てながら骨膜下まで切開を行う（図2-a）．基本的にモノポーラタイプのホットメスは神経損傷の危険性から，コールドメスで切開を行う必要がある．筆者は，鼻副鼻腔手術において，モノポーラタイプのホットメスにより，神経に通電をきたして，術後に難治性の神経痛をきたした症例を経験している．その後，下鼻甲介粘膜を鼻腔側壁粘膜とともに骨膜下で剝離するが，その際に上方の上顎骨前頭突起の部分から切開を始めると剝離が容易であり，下鼻甲介粘膜下に存在する上顎骨前頭突起，下鼻甲介骨はいずれも連続性のある骨膜で覆われているため，上顎骨前頭突起から骨膜下に入れば連続的に剝離が可能である（図2-b）．また，上方から切開と剝離を行うことで，鼻涙管を含めた組織全体をより内側に動かせることから，良好な視野の確保につながる．下鼻甲介は前端で上顎骨前頭突起の鼻甲介稜(conchal crest)に付着している．下鼻甲介骨は前後の鼻甲介稜で鼻腔側壁に付着しているため，前方の鼻甲介稜と下鼻甲介の間をノミで切離することにより，後方の口蓋骨の甲介稜を軸として内側に下鼻甲介を内側に寄せることが可能となる（図2-c）．下鼻甲介骨を上顎骨前頭突起の鼻甲介稜から切離すると，その後方に鼻涙管を確認することができる（図2-d, e）．鼻涙管はやや白い組織として周囲の粘膜と異なってみえてくるため，その同定は比較的容易である．下鼻甲介骨を切離する際に鼻涙管の損

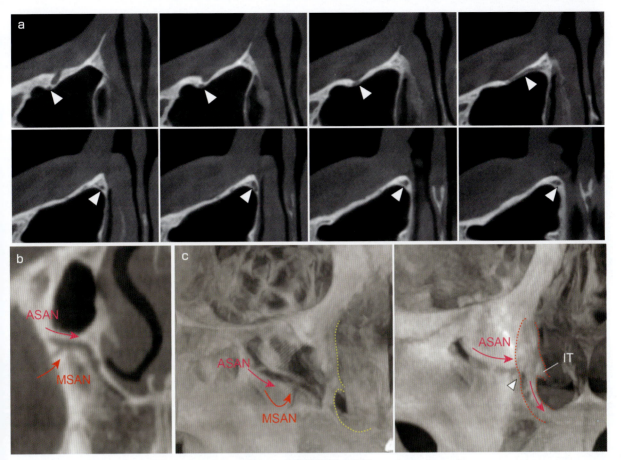

図 1. 上歯槽神経の走行
a：水平断 CT における前上歯槽神経の走行
b, c：中上歯槽神経と吻合を形成し, 梨状口縁へと至る前上歯槽神経
IT：下鼻甲介, 矢尻：ASAN が鼻腔に接する部位

傷のリスクがある際には, 鼻甲介稜との付着部ではなく, 下鼻甲介骨側で切離するのもよい（図2-c）. 同定が困難な場合は, 内眼角の囊周囲の皮膚を押すことで, 鼻涙管を動かすことにより鼻涙管と確認することできる（lacrimal press test）. 鼻涙管と下鼻甲介を含む組織を内側に寄せた後の鼻甲介稜は, 後方への視野の妨げになるため, EMMM では涙骨とともにドリルで削開する（図2-f, g）. 下鼻甲介および膜性鼻涙管を内側に視野の邪魔にならないように十分に寄せた後は, 広く露出した上顎洞内側の骨壁を削除する. その際に下方はドリルによる削開が必要であるが, 上方の膜様部はゴルフ型剝離子で上顎洞粘膜より骨を剝離して骨を切除する. 内側壁の骨を切除して露出した上顎洞粘膜（図2-h, 黒矢尻）を切開することで, 上顎洞へのワーキングスペースを十分に取る

ことが可能となる. 上顎洞内側壁を前方へ骨削開を延長する場合には, 前下方で梨状口縁に沿って走行する前上歯槽神経の損傷に注意する必要がある（図2-i, 白矢尻）.

EMMM を行うことにより, 上顎洞後壁・内側壁・外側壁に対しては直達鏡での操作が可能となり, 手術操作が容易となる. 一方, 上顎洞前壁や alveolar recess などの通常の機器では到達がやや困難な乳頭腫を摘出する場合に, 以前は 70° 斜視鏡下に自在のキュレットなどの特殊な機器を用いてきたが, 現在では, transseptal approach を用いることにより, microdebrider のブレードやバーが上顎洞前壁および alveolar recess に存在する腫瘍基部に到達でき, 梨状口縁を温存しながらの摘出が可能となる. Transseptal approach を用いた EMMM では, 梨状口縁を温存しても, 前

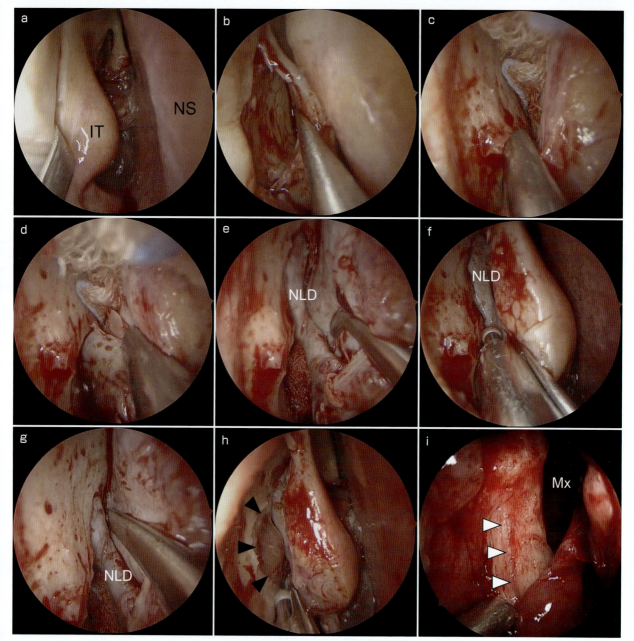

図 2. EMMM の実際
IT：下鼻甲介，NS：鼻中隔，NLD：膜性鼻涙管，Mx：上顎洞

壁・下壁における腫瘍の摘出が可能である．また，鼻涙管の前外側に位置する上顎洞の前上壁である涙囊前陥凹への到達は，Caldwell-Luc 手術を行なったとしても困難であるが[3]，EMMM では 70°斜視鏡下にアプローチできる．一方，上顎洞の発育が硬口蓋に向けてよい症例の場合は，EMMMのアプローチに加えて，鼻腔底の削開が必要となってくる．

上顎洞内反性乳頭腫に対する EMMM の術後成績を，従来の ESS もしくは Caldwell-Luc 手術との併用と比較した検討でもその有用性が報告されている．ESS もしくは Caldwell-Luc 手術との併用では，平均 45.3±22.9 か月の経過観察中に 3/18例（16.7％）で再発を認めた．一方で，EMMM を施行した症例では平均 46.4±18.4 か月の経過観察で，再発した症例は認めず（0/27 例（0.0％）），

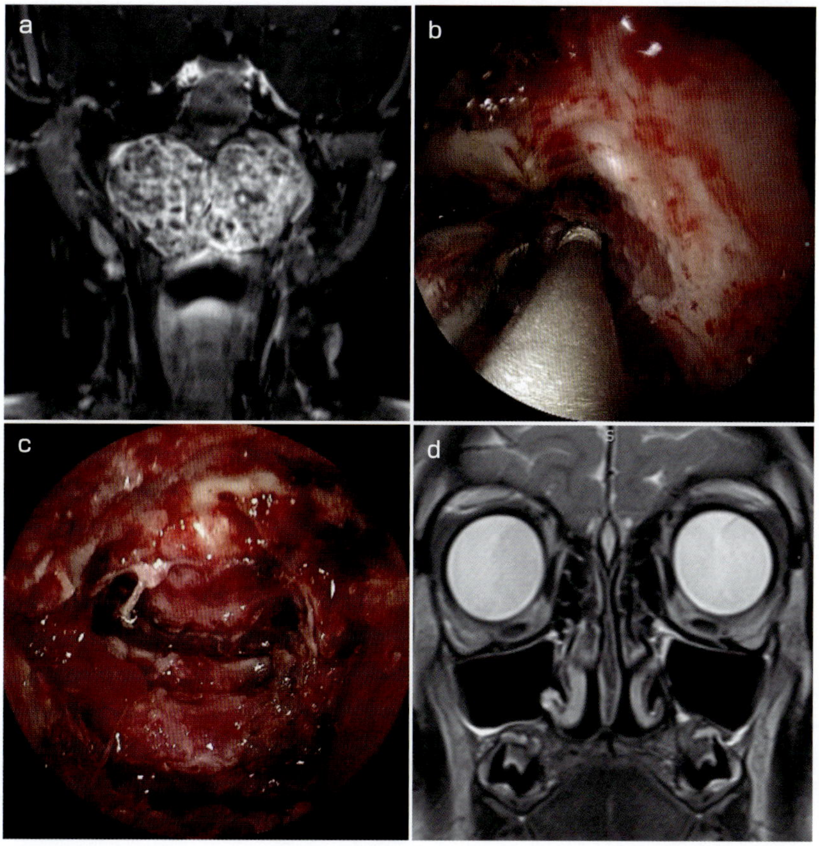

図 3.
小児頭蓋底脊索腫症例に対するEMMM の有用性
a：MRI にて，斜台を中心に前方は上咽頭，後方は頸椎の後方，側方は副咽頭間隙まで及ぶ腫瘍
b：EMMM を行い，蝶口蓋動脈を焼灼切断し視野を確保し，内側翼突板を削開して側方への視野を確保
c：腫瘍が切除され環椎(C1)と軸椎(C2)を確認
d：術後MRI にて，両側とも骨を含めて温存された下鼻甲介

EMMM のアプローチを用いて attachment oriented surgery を行うことで，上顎洞内反性乳頭腫の制御は十分可能であることを示している[14]．

EMMM の適応拡大

EMMM は，鼻腔形態が温存可能なことからその適応は広い．鼻副鼻腔内反性乳頭腫以外にも術後性上顎囊胞，歯原性囊胞・腫瘍，上顎洞性後鼻孔ポリープ，眼窩底骨折など上顎洞病変に広く適応がある．また，現在その適応は頭蓋底手術にも広がっている．経鼻的に斜台部の腫瘍にアプローチする際には，内頸動脈の解剖学的指標となる vidian canal より上方に腫瘍が位置する場合は，supravidian approach，一方で下方に位置する場合は infravidian approach を用いている．Infravidian approach を用いる場合には，蝶形骨前壁および下壁を開放して視野を確保する transsphenoid approach に加えて，下側方への視野の確保を目指した transmaxillary-pterygoid approach が必要となる[15]．

Transmaxillary-pterygoid approach では，上顎洞内側を切除し，蝶口蓋動脈を焼灼，顎動脈をクリッピングしたのち，翼口蓋窩の内容物を粘膜ごと外側に圧排して，内側翼突板を削開する．そこで，鼻腔形態温存の観点，さらに小児症例においては，顔面骨形態の成長の観点からも，EMMM を行うことで，下鼻甲介を温存しながら後頭蓋窩への視野の確保が可能となっている（図 3）．

引用文献

1) Kamel RH：Transnasal endoscopic medial maxillectomy in inverted papilloma. Laryngoscope, **105**(8)：847-853, 1995.
2) Nakayama T, Asaka D, Okushi T, et al：Endoscopic Medial Maxillectomy with Preservation of Inferior Turbinate and Nasolacrimal Duct. Am J Rhinol Allergy, **26**(5)：405-408, 2012.
   Summary 上顎洞内反性乳頭腫，術後性上顎囊胞を対象とした endoscopic modified medial maxillectomy を報告した case series である．
3) Pagella F, Pusateri A, Matti E, et al："TuNa-

saving" endoscopic medial maxillectomy: a surgical technique for maxillary inverted papilloma. Eur Arch Otorhinolaryngol, **274**(7): 2785-2791, 2017.

4) Zhou B, Han DM, Cui SJ, et al: Intranasal endoscopic prelacrimal recess approach to maxillary sinus. Chin Med J(Engl), **126**(7): 1276-1280, 2013.

5) Suzuki M, Nakamura Y, Nakayama M, et al: Modified transnasal endoscopic medial maxillectomy with medial shift of preserved inferior turbinate and nasolacrimal duct. Laryngoscope, **121**(11): 2399-2401, 2011.

6) Wang C, Han D, Zhang L: Modified Endoscopic Maxillary Medial Sinusotomy for Sinonasal Inverted Papilloma with Attachment to the Anterior Medial Wall of Maxillary Sinus. ORL, **74**(2): 97-101, 2012.

7) Gras-Cabrerizo JR, Montserrat-Gili JR, Massegur-Solench H, et al: Management of Sinonasal Inverted Papillomas and Comparison of Classification Staging Systems. Am J Rhinol Allergy, **24**(1): 66-69, 2010.

8) Weber RK, Werner JA, Hildenbrand T: Endonasal Endoscopic Medial Maxillectomy with Preservation of the Inferior Turbinate. Am J Rhinol Allergy, **24**(6): e132-e135, 2010.

9) Robinson S, Wormald PJ: Patterns of innervation of the anterior maxilla: A cadaver study with relevance to canine fossa puncture of the maxillary sinus. Laryngoscope, **115**(10): 1785-1788, 2005.

10) Moriyama H, Shimada K: The Superior Alveolar Nerves: Their Topographical Relationship and Distribution to the Maxillary Sinus in Human Adults. Okajimas Folia Anat Jpn, **70**(6): 319-328, 1994.

11) Tanaka R, Hayashi T, Ohshima H, et al: CT anatomy of the anterior superior alveolar nerve canal: A macroscopic and microscopic study. Oral Radiol, **27**(2): 93-97, 2011.

12) Kasahara N, Morita W, Tanaka R, et al: The Relationships of the Maxillary Sinus With the Superior Alveolar Nerves and Vessels as Demonstrated by Cone-Beam CT Combined With l-CT and Histological Analyses. Anat Rec, **299**: 669-678, 2016.

13) Schreiber A, Mattavelli D, Ferrari M, et al: Anterior superior alveolar nerve injury after extended endoscopic medial maxillectomy: a preclinical study to predict neurological morbidity. Int Forum Allergy Rhinol, **7**(10): 1014-1021, 2017.
Summary CTによる前上歯槽神経の走行評価で前上歯槽神経を切断しても神経ネットワークにより代償される症例が存在すること示した.

14) Nakayama T, Tsunemi Y, Kuboki A, et al: Prelacrimal approach vs conventional surgery for inverted papilloma in the maxillary sinus. Head Neck, **42**(11): 3218-3225, 2020.
Summary 上顎洞内反性乳頭腫を対象としたendoscopic modified medial maxillectomyの有用性を報告したcase-control studyである.

15) Morinaga Y, Akutsu H, Kino H, et al: Endoscopic endonasal transmaxillary-pterygoid approach for skull-base non-vestibular schwannomas in 10 consecutive patients. Acta Neurochir(Wien), **164**(2): 331-341, 2022.

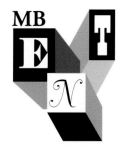

◆特集・第一線のエキスパートが教える耳科・鼻科における術前プランニングと手術テクニック

EMLP(endoscopic modified Lothrop procedure)

野村和弘*

Abstract Endoscopic modified Lothrop procedure(EMLP, Draf type Ⅲ手術)は内視鏡下にfrontal beak(上顎骨前頭突起,前頭骨鼻突起,鼻骨により構成される)と前頭洞中隔をドリルで削開し両側前頭洞を単洞化する手術である.EMLP を行うことで,通常の鼻内内視鏡手術と比べて著明に前頭洞内へのアクセスを改善できる.また,前頭洞の排泄ルートを拡大することで術後再狭窄の可能性を減らすことができる.

　EMLP の際には頭蓋底,眼窩,皮膚を損傷しないように注意する.EMLP 時に有茎粘膜フラップで露出骨を覆うことで術後の前頭洞開口部狭窄を予防できる.本稿では,EMLP の概要,出血を少なくする方法,術後再狭窄を予防するためのコツ,フラップの作成方法について解説する.

Key words 前頭洞(frontal sinus),前頭窩(frontal recess),拡大前頭洞手術(extended frontal sinus surgery),Draf,Lothrop

はじめに

　Endoscopic modified Lothrop procedure(EMLP)は左右の前頭洞を単洞化し鼻腔内へ広く交通をつける手術で,通常の内視鏡下副鼻腔手術(endoscopic sinus surgery:ESS)よりも格段に広く前頭洞を鼻腔側に開窓できる.EMLP の操作はすべて内視鏡下で行い,外切開は不要である.通常の ESS では前頭窩(frontal recess)の前篩骨蜂巣,前頭洞の排泄ルート(drainage pathway)を構成する骨壁をすべて除去することで,前頭洞の排泄ルートを確保する.しかし,前頭窩の解剖には個人差があり,通常の ESS では十分な排泄ルートを確保できない場合がある.そのような症例に対して frontal beak(上顎骨前頭突起,前頭骨鼻突起,鼻骨により構成される,図1-D 矢印)を削る EMLP は有効である.前頭洞を広く開放することで,前頭洞内を操作することが可能となるので,前頭洞内に基部がある腫瘍に対しても有用である.

Endoscopic modified Lothrop procedure(EMLP)とは

　前頭洞に対するアプローチとして,前頭洞単洞化と frontal beak を削るという手術コンセプトは1914年にハーバード大学医学大学院の Howard A Lothrop により報告された[1].しかし,この手術は外切開で行われるため,顔貌に瘢痕,変形が起こり,また当時の解剖の知識と技術では難易度が高く,広く普及することはなかった.

　77年後の1991年にドイツ,フルダ市民病院のWolfgang Draf が外切開を用いないで,顕微鏡下に frontal beak を削開し,左右の前頭洞を単洞化することで前頭洞の排泄ルートを開大する手術を報告した[2].Draf の報告では前頭洞の開口部をどの程度開けるかについて3段階に分けていたが明確な名称はなかった.その後,内視鏡性能の向上,鼻内視鏡用ドリルの性能の向上,解剖の理解の向上,3方向の multiplanar reconstruction(MPR)

* Nomura Kazuhiro,〒980-0803 宮城県仙台市青葉区国分町2-3-11 東北公済病院耳鼻いんこう科,副部長

CTの普及などによりDrafの手術は広く普及していった．

2001年の報告ではDraf type Ⅰ，Ⅱ，Ⅲと名前がつけられた[3]．

Draf type Ⅱはextended drainageで，通常のESSに加えて，frontal beakの骨削開を行う．左右前頭洞の単洞化は行わない．中鼻甲介付着部から垂直頭側方向への骨を温存するのがtype Ⅱaで中鼻甲介付着部の骨も含めて正中までの鼻堤の骨をすべて削開するのがtype Ⅱbである．TypeⅢはmedian drainageで左右前頭洞の中隔とfrontal beakの骨を削開する．Draf type ⅢとEMLPは同義である．

EMLPの適応

通常のESSでは十分に前頭洞を開放できない場合にEMLPを用いる．再手術例などで，前頭窩の骨が著明に肥厚しており，通常のESSでは術後の再狭窄・再閉鎖が予測される場合や，前頭洞囊胞，前頭洞粘膜に浸潤する腫瘍などが適応である．前頭洞の発育が良好で前頭部痛が主訴の患者にも行うことがある．

CT読影

3方向のMPR-CTがあることが望ましい．1方向である部分を示したときに他の2方向で対応する部分が表示される機能は非常に役に立つ[4]．前頭洞開口部削開後の前後径は最低でもドリルの大きさ分の4 mm必要である．

削開前の前頭洞開口部の前後径が大きいほど手術操作は容易である．Frontal beakが厚いと削る骨が多くなるので，手術に時間がかかる．鼻中隔直上に前頭洞の発育があると削る骨が少なくなり，前頭洞内に到達しやすい．このような前頭洞の発育はfronto-septal rostrumと名付けられ30.5％に存在すると報告されている（図1*）[5]．

軸位断での前頭洞の形と手術終了時点の内視鏡視野下の前頭洞の形は同じになる．眼窩中央部より外側へは鉗子類が届かないため，同部に腫瘍基部がある場合には追加のアプローチが必要となる．眼窩上内側壁骨を切除し，眼窩骨膜を圧迫しつつ前頭洞の外側にアプローチするorbital transposition approachは内視鏡手術では最大の視野が得られ，有効であるが，眼窩骨膜を広く露出し圧迫するため，眼窩損傷，眼窩内への腫瘍播種の可能性があり得るため，熟練者のみが行うことを推奨する[6]．

手 術

superior lateral anterior pedicle flap(SLAP flap)

EMLPを行うと前頭洞を広く鼻内に開放できるものの，骨面が露出した状態で手術を終了するため，広く開けた開口部でも術後に狭窄してしまうことがしばしば経験された．そこで，術後の開口部狭窄を防止するためにいくつかのフラップが考案されている．鼻腔外側壁の前上方を基部とするSLAP flapはその中でも特に簡便・有効である．EMLPだけでなく，Draf Ⅱa，Ⅱbに対しても活用でき，術後狭窄防止に効果的である[7)8)]．

鼻堤部から鼻腔外側壁を覆う粘膜をフラップとして用いる．フラップを使わない場合には除去してしまう粘膜を使用するので，追加の侵襲がない．通常のESSでは操作を加えない部分であるので，再手術症例でもフラップを作成できる．フラップはEMLPを開始する時点で作成するので，ESSで前頭洞へのアプローチを行ってからEMLPに切り替える場合でも問題なく作成できる．

1％Eキシロカインを鼻堤から鼻腔外側壁の粘膜下および骨膜下に注射する．10分程度待ってから粘膜切開を行うと出血を最小限にできる．

SLAP flapの下方の水平切開はフラップを実際に使う時点まで行わないほうが，フラップが固定されて手術を行いやすい．また，フラップの下での内視鏡操作のほうが内視鏡が汚れない．

EMLPの手順（図2）

1．EMLPの際には骨削開部からの出血が多くなり，内視鏡が汚れて操作を中断することで

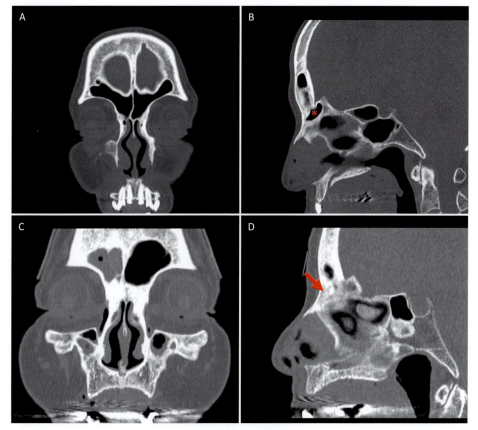

図 1. Fronto-septal rostrum の有無
Fronto-septal rostrum の有無により EMLP で削開する骨の量が異なる.
A, B：fronto-septal rostrum（＊）が存在するので, 骨削開する量が減り, 手術は容易になる.
C, D：fronto-septal rostrum が存在しないので, 骨削開する部分（矢印）が多く, 手術に時間がかかる.

手術時間が長くなりやすい. そこで, 出血を減らすために, 何点か下準備をする. ヘッドアップは 20°にする. ESS の際, 5°, 10°, 20°のヘッドアップを比較すると 20°がもっとも出血が少ないと報告されている[9]. 鼻根部皮膚に 1%E キシロカインを注射して骨削開部からの出血を減らす. トラネキサム酸を手術中に使うと出血量が減ることが報告されている[10]. トランサミン®注 10%, 10 mL アンプル（1,000 mg）を使用する施設が多い.

2. 後方のフラップを作成する. 中鼻甲介付着部から真上方向に針電気メスで粘膜を切開し（図 2-A）, 鼻腔の最上部まで切開線を伸ばして鼻中隔側に切開線をさらに伸ばす. この切開線の外側半分は SLAP flap の後方の切開線かつ後方フラップの前方の切開線となる. 鼻中隔側は切開線をやや前方へ移行させる（図 2-B）. 鼻腔最上方で鼻腔外側壁と鼻中隔の粘膜を一体にして後方へ骨膜下で剝離をすすめると索状物が 1 本視野に現れる（図 2-C）. これは嗅神経ではないので焼灼切断する（図 2-D）. 焼灼切断した索状物のすぐ後方に, 挙上しつつある骨膜と連続する太い索状物が現れる. これが嗅神経の第 1 枝である（図 2-E）. 嗅神経第 1 枝より後方（内視鏡画面では下方）は頭蓋底である. 嗅神経第 1 枝を後方の限界の目安とする. この後方に剝離した粘膜は手術終了時に前頭洞開口部の後縁を覆うフラップとして用いる.

3. SLAP flap を作成する. 鼻骨を触れることが

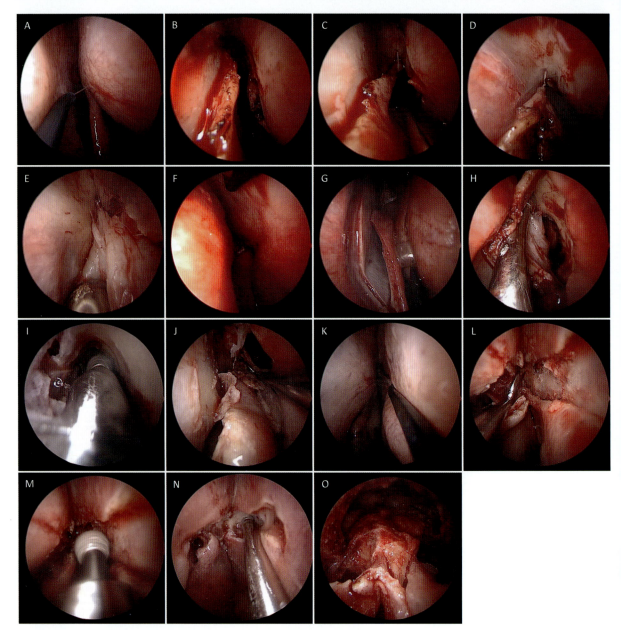

図 2. EMLP の手順

通常の ESS ですべての副鼻腔を開放し,最後に Draf Ⅲ を施行

A:左鼻腔.中鼻甲介付着部から真上方向へ針電気メスで粘膜を切開する.
B:切開線を鼻中隔側まで延長する.
C:骨膜を後方へ剝がすと1本の索状物が露出する.
D:索状物を針電気メスで焼灼切断する.
E:さらに骨膜を後方に剝がすとより太い索状物に骨膜が移行しているのを確認できる.これが嗅神経第1枝である.
F:SLAP flap の作成.鼻骨が存在するのを確認したうえで針電気メスで最上方から切開する.
G:SLAP flap の切開を下鼻甲介下縁付近まで行う.
H:SLAP flap の骨膜を骨から剝離する.
I:SLAP flap の下でダイヤモンドバーを用いて鼻涙管,涙囊を露出して鼻堤の骨を削開する.
J:SLAP flap の上からみた状態
K:右鼻腔.中鼻甲介付着部から真上方向へ鼻腔最上部でUターンして鼻中隔粘膜を切開する.
L:後方へ骨膜を剝離する.
M:露出した鼻中隔をダイヤモンドバーで削開する.
N:中央骨をダイヤモンドバーの赤道面を活用するようにして削る.
O:骨削開完了時

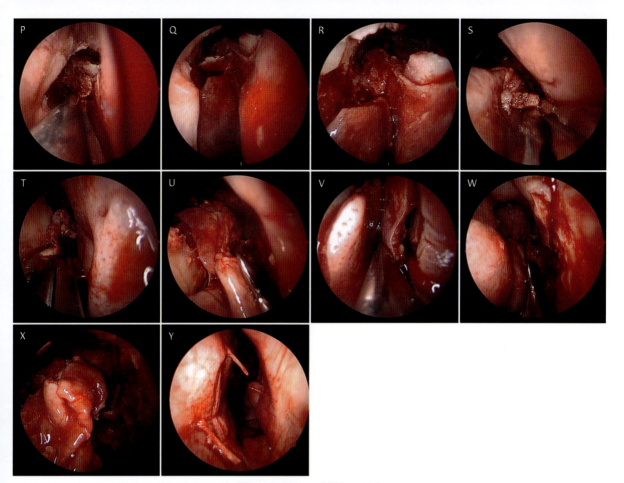

図 2. EMLP の手順（つづき）
P：後方フラップの作成．中鼻甲介付着部から嗅神経第1枝に向けて粘膜を切断する．
Q：小さいフラップが作成された．
R：フラップで後方の骨を覆う．
S：左鼻腔．中鼻甲介付着部から嗅神経第1枝に向けて粘膜を切断する．
T：鼻中隔粘膜にも嗅神経第1枝に向けて切開線を加える．
U：後方フラップで鶏冠の骨を覆う．
V：SLAP flap を下方で切開しフラップを完成させる．
W：SLAP flap で前方の骨面を覆う．
X：フラップで前方，後方の骨露出面を覆った後
Y：SLAP flap の下方の切開線を 5-0 バイクリルで縫合する．

できる最前方で，鼻腔の外側壁と鼻中隔が交わる頂点から，垂直方向の切開線を1本下ろす（図2-F，G）．切開は直下に骨が存在することを剝離子で触れて確認してから切開する．フラップの下縁は切断手術の最終段階まで切断しない．SLAP flap を骨膜下で鼻腔外側壁の骨から剝離挙上する（図2-H）．上方の基部付近はちぎれやすいので注意する．

4．露出した鼻腔外側壁骨（上顎骨前頭突起：frontal process of maxilla）をダイヤモンドバーで削開する（図2-I）．鼻涙管全体を露出させると視野がよく，同部は骨がなくなるので術後再狭窄の予防になる[7]．鼻涙管を損傷しないためには，ときどき内眼角を圧迫して，鼻涙管の位置を動きで確認する．鼻涙管は内眼角圧迫で鼻内方向に圧迫される．

使用するドリルはカッティングよりもダイヤモンドバーが安全である．EMLP では皮

膚，涙囊を露出するので，軟部組織を損傷しにくいダイヤモンドバーを用いる．筆者は70°4 mm（#1884070RTD，30K RT ダイヤモンドバー 4.0 mm 70°，Medtronic）を使用している．70°は15°の位置にも届き，frontal beak の皮膚を露出させるのも容易である．筆者の病院にはないが，読者の病院にMIDAS REX MR8 HIGH-SPEED DRILL SYSTEM（Medtronic）があるのであれば 7.5 万回と回転数が高くドリルバーも壊れにくいのでこちらを使ったほうがよい．理論上 2.5 倍早く削れる．1 時間かかる手術が 24 分で終わることになる．バーはクリアビューコースダイヤモンドバー／ロング，4 mm（#1847CV40LDC，Medtronic）がよい．削られた骨粉，洗浄液，血液で内視鏡が曇りやすいので，そうならないように内視鏡はなるべく手術部位から距離を離すようにする．

5．SLAP flap を戻して（図 2-J）上方の露出した骨（篩骨正中板，鼻骨，上顎骨前頭突起）をダイヤモンドバーで削開する．内視鏡視野の下方は患者の後方であり，頭蓋底側なので，内視鏡視野の前方寄りで削開をすすめるのが安全である．前方は皮下組織が一部露出するまで削開を行い，皮下組織が確認できたら，その位置を限界の目安に骨削開をすすめる．対側も同様に操作する（図 2-K，L）．皮下組織の露出は最小限に留める．篩骨正中板（鼻中隔）の切除はダイヤモンドバーを用いることで（図 2-M），切除範囲を微調整でき，強い力が鼻中隔に加わらないので，鞍鼻が生じる可能性を最小限にすることができる．

6．正中での骨削開をすすめると前頭洞内に到達する．前頭洞への交通を広げるように開口部を広げる．前方の限界は皮下組織，外側は皮下組織または眼窩，後方は頭蓋底である．前方，外側は一部皮下組織が露出したら，そのラインを想定して周囲の骨を限界ぎりぎりまで削開するが，皮下組織の露出は最小限にする．後方は嗅神経第 1 枝を目安に骨削開をすすめる．しかし，嗅神経第 1 枝だけを目安に削開すると，前頭洞後壁が突出している場合などに，誤って頭蓋内に入ってしまう可能性があるため[11]，前頭洞全体の形を想定しながら操作をすすめなくてはならない．後方は左右前頭洞後壁のラインを確認しつつ前頭洞中隔の骨を削開する．ドリルは赤道面を使うと早く削れる（図 2-N）．前方，外側，後方全方向に最大限に骨を削開すると，最終的には開口部が馬蹄形になる（図 2-O）．

7．フラップを戻す．術後再狭窄が起こらないよう，骨面はなるべく粘膜弁で覆う．後方は残しておいた後方粘膜に切開を加えて翻転させて後壁の骨露出部を覆う（図 2-P～U）．前壁は SLAP flap の下縁を切開して翻転させて覆う（図 2-V，W）．前壁と後壁の大部分が粘膜弁で覆われる（図 2-X）．SLAP flap 前方切開線の下縁を 5-0 バイクリルで縫合する（図 2-Y）．

8．プラスモイスト HS-W® を留置してフラップを骨露出部に固定する．プラスモイストを詰めすぎると頭痛，鼻根部皮膚の腫れの原因になるので，フラップが安定する最低量のみを使用する．

＜追記，コツ＞

① 骨削開の際，出血，ダイヤモンドバーからの洗浄水，骨粉により内視鏡が短時間で曇ってしまうので，内視鏡は操作部位から離し，遠い視野で操作する．② ダイヤモンドバーからの洗浄水はバー全体の冷却に必須なので，常に水が出ていることを確認する．短時間でも水が止まるとバーが高熱になり鼻入口部皮膚が熱傷になる．70°ダイヤモンドバー（#1884070RTD，30K RT ダイヤモンドバー 4.0 mm 70°，Medtronic）は壊れやすい．壊れて回転しなくなるとすぐに（1 秒以内）バーの彎曲部が高熱をもつ．バーの動きがおかしいと思ったら鼻外にドリルを出してから動作を確認する．MIDAS REX MR8 HIGH-SPEED DRILL

SYSTEM(Medtronic)はバーが壊れないので熱傷の心配が少ない．③左右鼻腔が交通した後は，内視鏡を右鼻腔，ダイヤモンドバーを左鼻腔から入れるとワーキングスペースを広くとれる．④削開部の後方(モニターの下方)は頭蓋底で，前方(モニターの上方)は皮膚である．したがって，常に前方(モニターの上方)寄りで骨削開を行う．

Inside-out と outside-in アプローチ

EMLP を行う際，前頭洞の中(inside)から外(out)の方向で骨削開を行うのが inside-out アプローチで，前頭洞の外(outside)から中(in)の方向で手術をすすめるのが outside-in である[12]．Draf Ⅲ は2000年前後から普及し，inside-out アプローチで行われた[13]．Inside-out アプローチでは前頭洞の排泄ルートを同定して，前頭洞に到達してから frontal beak の骨を削っていく．前頭洞内にドリルを入れて，前頭洞後壁すなわち頭蓋底を確認し，距離を開けて frontal beak の骨削開を行えるので，安心・安全である．一方，Draf Ⅲ普及から10年以上のちに考案された outside-in アプローチでは前頭洞と排泄ルートを確認せずに手術を行う[12]．前頭洞へは両側前頭洞の正中から到達するため，前頭洞に到達するまでは削っている骨の後ろが前頭洞ではなく頭蓋底ではないかという疑念が完全には拭えない．利点は，前頭洞へ最短経路で到達できるため，手術時間が短い．また，前頭洞排泄ルートに腫瘍が存在する場合には腫瘍に切り込むことなく前頭洞に到達できる．

1．Inside-out アプローチが有用な場合

通常の ESS で前頭洞を開放してから Draf Ⅲ の追加が必要と判明した場合，術者の経験が豊富でない時．前頭洞が開放してあるので，前頭蓋底がランドマークとなり安全に手術ができる．時間は outside-in より長くかかる．

2．Outside-in アプローチが有用な場合

前頭洞排泄ルートを占める腫瘍，前頭洞排泄ルート経由で前頭洞に到達するのが困難な症例，Draf Ⅲ を行うことが確定している時，手術時間を短縮したい時．前頭蓋底が明らかでないので，嗅神経第1枝をランドマークとしてそれより前方を操作する．

術後管理

通常の ESS の術後同様，鼻洗浄，フィブリン，痂皮，血液，鼻汁などの除去を行う．鼻背付近は癒着しやすいので，術後早期に同部のフィブリンを除去することは大切である．鼻根部皮下に血腫ができることがあるが，自然に消退する．痛みが強いとき，鼻根部が腫れぼったいときには早めにプラスモイストを除去する．

まとめ

EMLP は内視鏡下に前頭洞を広く鼻腔側に開窓することで，顔面皮膚を切開することなく，前頭洞内へアクセスでき，術後の前頭洞の排泄ルート狭窄を予防できる有用な術式である．頭蓋底，眼窩，鼻根部皮膚を損傷しないように心がけて手術を行う．

引用文献

1) Lothrop HA：XIV. Frontal Sinus Suppuration：The Establishment of Permanent Nasal Drainage；the Closure of External Fistulae；Epidermization of Sinus. Ann Surg, **59**：937-957, 1914.
   Summary Lothrop procedure のコンセプトを詳細に記載．手書きの図，人体標本，単純 X 線写真を用いて丁寧に解説されている．
2) Draf W：Endonasal micro-endoscopic frontal sinus surgery：the Fulda concept. Oper Tech Otolayngol Head Neck Surg, **2**：234-240, 1991.
   Summary Draf 手術のコンセプトを提示した初めての論文．Type Ⅰ，Ⅱ，Ⅲのシェーマが掲載されているが，まだ正式に名前はついていない．
3) Weber R, Draf W, Kratzsch B, et al：Modern concepts of frontal sinus surgery. Laryngoscope, **111**：137-146, 2001.
4) Rimmer J, Hellings P, Lund VJ, et al：European position paper on diagnostic tools in rhinology. Rhinology, **57**：1-41, 2019.

5) Eviatar E, Golan Y, Gavriel H：Fronto-septal rostrum：prevalence, classification and clinical implications. J Laryngol Otol, **132**：423-428, 2018.
6) Pietrobon G, Karligkiotis A, Turri-Zanoni M, et al：Surgical management of inverted papilloma involving the frontal sinus：a practical algorithm for treatment planning. Acta Otorhinolaryngol Ital, **39**：28-39, 2019.
7) Omura K, Nomura K, Aoki S, et al：Lacrimal sac exposure and a superior lateral anterior pedicle flap to improve outcomes of Draf type Ⅱ and Ⅲ procedures. Int Forum Allergy Rhinol, **8**：955-958, 2018.
Summary　SLAP flapの作成方法と涙嚢を露出することの大切さを解説．SLAP flap作成の手術動画あり．動画は雑誌のwebsiteからアクセスフリー．
8) Omura K, Nomura K, Aoki S, et al：Effect of a Superior Lateral Anterior Pedicle Flap for Draf Procedures. J Craniofac Surg, **30**：e350-e352, 2019.
9) Gan EC, Habib AR, Rajwani A, et al：Five-degree, 10-degree, and 20-degree reverse Trendelenburg position during functional endoscopic sinus surgery：a double-blind randomized controlled trial. Int Forum Allergy Rhinol, **4**：61-68, 2013.
10) Ping WD, Zhao QM, Sun HF, et al：Role of tranexamic acid in nasal surgery：A systemic review and meta-analysis of randomized control trial. Medicine(Baltimore), **98**：e15202, 2019.
11) Takeda T, Omura K, Torng H, et al：Frontal Sinus "Hump"：An Anatomical Risk Factor for Anterior Skull Base Injury in the Endoscopic Modified Lothrop Approach(Outside-In Frontal Drill-Out). Case Rep Otolaryngol, **2021**：3402496, 2021.
12) Chin D, Snidvongs K, Kalish L, et al：The outside-in approach to the modified endoscopic Lothrop procedure. Laryngoscope, **122**：1661-1669, 2012.
13) Wormald PJ：Salvage frontal sinus surgery：the endoscopic modified Lothrop procedure. Laryngoscope, **113**：276-283, 2003.

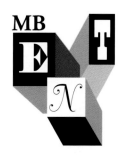

◆特集・第一線のエキスパートが教える耳科・鼻科における術前プランニングと手術テクニック

TACMI(transseptal access with crossing multiple incisions)法

清水藍子[*1] 牧原靖一郎[*2]

Abstract Transseptal access with crossing multiple incisions(TACMI)法は2017年に初めてOmuraらによって報告された手術手技である．両側の鼻中隔粘膜に切開を入れることにより，対側鼻孔からのアプローチと対側鼻腔の利用が可能となる．この手技により，より正確に腫瘍基部を確認でき，より少ない出血量で手術を行うことができる．2021年には健側の鼻中隔粘膜に切開をおかないMINI TACMIも報告された．TACMI法では両側の鼻中隔粘膜に切開を入れるため，鼻中隔穿孔のリスクがある．一方，MINI TACMIでは健側の鼻中隔粘膜が温存されるため，そのリスクは低減できる．TACMI法を成功させるには手順のみならず，通常の手術手技での意識も重要であると考えている．

Key words TACMI(transseptal access with crossing multiple incisions)法，鼻副鼻腔腫瘍(sinonasal tumor)，若年性鼻咽腔血管線維腫(juvenile nasopharyngeal angiofibroma)，鼻中隔穿孔(septal perforation)，内視鏡下鼻内副鼻腔手術(endoscopic endonasal sinus surgery)

TACMI法とは

Transseptal access with crossing multiple incisions(TACMI)法は2017年にOmuraらによって報告された手術手技である[1]．高さを変えて両側の鼻中隔に切り込みを入れて，一時的に折りたたむことで，腫瘍を対側鼻腔に引き出し，かつ対側鼻孔からもアプローチできるようにすることで一塊切除を試みる方法である．閉創時に鼻中隔を再建することがポイントである．2020年にはinverted papilloma(IP)に対するTACMI群と非TACMI群を比較し，手術時間はTACMI群が長かったものの，出血量が少なかったという報告がなされた[2]．また，非TACMI群では1例も腫瘍の一塊切除ができなかったが，TACMI群では23例中9例で一塊切除が可能であった．その後，同氏らによりTACMI法を内視鏡のポートの一つとして，合計3つのポートを用いた翼口蓋窩や眼窩へのendoscopic tri-port approachも報告された[3]．TACMI法による対側鼻孔からの経鼻中隔アプローチ，endoscopic modified medial maxillectomy(EMMM)もしくはWeber's maxillectomyによる同側経鼻腔アプローチ，direct approach to the anterior and lateral part of the maxillary sinus with an endoscope(DALMA)による同側経上顎洞前壁アプローチを組み合わせることで，歯齦部切開を含む外切開を行わずとも広い術野で，0°内視鏡での観察や操作が可能となり，器具同士の干渉を避けることもできる．また，斜視鏡を使用することにより観察範囲はさらに広がる．2022年には上顎洞癌に対する内視鏡補助下上顎全摘術が報告されており，ここでもTACMI法が用いられている[4]．鼻腔内に浸潤した腫瘍を内側へ翻転することにより，翼突板まで観察することが可能となる．

また，同じグループにより2021年の日本鼻科学会において，健側の鼻中隔粘膜下方に水平切開を行うMINI TACMIが報告された[5]．TACMI法よ

[*1] Shimizu Aiko，〒700-8558 岡山県岡山市北区鹿田町2-5-1 岡山大学病院耳鼻咽喉・頭頸部外科
[*2] Makihara Seiichiro，同，助教

りも鼻中隔切開範囲を減らし健側鼻中隔粘膜を温存したことで，ワーキングスペースを確保しつつ，術後鼻中隔穿孔のリスクを減少させている．

TACMI 法の適応

TACMI 法には2つの主な適応がある．1つめは，腫瘍が鼻腔，篩骨洞，蝶形骨洞に存在し，この手法で対側鼻腔へ翻転可能なものである[1]．これにより腫瘍の基部を確認でき，より安全で確実な腫瘍摘出が可能となる．一方，腫瘍の基部が上顎洞や前頭洞にある場合，TACMI 法は不向きである[1)2)]．この場合は，DALMA や Endoscopic Denker，Draf Ⅱb 型または Ⅲ 型を用いる．2つめは，翼口蓋窩や眼窩の病変に対し，DALMA や EMMM，Weber's maxillectomy などの他のアプローチに併用し，TACMI 法をポートの一つとして利用する場合である[3]．この手技により顔面の皮膚切開をすることなく，より明瞭な視野での手術が可能となる．

IP や血管腫などの良性腫瘍，そして悪性腫瘍を含んだ様々な腫瘍に対して，TACMI 法の使用が Omura らにより報告されている．鼻副鼻腔・頭蓋底悪性腫瘍を分割切除するかどうかに関しては議論が分かれるところではあるが，IP に関しても腫瘍に切り込まず一塊切除が可能であれば，その分出血は減少することとなる[2)6)]．若年性鼻咽腔血管線維腫(juvenile nasopharyngeal angiofibroma：JNA)や血管腫など非常に血流の多い腫瘍に対しては，TACMI 法は特によい適応と考える．我々のグループでも 2021 年に TACMI 法を用いた，JNA や巨大鼻腔血管腫を摘出した症例を報告した[7)8)]．分割切除による大量出血，また血液による術野汚染のため手術継続が困難となる可能性があり，TACMI 法による広い術野展開，そして可能ならば一塊切除が望ましいと考える．

術前に TACMI 法の適応を検討するうえで，画像評価は非常に重要であると考える．IP では，まず CT 画像での骨肥厚または骨萎縮部位を腫瘍基部と推定し，複数の腫瘍基部の候補がある場合には MRI 画像で脳回様構造の集簇が認められる部位を確認する[9]．JNA は，CT では境界明瞭な軟部腫瘤で，上顎洞後壁の前方偏位，翼口蓋窩の拡大をきたす[10](図1)．CT angiography で栄養血管を確認することも可能であり，術前の血管塞栓術の計画の際にも有用である．しかし，実際は術前評価での腫瘍基部の同定が困難なことがある．その場合は，TACMI 法の行程を行いながら腫瘍の可動性や基部を確認する．具体的には，鼻中隔を構成する軟骨や骨を可能な限り除去し，前方では健側の切歯管の処理を行い，後方では鼻中隔粘膜後端から口蓋骨水平部の後端に沿って切開するだけでも，ある程度腫瘍の可動性が良好となることもある．

TACMI 法の手順

1. 鼻中隔矯正術の要領で腫瘍と反対側(健側)の鼻中隔粘膜前方をメスで切開する．この際，腫瘍の大きさや場所，併用するアプローチ法にもよるが Killian 切開より modified Killian 切開のような前方の切開が好ましいと考える．L-strut の長さ調整や鼻中隔軟骨下端の処理がしやすくなる．切開は内視鏡下に6時方向まで，鼻腔底の上顎骨の骨膜下に入るように大きめの切開をする(図2)．

2. 健側鼻中隔粘膜の剝離を行う．軟骨膜下の層をしっかり出すことも重要であるが，早い段階で鼻腔底の上顎骨鼻稜の骨面を露出させることがポイントである．それにより，尾側から頭側，骨膜下から軟骨膜下へ剝離することが可能となり，骨軟骨接合部における鼻中隔粘膜の穿孔が生じにくくなる(図3)．

3. 軟骨を切開し，患側鼻中隔軟骨膜下に入る．この際，鼻中隔穿孔や鞍鼻の予防のために必ず L-strut を温存する．軟骨の切開ラインは腫瘍の大きい場合や軟骨を再建材料として用いる場合は前方が望ましいが，具体的には 12 mm 程度は温存するようにしている(図4)．

4. 篩骨正中板や鋤骨も後方まで可及的に切除す

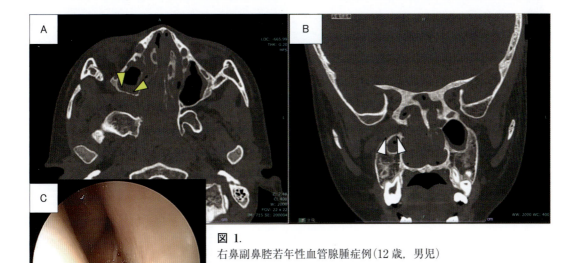

図 1.
右鼻副鼻腔若年性血管腺腫症例（12 歳，男児）
A：軸位断
B：冠状断
C：内視鏡画像
右上顎洞後壁の前方偏位（黄矢尻）と右翼口蓋窩の拡大（白矢尻）を認める．内視鏡でも腫瘍（＊）を認める．

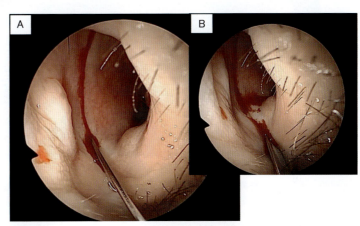

図 2.
A：左鼻腔．健側の鼻中隔粘膜切開の際はメス先で上顎骨を感じるまで切開をすると骨膜下に入りやすい．
B：左鼻腔．鼻中隔粘膜切開は 6 時方向までしっかり入れるのがポイントである．

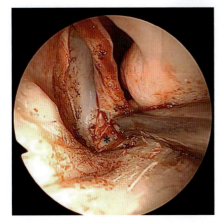

図 3.
左鼻腔．左鼻中隔粘膜前端を剝離している．早い段階で上顎骨鼻稜の骨面（＊）を露出させる．

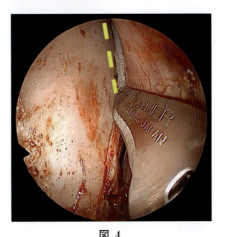

図 4.
鼻中隔軟骨を切開し右（患側）の鼻中隔軟骨膜下に入る（黄点線）．鼻中隔軟骨の切開ラインは腫瘍の位置や再建材料の要否によるが，必ず L-strut は残す．

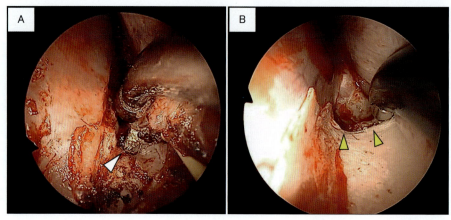

図 5.
A：左鼻腔．鼻腔底粘膜を外側に広く剝離するために，切歯管（白矢尻）を電気メスで切断する．
B：左鼻腔．鼻腔底粘膜の後端のラインは口蓋骨水平部後端（黄矢尻）に沿う．

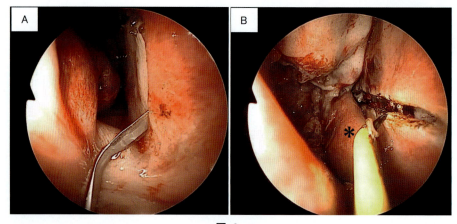

図 6.
A：右鼻腔．患側の鼻中隔粘膜前端の切開は必ず L-strut 上に置く．
B：右鼻腔．腫瘍（＊）を認める．患側の鼻中隔粘膜は蝶形骨洞自然孔から中鼻甲介前端のラインを延長する形で行う．

る．鋤骨翼や上顎骨鼻稜，口蓋骨鼻稜も腫瘍の可動性を考え，可能な限り除去する．必要に応じてハイスピードドリルを使用する．

5．健側の鼻腔底粘膜の剝離を行う．切歯管は動脈が通るため電気メスで処理を行う．この処理により鼻腔底外側まで粘膜を剝離することができる．鼻中隔後端粘膜を切開し，後鼻孔を開放する．切開ラインを口蓋骨水平部後端に沿って下方外側に広げる（図 5）．

6．患側の鼻中隔粘膜前端切開は粘膜穿孔予防のためにも L-strut 上におく．患側の水平粘膜切開は蝶形骨洞自然孔から前端の切開ライン頭側端に向けて引く．なお蝶形骨洞自然孔の下方に蝶口蓋動脈中隔枝が走行しているが，術後の鼻中隔粘膜の血流保持から穿孔予防につながるという考えで，損傷しないようにデザインしている．下垂体手術時の rescue incision を延長しているイメージである（図 6）．この際，健側の鼻中隔粘膜保護のため鼻中隔内にガーゼを挿入してから電気メスで切開している．この切開により，患側鼻中隔粘膜は下方に折りたたまれることとなる．ここまでの行程で広い術野で腫瘍への操作が可能であれば，健側粘膜の水平切開は行わない（MINI TACMI）．健側の水平切開は反対側と重ならないように鼻腔底，つまり下方外側におく．

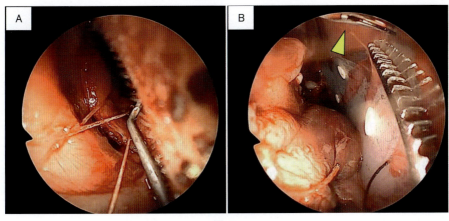

図 7.
A：左鼻腔．鼻中隔粘膜は丁寧に縫合する．
B：右鼻腔．シリコンプレートは鼻中隔ごと縫合する．21 G カテラン針を直角に曲げたもの（黄矢尻）を利用する．

7．頭蓋底再建などに鼻中隔粘膜フラップを要する場合は切開を延長しフラップを作成する．患側の蝶口蓋動脈を処理している場合は健側の鼻中隔粘膜フラップを利用する．

腫瘍切除後の閉創時は，鼻中隔粘膜切開創を丁寧に縫合する．鼻中隔穿孔をきたしている場合は深部縫合結紮器（Maniceps® Septum Stitch）などを用い縫合している．鼻中隔を挟み込む形でシリコンプレートを両鼻腔に留置し，ナイロン糸にて鼻中隔ごと縫合固定する（図 7）．これにより鼻中隔粘膜を保護できる．後方の縫合が困難な場合も，シリコンプレート留置により穿孔をきたさないことも経験する．

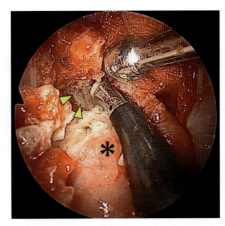

図 8.
右鼻腔．腫瘍（＊）を内下方に圧排可能となり，腫瘍基部（黄矢尻）を確認できるようになる．

TACMI 法の合併症

TACMI 法は両側の鼻中隔粘膜に切開を入れるため，鼻中隔穿孔のリスクがある．MINI TACMI では健側の鼻中隔粘膜を温存できるため，鼻中隔穿孔のリスクを減らせる．手術の際は MINI TACMI を試み，視野がとれないワーキングスペースを確保できない場合に健側の鼻腔底粘膜切開を追加するのがよいと考えている．最近ではMINI TACMI で十分な視野と操作性を得ることができることを経験する（図 8）．

腫瘍の大きさや場所によっては鼻中隔軟骨を大きく採取する場合もあり，鞍鼻のリスクもある．また切歯管の処理により上顎の異常感覚をきたす可能性がある．

成功させるコツ

TACMI 法を成功させるコツは手順で述べたとおりである．ただ，TACMI 法を行う機会はそう多くはない．そのため，我々の施設で通常の ESS を行う際に心がけていることを述べたい．

TACMI 法の際は 3 hands もしくは 4 hands surgery を行っている（図 9）．術者が左手に内視鏡を持ち，右手に電気デバイスや鉗子を持ち操作を行う．助手は主に吸引管ときに鉗子を持ち，適宜血液や煙の吸引，粘膜や腫瘍の牽引などを行

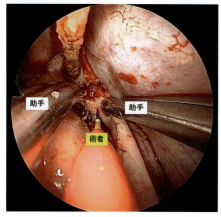

図 9.
右鼻腔．鼻中隔粘膜弁の後方を切離しているところ．ときに 4 hands surgery を行う．

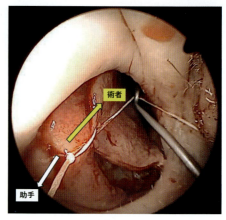

図 10.
左鼻腔．通常の鼻中隔矯正術の閉創しているところ．術者と助手がお互いに糸の元端と動端が180°に牽引されるよう調整する．

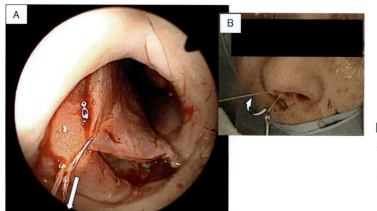

図 11.
A：左鼻腔．助手は動端を元端と同じ方向に牽引し，ロックをかける．
B：縫合時の手元の写真．助手は持針器（動端）を手前に牽引する．

う．TACMI 法に限らず，鼻副鼻腔腫瘍や髄液漏閉鎖など非定型手術の際も同様の方法で行う．助手は術者の後方や左側から手術器具を挿入することになるが，これも慣れが必要である．通常のESS の際も，助手は積極的に術野の吸引などを行うようにしている．これは手術の時間短縮にもなると考えている．

TACMI 法の問題の一つはコリドー作成のためと，閉創時の縫合に技術と時間を要するという点である[3]．穿孔なくスムーズに鼻中隔粘膜の剝離を行うために，鼻中隔矯正術を行う際に鼻腔底の上顎骨鼻稜の側面を早い段階でとらえるよう心がけている．また，縫合の際は可能な限り内視鏡下での縫合を行っている．内視鏡下の縫合を鍛錬するためである．縫合は緩まないように外科結紮を行う．最初の結紮の際に糸の両端が180°になるよう牽引する．動端に縫合器をつけたままにし，その重みを利用し，術者が縫合糸の動端をノットプッシャーで牽引する．助手はそれと180°になるように元端の角度を調整する（図10）．糸が締まったところで助手は持針器を手前に牽引し，ロックをかける（図11）．その後 2 回目の結紮を行う．普段の手術からこのような手技に慣れることにより，TACMI 法などを用いた非定型手術の際に時間短縮につながると考える．

術後管理

TACMI 法においても，通常の ESS 術後と同様に使い慣れたパッキング資材の使用により，問題がないと考える．可溶性パッキング資材を挿入す

ることが多く,術翌日より1日複数回の鼻洗浄を開始している[11].通常の鼻中隔矯正術では1～2週間程度でシリコンプレートを抜去するが,TACMI法の場合は4週間以上経過してから抜去している.

まとめ

本稿では,TACMI法について述べた.2017年に発表された比較的新しい術式であるが,鼻腔内のアプローチを広げる有用な手技であると考えている.TACMI法を成功させるコツとしては,術中の手技のみならず,術前の評価や普段のESS,鼻中隔手術での鍛錬が必要である.

文献

1) Omura K, Asaka D, Nayak JV, et al：Transseptal access with crossing multiple incisions for improved pedicle control and septum preservation："How I do it". Am J Rhinol Allergy, 31(2)：139-141, 2017.
   Summary 初めてTACMI法について報告された論文.詳細な図も掲載されており,TACMI法のコンセプトについて理解を深めることができる.

2) Omura K, Nomura K, Aoki S, et al：Resection of inverted papilloma in nasal cavity with transseptal access and crossing multiple incisions minimizes bleeding and reveals the tumor pedicle. Auris Nasus Larynx, 47(3)：410-414, 2020.

3) Omura K, Nomura K, Mori R, et al：Advanced Endoscopic Endonasal Approach to the Pterygopalatine Fossa and Orbit：The Endoscopic Tri-port Approach. J Neurol Surg B Skull Base, 82(4)：437-442, 2021.
   Summary Tri-port approachのポートの一つとしてTACMI法が利用されている.翼口蓋窩や眼窩へのアプローチがより低侵襲となる.

4) Nagaoka M, Omura K, Nomura K, et al：Endoscopic-assisted total maxillectomy with precise surgical margins. Head Neck, 45(2)：521-528, 2023.

5) 海老原 央,大村和弘,武田鉄平ほか：鼻副鼻腔内反性乳頭腫に対するTACMI修正法(MINI TACMI)の手術成績(会議録).日鼻誌,60(3)：316, 2021.

6) Makihara S, Kariya S, Naito T, et al：Attachment-oriented endoscopic surgical management for inverted papillomas in the nasal cavity and paranasal sinuses. Auris Nasus Larynx, 46(5)：748-753, 2019.

7) 牧原靖一郎,大村和弘,宮本翔太郎ほか：Endoscopic tri-port approach法にて一塊切除した若年性血管線維腫例(原著論文).日鼻誌,60(4)：546-552, 2021.
   Summary IPに対する基部の同定と一塊切除の有用性について述べた論文.基部に応じたアプローチと一塊切除による出血の抑制や視野確保が再発のリスクを減らすことができる.

8) 松本淳也,牧原靖一郎,大村和弘ほか：TACMI法とEndoscopic Denke's Approachの併用により摘出しえた鼻腔血管腫の1例.頭頸部外科,31(3)：239-299, 2021.

9) 吉田充裕,佐藤進一：鼻副鼻腔乳頭腫における基部推定についての検討.日鼻誌,59(4)：384-389, 2020.

10) 外山 芳：鼻副鼻腔の良性腫瘍・腫瘍類似疾患.画像診断,35(1)：63-74, 2014.

11) 牧原靖一郎：鼻科領域 止血資材/創傷被覆材/フィブリン糊(解説).耳喉頭頸,93(11)：915-919, 2021.

好評

小児の睡眠呼吸障害マニュアル 第2版

編集
宮崎総一郎（中部大学生命健康科学研究所特任教授）
千葉伸太郎（太田総合病院附属睡眠科学センター所長）
中田 誠一（藤田医科大学耳鼻咽喉科・睡眠呼吸学講座教授）

2020年10月発行　B5判　334頁　定価7,920円（本体7,200円＋税）

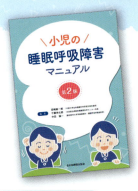

2012年に刊行し、大好評のロングセラーがグレードアップして登場！

睡眠の専門医はもちろんのこと、それ以外の医師、研修医や看護師、睡眠検査技師、保健師など、幅広い医療従事者へ向けた「すぐに役立つ知識」が満載。最新の研究成果と知見を盛り込んだ、まさに決定版といえる一冊です！

CONTENTS

I　はじめに
小児の睡眠／小児の睡眠健康指導（乳幼児から6歳まで）

II　小児の閉塞性睡眠呼吸障害の overview
耳鼻咽喉科の立場から／小児科の立場から

III　小児睡眠呼吸障害の病態
小児の気道閉塞性／乳幼児睡眠と呼吸循環調節からみた乳幼児突然死症候群（sudden infant death syndrome：SIDS）／小児睡眠呼吸障害と成長／小児睡眠呼吸障害と循環器系，夜尿，胸部変形の影響／小児睡眠呼吸障害と顎顔面発達／小児睡眠呼吸障害の季節性変動／姿勢と睡眠呼吸障害／小児睡眠呼吸障害の影響（認知機能・発達の問題）

IV　鼻と睡眠呼吸障害
鼻と睡眠呼吸障害／鼻と通気性／小児睡眠呼吸障害とアレルギー性鼻炎／鼻呼吸障害の顎顔面への影響

V　小児睡眠呼吸障害の疫学

VI　小児睡眠呼吸障害の診断
診断基準／質問紙（OSA-18）／問診／鼻咽頭の診察／ビデオ／画像診断①―単純X線―／画像診断②―CTの有用性―／酸素飽和度モニター／睡眠ポリグラフィ（polysomnography：PSG）検査

VII　手術治療
アデノイド切除・口蓋扁桃摘出術の手術適応（年齢も含めて）／アデノイド切除・口蓋扁桃摘出術／麻酔管理／鼻手術／1〜3歳の口蓋扁桃摘出術（免疫機能も含めて）／手術困難例／顎顔面手術（奇形、上顎骨急速拡大（RME）を含む）

VIII　保存治療
n-CPAP療法／内服治療／点鼻／補完的治療法としての口腔筋機能療法（Myofunctional therapy：MFT）の可能性

IX　周辺疾患
中枢性睡眠時無呼吸症候群／先天性疾患と睡眠呼吸障害／肥満と睡眠呼吸障害／軟骨無形成症児の睡眠呼吸障害／ダウン症候群と睡眠呼吸障害（舌下神経刺激も含む）／プライダー・ウィリー症候群／神経筋疾患と睡眠呼吸障害／重症心身障害児（者）と睡眠呼吸障害

X　睡眠呼吸関連の略語、用語解説

Column
眠る前の環境を整えて、子どもの睡眠改善／子どもの睡眠不足症候群／子どものいびき相談／漏斗胸は睡眠時無呼吸症候群が原因？／中学生の夜尿症と睡眠時無呼吸症候群／睡眠時無呼吸症候群は遺伝するか？／夜驚症について／肺性心の例（私の忘れられない小児SASの出発点）／鼻茸による重症の睡眠時無呼吸症例／眠れない母親と空気清浄機／局所麻酔の口蓋扁桃摘出術／忘れられない子どもの例／手術直後にヒヤリとした一例／いびきがないとものたりない？／双子のOSA／忘れ得ぬ症例　ムコ多糖症の睡眠呼吸障害／食べられない子どもとSDB／OSA児鎮静の恐怖／保存療法が著効した乳児重症睡眠呼吸障害患者の母親からの手記

全日本病院出版会
〒113-0033　東京都文京区本郷3-16-4　Tel：03-5689-5989
www.zenniti.com　Fax：03-5689-8030

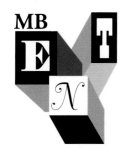

◆特集・第一線のエキスパートが教える耳科・鼻科における術前プランニングと手術テクニック

鼻副鼻腔乳頭腫に対する内視鏡下鼻副鼻腔手術

青木　聡*

Abstract　鼻副鼻腔内反性乳頭腫（sinonasal inverted papilloma：IP）は鼻副鼻腔腫瘍全体の0.5〜4.7%を占め，良性腫瘍の中では最多と報告されている．その一方で，眼窩や頭蓋底などへの局所浸潤性を有し，高い術後再発率（約12〜20%）が報告されている点や，悪性腫瘍への転化のリスク（約10%）がある点では特殊な腫瘍といえる．治療法は腫瘍の完全摘出が基本とされているが，近年では鼻内の骨を削開しワーキングスペースを確保する新規の術式も開発されており，腫瘍の進展範囲に応じた術式を選択することが重要である．本稿では，一般的に用いられている腫瘍進展範囲の分類と当院で術式選択に用いている分類について解説し，当院での術式選択基準についてご紹介する．また，腫瘍切除の際に気をつけていることや使用しているデバイス，再発防止のための工夫に関しても言及する．

Key words　鼻副鼻腔内反性乳頭腫（sinonasal inverted papilloma：IP），EMMM，DALMA，TACMI，Draf手術

鼻副鼻腔内反性乳頭腫
（sinonasal inverted papilloma：IP）について

鼻副鼻腔内反性乳頭腫は鼻副鼻腔腫瘍全体の0.5〜4.7%を占め，良性腫瘍の中では最多と報告されている[1]．そのため，日常診療の中で診察する機会が少ない疾患とはいえないのが現状である．その一方で，眼窩や頭蓋底などへの局所浸潤性を有し，高い術後再発率（約12〜20%）が報告されている点や，悪性腫瘍への転化のリスク（約10%）がある点では特殊な腫瘍といえる[2)3)]．治療法は腫瘍の完全摘出が基本とされているが，近年では鼻内の骨を削開しワーキングスペースを確保する新規の術式も開発されており，腫瘍の進展範囲に応じた術式を選択することが重要である．実際は，完全に腫瘍の進展範囲を確認できるのは術中であるが，術前の画像評価にて施行する可能性のある術式を把握しておくことで円滑に手術を進行することができる．

本稿では，一般的に用いられている腫瘍進展範囲の分類と当院で術式選択に用いている分類について解説し，当院での術式選択基準についてご紹介する．

鼻副鼻腔手術における術式の発展

ここで，鼻副鼻腔手術における術式の発展について記載する（図1）．図に示したように，従来のCaldwell-Luc法や鼻内法といった直視下の手術から，1985年には内視鏡を使用した手術が一般的となった[4]．そして，近年ではDraf手術[5]，EMMM（endoscopic modified medial maxillectomy）[6]，TACMI（trans-septal access with crossing multiple incisions）[7]，DALMA（direct approach to the anterior and lateral wall of a maxillary sinus）[8]といった鼻内の骨を削開したり，正常構造を一時的に偏位させたりしてワーキングスペースを確保するような新規の術式が発表されている．Draf手術は，前頭洞に病変が進展している際に

---

* Aoki Satoshi，〒343-8555　埼玉県越谷市南越谷2-1-50　獨協医科大学埼玉医療センター耳鼻咽喉・頭頸部外科，助教

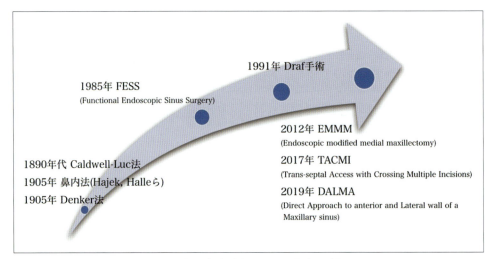

図 1. 鼻副鼻腔手術における術式の発展

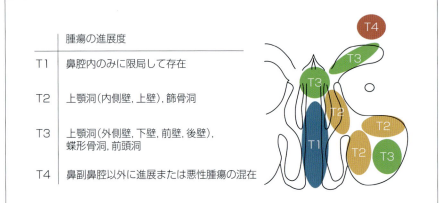

図 2. Krouse 分類

鼻堤部の骨を削開し鼻前頭部のスペースを確保することができる．また，左右の鼻腔を上方で交通させる Draf type Ⅲ まで施行すると，健側のスペースも利用できるだけではなく健側から内視鏡や機器を挿入できるポートとしての役割も果たすことができるアプローチ法である．また，EMMM や DALMA は上顎洞に病変が進展している際に上顎洞内側や前壁の骨を削開することで上顎洞周囲の操作スペースを確保することができる．さらに，TACMI は病変が鼻中隔に接していて総鼻道に操作スペースがない場合などに，一時的に鼻中隔粘膜を左右互い違いの格子状に切開することで健側鼻腔までワーキングスペースとして活用できるようにするアプローチ法である．

鼻副鼻腔内反性乳頭腫の進展範囲は症例によって様々であり，部位ごとの進展範囲に合わせて上記のような術式を選択していくことが重要である．

腫瘍の存在部位と術式選択について

腫瘍摘出のための術式選択には術前の画像評価にて腫瘍の進展範囲をしっかりと把握する必要がある．CT 検査では，病変の範囲や骨破壊，骨肥厚の有無などの情報を得ることができる．一方で，MRI 検査では，CT 検査での病変範囲の中で腫瘍成分と閉塞性副鼻腔炎などの膿や粘膜浮腫を見分けることができる．このように画像検査所見を組み合わせることで腫瘍の進展範囲と腫瘍基部を想定する．

まず，内反性乳頭腫の進展度分類で一般的に用いられている Krouse 分類[9] について解説する．Krouse 分類は図 2 に示したように T1〜T4 に分かれている．

T1 は，鼻腔内のみに限局して存在するもの．
T2 は，上顎洞（内側壁，上壁），そして篩骨洞を

腫瘍の進展範囲
鼻中隔と接している
篩骨洞から蝶形骨洞
上顎洞 眼窩下神経(V2)より内側
上顎洞 眼窩下神経(V2)より外側
前頭洞

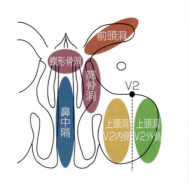

図 3.
当院で使用している領域ごとの分類

腫瘍進展	術式
鼻中隔と接している	鼻中隔矯正術 or TACMI
篩骨洞から蝶形骨洞	ESS
上顎洞V2より内側	ESS(and EMMM)
上顎洞V2より外側	EMMM(and DALMA)
前頭洞	Draf手術(and 外切開)

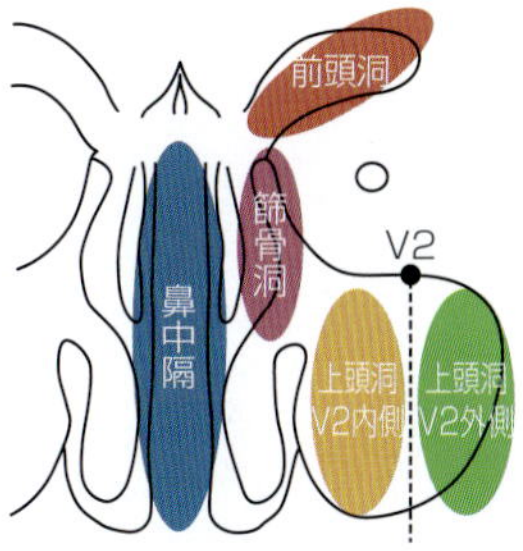

図 4.
当院における術式選択方法

占拠するもの.

T3は，上顎洞(外側壁，下壁，前壁，後壁)，蝶形骨洞，前頭洞を占拠するもの.

T4は，鼻副鼻腔以外に進展または悪性腫瘍の混在するもの.

となっており，鼻腔から副鼻腔の深部にいくに従って分類の程度が上がっていく.

腫瘍の進展度を段階的に把握する点では有用な分類であるが，術式は前頭洞領域であればDraf手術，上顎洞領域であればEMMM，DALMAといったようにそれぞれの領域別に分かれているため，分類と術式を対応させるのがやや困難である.

そこで，当院で使用している分類をご紹介させていただく(図3). 当院では腫瘍の進展度をそれぞれの領域ごとに鼻中隔と接しているか，篩骨洞から蝶形骨洞に存在するか，上顎洞では眼窩下神経(V2)を基準にV2より内側に存在するか，V2より外側に存在するか，前頭洞に存在するかといったように細分化し分類している. この分類をもとに術前に想定する術式は(図4)，腫瘍が，鼻中隔と接している場合は鼻中隔矯正術もしくはTACMI，篩骨洞から蝶形骨洞に存在する場合は通常のESS，上顎洞内でV2より内側に存在する場合は通常のESSもしくはそれに加えてEMMM，上顎洞内でV2より外側に存在する場合はEMMMもしくはそれに加えてDALMA，前頭洞内に存在する場合はDraf手術もしくはそれに加えて眉毛下切開などの外切開としている. それぞれの領域の進展度に応じて，これらの術式を組み合わせて最終的な術式選択としている.

また，上顎洞領域，前頭洞領域に関しては腫瘍基部の位置など術中にわかる情報も加味して適宜アプローチ法選択を判断する必要があるため解説する.

まず上顎洞領域については，腫瘍進展範囲に加え腫瘍基部の位置も術式選択に重要となる. フローチャートを図5に示した. 腫瘍が上顎洞内でV2より内側に存在していても基部が上顎洞の前壁である場合や腫瘍が上顎洞内でV2より外側に存在し，基部が内側壁以外の場合は，前方や外側の切除マージンを確保するためにEMMMに加えてDALMAまで施行することが多い.

次に前頭洞領域については，前頭洞内の腫瘍が眼球正中より内側に存在するか外側に存在するか

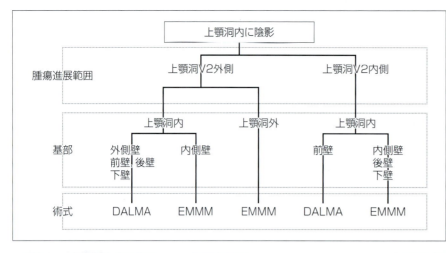

図 5. 上顎洞内の術式選択のフローチャート

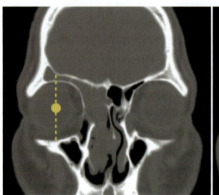
a．眼球正中ライン

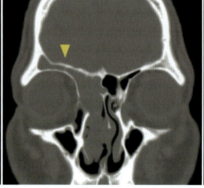
b．眼窩上蜂巣

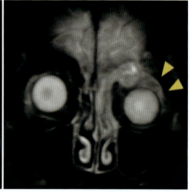
c．眼窩内進展

図 6. 前頭洞領域

(図 6-a)，眼窩上蜂巣の有無と蜂巣内の腫瘍の状況(図 6-b)，眼窩内進展の有無(図 6-c)によってDraf 手術のみか，眉毛下切開などの外切開を追加するかを判断している．具体的には腫瘍の進展範囲が眼球正中より外側の場合，眼窩上蜂巣内に腫瘍が進展し鼻内アプローチのみでは蜂巣内の処理が不可能な場合，眼窩内進展がある場合には Draf手術に加えて眉毛下切開などの外切開を追加する場合が多い(図 7)．眉毛下切開を追加すると腫瘍にアプローチするためのポートが 1 つ増えることになる．そのため，鼻内アプローチのみと比べると同時に使用できるデバイスの数が増え，デバイスを使用する角度の選択肢も増える．

腫瘍の切除方法について

鼻副鼻腔内反性乳頭腫の切除方法について，en bloc 切除がよいのか piecemeal 切除でもよいのかという議論に関しては現状では正解がないと思われる．これは内反性乳頭腫が悪性転化という特性をもっていることを踏まえた筆者の私見であるが，切除しようとする腫瘍が真に良性である内反性乳頭腫であれば en bloc 切除にこだわる必要はなく piecemeal 切除でもよいと考える．しかし一方で，内反性乳頭腫と思って切除した検体が術後の永久病理評価で内反性乳頭腫由来扁平上皮癌と診断される症例が一定数あるのも事実である．内反性乳頭腫由来扁平上皮癌の 5 年生存率は約 40％と報告されており[10]，もちろんこの場合はマージンをつけた en bloc 切除が望ましい．現状では術前に内反性乳頭腫の悪性転化を示唆するようなバイオマーカーなどは開発されておらず，当院では術後に内反性乳頭腫由来扁平上皮癌と診断される症例を考慮して，できる限り en bloc 切除を目指して手術を行うように心がけている．

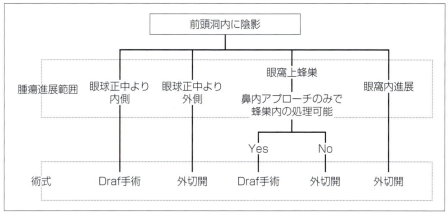

図 7. 前頭洞内の術式選択のフローチャート

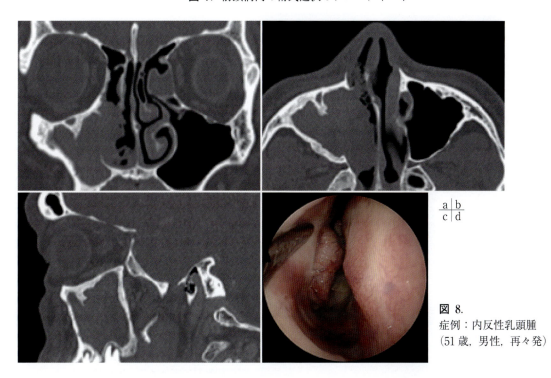

図 8.
症例：内反性乳頭腫
(51 歳，男性，再々発)

再発予防のための工夫について

鼻副鼻腔内反性乳頭腫は鼻副鼻腔良性腫瘍の中でも比較的高い再発率が報告されているが，再発予防には腫瘍基部の処理徹底が重要であるとの報告がある[2]．また，内反性乳頭腫の基部では骨肥厚がみられることが多い．当院では再発予防のための工夫として腫瘍基部の粘膜や栄養血管の処理に加えて，骨肥厚部分をしっかりと削開する手技を行っている．

ここで実際の症例を提示して基部処理についてご説明する．症例は 51 歳の男性で，他院で 2 回の内反性乳頭腫摘出術を受けるも再々発をきたし加療目的に当院に紹介となった．刺青のために MRI 撮影は困難であったが，CT 画像所見では眼窩下神経管の骨肥厚を伴う軟部陰影がみられ眼窩下神経管を基部とする腫瘍と考えられた(図 8)．また，内視鏡所見では下鼻甲介は以前の手術の際に切除され，同部位は腫瘍に置き換わっていた(図 8-d)．腫瘍側に向かって鼻中隔弯曲症があったため，鼻中隔矯正術と眼窩下神経管を前方から処理するために術式は DALMA を選択した．視野を展開していくと，術前の画像所見通り眼窩下神経管に骨肥厚を認め，腫瘍の基部であった(図 9)．腫瘍の基

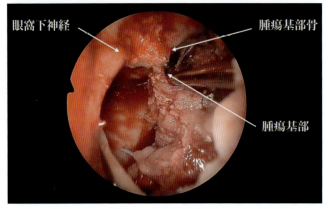

図 9. 図8の術中所見

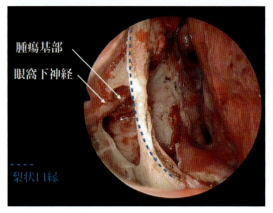

図 10. 図8の術中所見

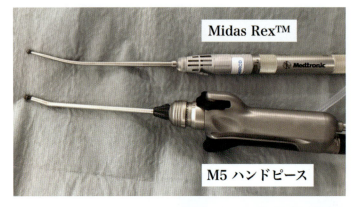

図 11.
Medtronic の Midas Rex™ドリル，tans nasal bar 15°4 mm と M5 ハンドピース

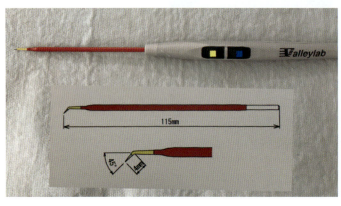

図 12.
村中医療器の電気メス，BONIMED マイクロニードル電極 115 mm

部を明視下におきながら粘膜と栄養血管の処理を行った後，慎重に骨肥厚部分を削開し眼窩下神経を露出させた．最終的な術野の所見を図10に示す．腫瘍基部の骨肥厚部分は平滑になっているのがわかる．この症例では術後の頬部症状などの合併症はみられず，現在術後1年半であるが再発は認めずに経過している．

使用しているデバイスについて

内反性乳頭腫に限らず，鼻副鼻腔腫瘍や頭蓋底腫瘍の際に当院で筆者が好んで使用しているデバイスについてご紹介させていただく．通常の鼻副鼻腔手術の機器に加えて，骨削開や狭いワーキングスペースでの手技が求められる際には下記のドリルと電気メスを使用している．

・Medtronic，Midas Rex™ドリル，tans nasal bar 15°4 mm（図11）

Midas Rex™のドリルは，M5ハンドピースのドリルと比較してシャフトが細く，腫瘍手術の際の狭い術野での骨削開が行いやすいため筆者は前

者を使用することが多い．また，M5 ハンドピースのドリルの回転数が 30000 RPM であるのに対し Midas Rex™ では 60000〜75000 RPM での使用が可能である．そのため，Draf 手術などの骨削開の多いアプローチ法の手技時間を短縮するのにも有用である．

・村中医療器，電気メス，BONIMED マイクロニードル電極 115 mm（図 12）

先端は耐熱性に優れ，硬度の高いタングステンを使用しており，高い電流密度により低出力での切開，凝固操作が可能である．そのため，周囲組織の熱変性が軽減される．筆者は切開，凝固モードともに 20 W で使用することが多い．狭い術野での凝固止血はもちろん，切開モードでは鼻粘膜をほとんど萎縮させずに切開することが可能であるため，鼻内再建のための粘膜弁作製の際にも使用している．

参考文献

1) Lawson W, Ho BT, Shaari CM, et al：Inverted papilloma, A report of 112 cases. Laryngoscope, **105**：282-288, 1995.
2) Peng R, Thamboo A, Choby G, et al：Outcomes of sinonasal inverted papilloma resection by surgical approach an updated systematic review and meta-analysis. Int Forum Allergy Rhinol, **9**(6)：573-581, 2019.
   Summary 96 本の論文から 4,134 症例の鼻副鼻腔内反性乳頭腫をレビューすることで再発率などを報告している．
3) Re M, Gioacchini FM, Bajraktari A, et al：Malignant transformation of sinonasal inverted papilloma and related genetic alterations：a systematic review. Eur Arch Otorhinolaryngol, **274**(8)：2991-3000, 2017.
4) 春名眞一．内視鏡下鼻副鼻腔手術（ESS）の進歩と今後の展望．日耳鼻会報, **124**：1374-1384, 2021.
5) Draf W：Endonasal micro-endoscopic frontal sinus surgery：Fulda concept. Op Tech Otolaryngology Head Neck Surg, **2**：234-240, 1991.
6) Nakayama T, Asaka D, Okushi T, et al：Endoscopic medial maxillectomy with preservation of inferior turbinate and nasolacrimal duct. Am J Rhinol Allergy, **26**(5)：405-408, 2012.
7) Omura K, Asaka D, Nayak JV, et al：Transseptal access with crossing multiple incisions for improved pedicle control and septum preservation："How I do it". Am J Rhinol Allergy, **31**：139-141, 2017.
8) Omura K, Nomura K, Aoki S, et al：Direct approach to the anterior and lateral part of the maxillary sinus with an endoscope. Auris Nasus Larynx, **46**(6)：871-875, 2019.
9) Krouse JH：Development of a stageingsystem for inverted papilloma. Laryngoscope, **110**：965-968, 2000.
10) Lobo BC, D'Anza B, Farlow JL, et al：Outcomes of Sinonasal Squamous Cell Carcinoma with and without Association of Inverted Papilloma：A Multi-Institutional Analysis. Am J Rhinol Allergy, **31**(5)：305-309, 2017.

頭頸部管腔構造の理解が疾患の治療戦略につながる

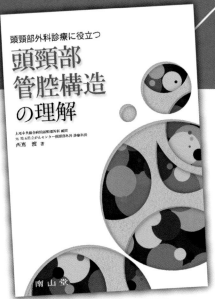

本書は筆者の45年にわたる頭頸部腫瘍を中心とした頭頸部疾患の治療経験をもとに，頭頸部にある各臓器・組織の解剖学的知識・知見を集積．その経験で培った臨床的概念・外科的治療の中で気づいた解剖学的解釈を散りばめた珠玉の一冊．これらにより頭頸部領域の診療のための深度高い理解が可能となる．

頭頸部外科診療に役立つ
頭頸部管腔構造の理解

上尾中央総合病院頭頸部外科 顧問／
元埼玉県立がんセンター頭頸部外科 診療科長　**西嶌 渡** 著

- B5判　314頁
- ISBN 978-4-525-37061-9
- 定価 14,300円（本体13,000円＋税10％）
- 2024年8月発行

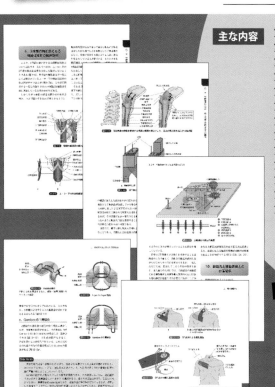

主な内容

- 第1章　管腔構造の概念―嚥下機能と管腔構造との関係―
- 第2章　管腔構造における上咽頭の考え方
- 第3章　管腔構造における頭蓋底の考え方
- 第4章　管腔構造における中咽頭の考え方
- 第5章　管腔構造における下咽頭の考え方
- 第6章　管腔構造における口腔の考え方
- 第7章　管腔構造における鼻・副鼻腔の考え方
- 第8章　管腔構造としての「間隙」
- 第9章　管腔構造としての「窩とトンネル」
- 第10章　頭頸部領域の自律神経支配
- 第11章　臨床症状と関連する皮膚と粘膜
- 第12章　粘膜と皮膚に関連する手術操作
- 第13章　頭頸部癌の臨床における主な対処方法

詳しくはWebで

9784525370619

姉妹書籍

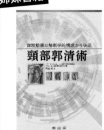

深頸筋膜の
解剖学的構造から学ぶ
頸部郭清術

- A4判　84頁
- 定価 11,000円（本体10,000円＋税10％）
- ISBN 978-4-525-31091-2
- 2023年3月発行

南山堂　〒113-0034 東京都文京区湯島4-1-11
TEL 03-5689-7855　FAX 03-5689-7857（営業）
URL　https://www.nanzando.com
E-mail　eigyo_bu@nanzando.com

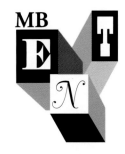

◆特集・第一線のエキスパートが教える耳科・鼻科における術前プランニングと手術テクニック

眼窩病変に対する内視鏡下鼻内手術

高林宏輔*

Abstract 眼窩吹き抜け骨折は個々の症例で骨折の状況は異なる．しかしながら，手術の原則は眼窩内容物の癒着と嵌頓を解除すること，骨折の辺縁を全周性に確認することであり，これらは不変である．そして，どのような骨折であっても不変である解剖学的ランドマークを把握しておくことで安全で再現性のある手術が可能となる．骨折部位を眼窩内容物から剝離挙上するためには，周囲にスペースを確保し，できるだけ骨片と粘膜を大きな骨粘膜弁となるように連続的に挙上する．このような操作をすることで骨折の辺縁を明らかにしつつ，遊離骨片の遺残を回避することが可能となる．本稿では眼窩吹き抜け骨折整復術における解剖学的ランドマーク，実際の内視鏡操作におけるコツについて解説する．また，手術における重大な合併症である球後出血では視力障害のリスクがあり，眼窩の減圧とゴールデンタイムについても概説する．

Key words 眼窩下神経(infraorbital nerve)，蝶形骨大翼下縁(inferior margin of the greater wing of sphenoid bone)，上顎洞後上壁(superior posterior wall of the maxillary sinus)，鈎状突起(uncinate process)，前篩骨動脈(anterior ethmoid artery)，骨粘膜弁(bone-mucosal flap)

はじめに

内視鏡的に眼窩吹き抜け骨折を整復する場合には，骨折によって正常構造が破壊されているため，眼窩内への迷入や眼窩内容物の損傷に特に注意すべきである．機能を回復させるための手術であるが，合併症により視力低下や失明に至る可能性もあるため，解剖学的ランドマークの把握や手術操作のコツを学ぶことは安全で再現性のある手術に必要である．内視鏡下経鼻アプローチによる眼窩吹き抜け骨折手術は下壁と内側壁が対象となるため，本稿では下壁と内側壁に項目を分けて解説する．また，球後出血が生じた場合，迅速な対応により視機能の低下を回避できる．緊急時の対応についても解説する．

解　剖

1．下　壁

眼窩下壁は眼窩側からは上顎骨，頬骨，口蓋骨眼窩突起で形成されているが，鼻腔側から操作可能な眼窩下壁は上顎骨で形成される．眼窩下壁骨折では，鼻腔側からは折れた骨片と逸脱した眼窩内容物が上顎洞内に突出している状態が観察される．しかしながら，骨折が高度でなければこれらの逸脱した眼窩内容物と骨片は上顎洞粘膜に覆われていることが多く，明視下におくためには上顎洞粘膜に切開を入れ，上顎洞側に粘膜を剝離挙上する必要がある．粘膜を挙上すると骨片を認め，同様に骨片も上顎洞側に剝離挙上することで眼窩脂肪織など眼窩側の組織が鼻腔側から観察や操作が可能となる．眼窩下壁は眼窩下溝と眼窩下管が存在し眼窩下神経が走行している．そのため，眼

---

* Takabayashi Kosuke，〒070-8530 北海道旭川市曙1条1-1-1　旭川赤十字病院耳鼻咽喉科，副部長／〒060-8556 北海道札幌市中央区南1条西17　札幌医科大学耳鼻咽喉科，臨床准教授(兼務)

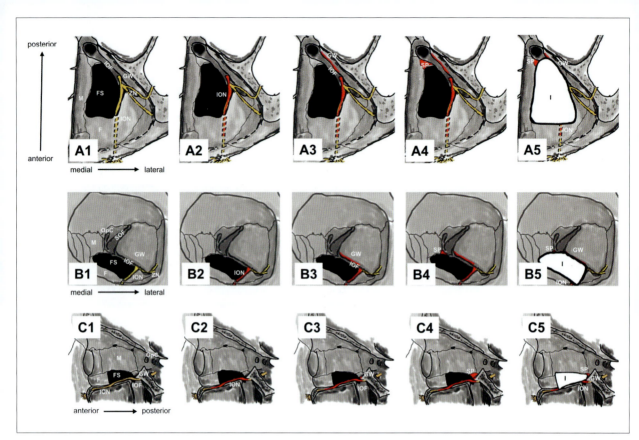

図 1. 眼窩下壁の解剖
F：眼窩底, FS：骨折部位, GW：蝶形骨大翼, I：インプラント, IOF：下眼窩裂, ION：眼窩下神経, M：眼窩内側壁, OpC：視神経管, SOF：上眼窩裂, SP：上顎洞後上壁, ZN：頬骨神経, 黄色線：神経, 赤線：ランドマーク

(文献2より転載)

窩下神経は眼窩下壁の高さのランドマークとなる[1]. 眼窩下壁では眼窩下神経の走行部位では骨が菲薄化しているので, 眼窩下壁骨折では眼窩下溝や眼窩下管がしばしば骨折の辺縁となる(図1). 眼窩下神経は三叉神経第2枝である上顎神経の枝であり, 上顎神経は正円孔から頭蓋外に至り, 翼口蓋窩で前方に向かう眼窩下神経, 外側に向かう頬骨神経, 尾側に向かう翼口蓋神経と後上歯槽神経に分かれ, 眼窩下神経は翼口蓋窩の頭側から眼窩下壁を走行する. 頬骨神経は下眼窩裂を眼窩下神経の外側に向かい, 下眼窩裂前縁のzygomatic groove を走行する(図1). 眼窩下神経の上縁や下眼窩裂の眼窩下神経よりも内側を操作することで, これらの神経にダメージを与えることはない. 眼窩骨膜と翼口蓋窩骨膜は癒合するため通常は下眼窩裂よりも後方の構造は確認できないが, 眼窩下神経上縁の高さで眼窩骨膜と翼口蓋

窩骨膜の癒合部を切開すると上顎神経の分枝を損傷することなく蝶形骨大翼が同定可能となる[2](図1). 蝶形骨大翼下縁は下眼窩裂の高さであり, 眼窩下壁後端の高さを示すランドマークとなるため, 眼窩下壁の後端まで骨折し本来の高さがわからない状況では, 本ランドマークで眼窩下壁後端の正確な高さを確認することができる[2]. 蝶形骨大翼下縁に沿って内側に進むと上顎洞後上壁が最深部のランドマークとして認識できる(図1). 同部位は眼窩側では口蓋骨眼窩突起であり, こちらも眼窩下壁骨折で損傷することはない[3].

2. 内側壁

眼窩内側壁は篩骨洞の隔壁が存在するため, 下壁のような広い空間を確保するためには篩骨洞を開放することが必要となる. しかしながら, 骨折部では吹き抜けた骨片と眼窩内容物が篩骨洞の蜂巣内に存在するため, 不用意に篩骨洞の壁を切除

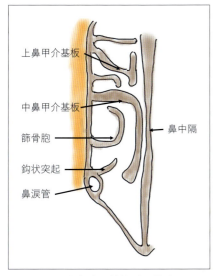 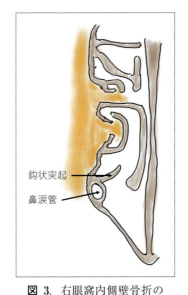 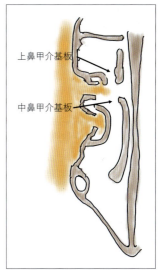

図2. 右鼻腔の軸位断の模式図

図3. 右眼窩内側壁骨折の模式図
眼窩内側壁が骨折していても，涙骨と涙骨に付着する鉤状突起は骨折の影響を受けない．

図4. 篩骨洞内にスペースを作成した状態の模式図
骨折部位の内側に骨折部位の骨片と粘膜を挙上するためのスペースを確保している．

することは，眼窩内容物を損傷するリスクがあり注意を要する．眼窩内側壁骨折をきたしていたとしても，鉤状突起垂直部が涙骨に付着することに変わりはない．眼窩内側壁骨折においては涙骨の骨折はほぼ認めないため，鉤状突起垂直部の切除は通常の内視鏡下鼻副鼻腔手術と全く同様の手技となる（図2, 3）．鉤状突起垂直部を切除することで眼窩内側壁の最前方から操作可能となる．完全基板である中鼻甲介基板と上鼻甲介基板を内側で切除すると，骨折部を含む眼窩内側壁と内側壁に付着する不完全基板，その内側で甲介の間に空間を確保することが可能となる（図4）．眼窩内側壁で注意する脈管は前篩骨孔を走行する前篩骨動脈である．前篩骨孔は骨折の辺縁となりやすいため，同部位の骨片と粘膜を眼窩内容物から挙上するときには前篩骨動脈の損傷に注意する必要がある．

手術操作のコツ

手術操作の原則は ① 眼窩内容物の癒着と嵌頓を解除すること，③ 骨折の辺縁を全周性に確認することである[4)5)]．そして，眼窩を再建あるいは整復固定する．決まった術式はなく，アプローチ法も内視鏡下経鼻アプローチ，経眼窩アプローチ，あるいは経鼻と経眼窩のコンバインドアプローチがあり，術者の経験や得意な手法が用いられる傾向にある．

1. 下 壁

眼窩下壁骨折での内視鏡下経鼻アプローチでは上顎洞の広い空間を利用できるため術野展開が容易となり，眼窩後方の操作に優れ視神経障害のリスクは低く，安全性と有用性が報告されてきた[6)7)]．さらに，経眼窩アプローチを加えた経鼻と経眼窩のコンバインドアプローチは安全性・操作性ともに高く，特に後方の骨折に対してよい適応である[8)]．再建ではインプラントの位置が不正確であると複視の残存や視神経障害などの合併症を生じるリスクがある[9)]ため，正確な再建が望まれる．眼窩下壁最後端の再建は難しく[10)]，安全で再現性のある術式が望まれる．本稿では筆者が行っているコンバインドアプローチによる下壁の再建[2)]について解説する．

上顎洞を前方から操作するため，prelacrimal approachで涙骨と上顎骨内側壁を可及的に切除する．この際に骨の切除範囲が狭いと上顎洞内の操作が可能となる範囲が狭くなるため，できるだけ大きく開放する．上顎洞粘膜の切開部位は骨折

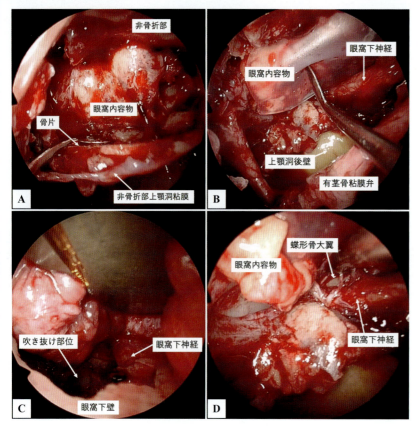

図 5. 下壁骨折の術中所見（有茎骨粘膜弁の挙上から蝶形骨大翼の同定まで）
　A：経鼻アプローチでの視野を示す．骨折部位の上顎洞粘膜と骨片を上顎洞側に挙上する．粘膜の切開部位は非骨折部位からとすると骨折の辺縁が同定しやすい．骨粘膜弁を元の位置に戻す場合も粘膜に余裕があるので再建部位を覆いやすい利点がある．
　B：眼窩下神経を同定し，眼窩内容物をシリコンシートで大まかに持ち上げながら眼窩下神経に沿って後方に進む．
　C：経眼窩アプローチでの視野を示す．骨折の辺縁に眼窩下神経を認める．
　D：経鼻アプローチでの視野を示す．眼窩下神経上縁で翼口蓋窩骨膜と眼窩骨膜を分離すると，その深部に蝶形骨大翼が同定できる．

が及んでいない正常部分とし，正常な部分から粘膜を挙上することで骨折の辺縁を全周性に広く同定しやすく，骨の挙上が容易となる（図 5-A）．骨の挙上の際にはできるだけ骨膜は眼窩内容物側に付着させて，骨と上顎洞粘膜だけを挙上する．この際にはなるべく下壁の骨折部位を一つの大きな局所の有茎骨粘膜弁として一挙に挙上する．続いて，眼窩下神経を同定する（図 5-B，C）．眼窩下神経を同定できたらその上縁に沿って後方に向かう．そして，眼窩骨膜と翼口蓋窩骨膜の癒合部を眼窩下神経の上縁のレイヤーで切開し，蝶形骨大翼を同定する（図 5-D）．外側には頬骨神経が走行するため操作が及ばないように注意する．眼窩下神経の内側で蝶形骨大翼下縁に沿って内側に向かい（図 6-A），下眼窩裂の対側で上顎洞後上壁を同定する（図 6-B）．シリコンシートで眼窩内容物を整復し，眼窩下神経，蝶形骨大翼下縁，上顎洞後上壁のすべてのランドマークに接するように硬性プレートを留置する（図 6-C）．最後にシリコンシートを抜去し，有茎骨粘膜弁で眼窩と上顎洞を再度分離する（図 6-D）．術後の computed tomography（CT）画像では良好に整復され，特に眼窩下壁後端の位置が正しく再建されていることが確認された（図 7）．

2．内側壁

眼窩内側壁骨折では内視鏡下経鼻アプローチは，後方まで明瞭に観察できるため安全性に優れ，よい適応である[11)〜13)]．本稿では内視鏡下経鼻アプローチで一般的に施行されているシリコンシートを使用した整復固定のコツに加え，内視鏡下での内側壁の再建についても解説する．

眼窩内側壁骨折が認められていても鉤状突起については解剖学的に不変であるため，鉤状突起切除を涙骨付着部までしっかりと行うことにより，眼窩内側壁を最前方から観察と操作が可能となる（図 8-A，B）．鉤状突起切除の後には篩骨洞の隔壁は内側だけを切除し，骨折部には触れないように空間を確保していく．眼球を軽く押すことで眼窩内側壁の可動部位を確認し，骨折部位を認識しながら後方に進んでいく．中鼻甲介基板と必要時

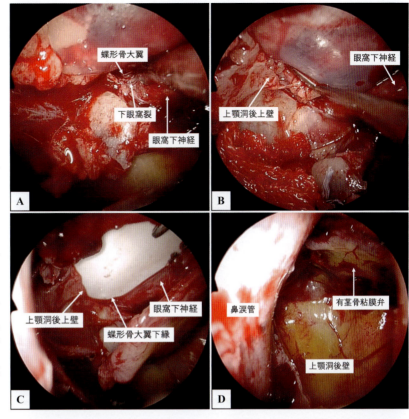

図6.
下壁骨折の術中所見(蝶形骨大翼下縁の操作から再建まで)
　A：蝶形骨大翼下縁に沿って骨を出しながら内側に進む．
　B：蝶形骨大翼下縁の内側縁から下眼窩裂を挟んだ対側に上顎洞後上壁が同定できる．
　C：硬性プレートを眼窩下神経，蝶形骨大翼下縁，上顎洞後上壁のすべてに接するように留置する．
　D：有茎骨粘膜弁で再建部位を被覆する．

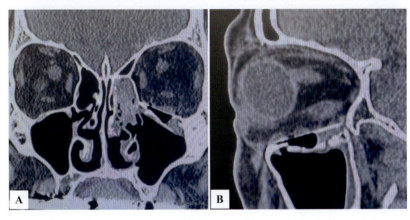

図7.
下壁骨折再建のcomputed tomography(CT)所見
硬性プレートは正確な位置に留置されている．

には上鼻甲介基板を内側で切除して手術操作が及ぶ完全基板を切除して篩骨洞内に空間を確保する(図8-C, D)．眼窩下壁骨折時に広い空間が上顎洞内に確保されているのと同様に，内側壁骨折でも篩骨洞内に可及的に空間を作成する．そして前方に戻り，眼窩内側壁の粘膜と骨折部の骨片をなるべく一つの有茎骨粘膜弁として挙上する(図9-A)．骨折の上縁が前篩骨管である場合が多く，骨折の上縁で前篩骨動脈を損傷しないように注意する．整復固定するだけの術式であれば骨粘膜弁は切除して眼窩内容物を眼窩内に完納し(図9-B)，逆U字にしたシリコンで整復固定する(図9-C, D)．この際に篩骨洞を天蓋まで隔壁を除去していないとシリコンシートがたわんでしまい内側壁をきれいに整復固定することができなくなる．術後のCT画像では眼窩内側壁が良好に整復固定されていることが確認された(図10)．眼窩を再建する場合は，プレートを骨折部位よりも部分的にわずかに大きくして眼窩内に骨に対してアンダーレイで留置し(図11-A)，有茎骨粘膜弁で骨折部位

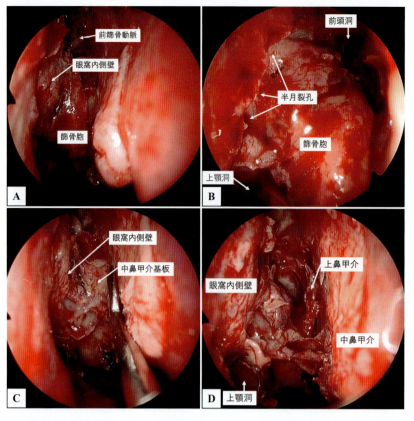

図 8.
内側壁骨折の術中所見(鉤状突起切除から篩骨洞のスペース作成まで)

A：鉤状突起切除は通常の内視鏡下鼻副鼻腔手術と同様に可能である．
B：半月裂孔を70°斜視鏡で観察した視野を示す．鉤状突起は涙骨に付着しており，骨折には影響されないことがわかる．
C：篩骨胞の内側部分を切除し，中鼻甲介基板を明視下においた．
D：中鼻甲介基板と上鼻甲介基板を切除し，骨折部位の内側にスペースを確保した．

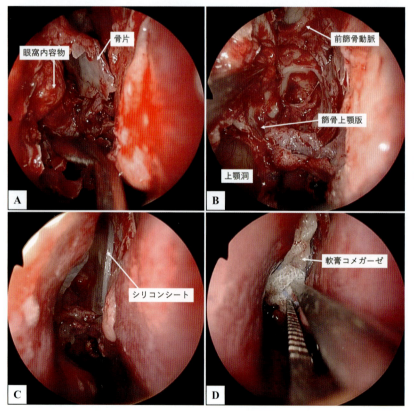

図 9.
内側壁骨折の術中所見(骨折部位の挙上から整復固定まで)

A：骨折部位の最前方から骨片と粘膜を可及的に大きな骨粘膜弁となるように連続的に挙上する．
B：挙上した骨片と粘膜を切除し，骨折の辺縁を全周性に確認する．
C：シリコンシートを逆U字に篩骨洞に留置する
D：シリコンシート内に軟膏コメガーゼを留置して固定する．

図 10.
内側壁骨折整復固定後のCT所見
逸脱した眼窩内容物は眼窩内に収納され，内側壁はシリコンシートで整復固定されている．

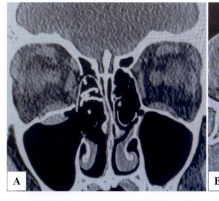 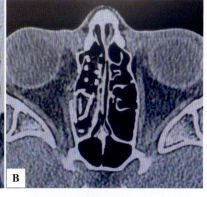

図 11.
内側壁骨折の術中所見（硬性プレートの留置と再建）
A：硬性プレートを眼窩に対してアンダーレイで留置する．
B：有茎骨粘膜弁でプレートを被覆して眼窩内側壁を再建する．

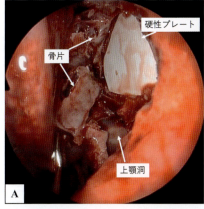 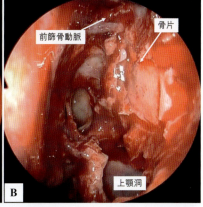

図 12.
内側壁骨折再建後のCT所見
眼窩内側壁は硬性プレートで再建され，有茎骨粘膜弁で被覆されている．

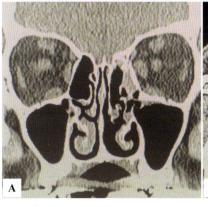 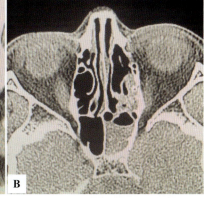

を被覆する（図11-B）．術後のCT画像では眼窩内側壁は硬性プレートで整復され，有茎骨粘膜弁でプレートが被覆され眼窩と副鼻腔が分離されたことが確認された（図12）．

3．混合型（下壁内側壁型）

下壁と内側がいずれも骨折している混合型骨折は，複雑な3次元的再建が必要とされる．筆者は内視鏡下経鼻アプローチと経眼窩アプローチの複数の術者で，立体的な再建を行うのに安全なシリコンシートを用いている[14]（図13）．内側壁側では経眼窩の術者に眼窩内容物を外側に牽引してもらうことで眼窩内容物が篩骨洞に逸脱してくるのを防ぐことができるため，経鼻アプローチの術者は良好な術野で安全に操作が可能となる（図14-A）．下壁側では眼窩内容物の逸脱が高度である場合にはprelacrimal approachを用いて経鼻と経眼窩の術者が協力して再建を行うが，病変が軽度の場合は経眼窩の術者が単独で下壁の再建が可能であるため手術を簡略化することができる．眼窩内側壁の骨折部の骨片と篩骨洞粘膜は除去し，眼窩下壁

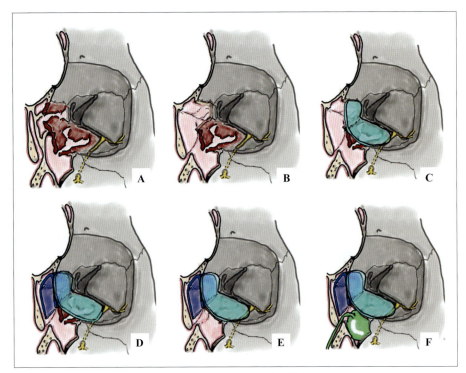

図 13. 混合型骨折の術式の模式図
（文献 14 より転載）

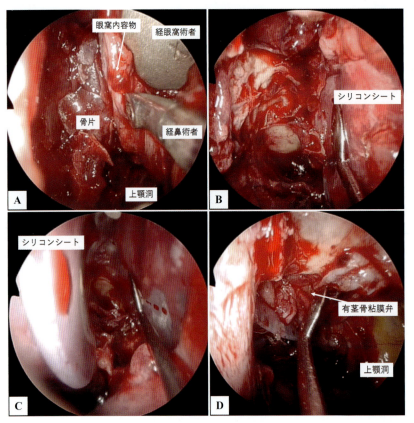

図 14.
混合型骨折の術中所見（内側壁の骨折部位の骨片と粘膜除去から下壁有茎骨粘膜弁の再建まで）

A：経眼窩術者によって眼窩内容物は外側に牽引され，経鼻術者は広く明瞭な術野で操作が可能となる．

B：1枚目のシリコンシートを眼窩下壁から内側壁に至るまで眼窩に沿って留置する．

C：2枚目のシリコンシートを内側壁骨折の整復固定と同様に逆U字に篩骨洞に留置する．

D：1枚目のシリコンシートの下壁部分を覆うように有茎骨粘膜弁を戻して再建する．

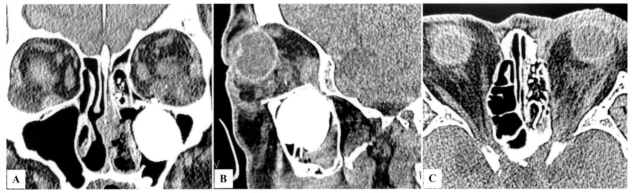

図 15. 混合型骨折再建後の CT 所見
眼窩下壁は骨粘膜弁とシリコンシートで再建され,内側壁はシリコンシートで整復固定されている.

の骨折部の骨片と上顎洞粘膜は有茎骨粘膜弁として再建に使用する.1 枚目のシリコンシートを眼窩に沿って留置し(図 13,14-B),2 枚目のシリコンシートを篩骨洞に逆 U 字に留置し軟膏コメガーゼをシリコンシートの内部に留置して,眼窩内側壁骨折の整復固定と同様に内側壁を整復する(図 13,14-C).下壁は有茎粘膜弁でシリコンシートを覆い(図 14-D),バルーンを留置して固定する(図 13).術後の CT で眼窩が再建され,下壁は有茎骨粘膜弁で骨性に再建された(図 15).

合併症への対応

眼窩吹き抜け骨折整復術では球後出血によるコンパートメント症候群による視力障害がもっとも重大な合併症である.介入までの時間と外科的減圧が視力回復と失明の防止に重要である.視力回復のためには視力低下の発生から 120 分以内に減圧が施行されるべきである.サルを用いた研究では 105 分以上の網膜中心動脈の閉塞で不可逆的な視神経障害が生じ,240 分以上で視神経萎縮が生じた[15].CT で血腫の位置が明らかである場合はベッドサイドで 23 ゲージ針による血腫の直接穿刺吸引でも減圧に有効である.外科的手技としては lateral canthotomy, cantholisis や,近接する副鼻腔へのドレナージは減圧に有効である.眼圧を管理するための保存的対応としては,側臥位で患側を上にする,バルサルバ操作を避ける,アイスパックで患部を冷却するなどがある[16].

まとめ

眼窩のランドマーク,手術操作のコツ,合併症への対応について解説した.安全で再現性のある手術が望まれる.そして,万が一合併症が生じてしまったときは速やかに対応し,視機能を保護し回復させる必要がある.

参考文献

1) Li L, London NR Jr, Prevedello DM, et al: Anatomical Variants of the Infraorbital Canal: Implications for the Prelacrimal Approach to the Orbital Floor. Am J Rhinol Allergy, **34**: 176-182, 2020.
2) Takabayashi K, Maeda Y, Kataoka N: Modified procedure for reconstructing the inferior wall of the orbit: identification of a reliable new landmark. Eur Arch Otorhinolaryngol, **279**: 5955-5961, 2022.
　Summary　眼窩下壁骨折のランドマークと硬性再建の手法について解説している.
3) Amin JD, Rizzi CJ, Trent G, et al: A Consistent, Reliable Landmark to Assist in Placement of Orbital Floor Reconstruction Plates After Blowout Fractures. J Craniofac Surg, **30**: 2277-2279, 2019.
　Summary　上顎洞後上壁は眼窩底再建のための信頼できるランドマークであることを解説している.
4) Chung SY, Langer PD: Pediatric orbital blowout fractures. Curr Opin Ophthalmol, **28**: 470-476, 2017.
5) Homer N, Huggins A, Durairaj VD: Contempo-

rary management of orbital blowout fractures. Curr Opin Otolaryngol Head Neck Surg, **27**：310-316, 2019.

6) Cheung K, Voineskos SH, Avram R, et al：A systematic review of the endoscopic management of orbital floor fractures. JAMA Facial Plast Surg, **15**：126-130, 2013.

7) Kwon JH, Kim JG, Moon JH, et al：Clinical analysis of surgical approaches for orbital floor fractures. Arch Facial Plast Surg, **10**：21-24, 2008.

8) Kakibuchi M, Fukazawa K, Fukuda K, et al：Combination of transconjunctival and endonasal-transantral approach in the repair of blowout fractures involving the orbital floor. Br J Plast Surg, **57**：37-44, 2004.
   Summary 経眼窩と経上顎洞のコンバインドアプローチの利点について解説している．

9) Boyette JR, Pemberton JD, Bonilla-Velez J：Management of orbital fractures：challenges and solutions. Clin Ophthalmol, **9**：2127-2137, 2015.

10) Park J, Huh J, Lee J, et al：Reconstruction of Large Orbital Posterior Floor Wall Fracture Considering Orbital Floor Slope Using Endoscope. J Craniofac Surg, **28**：947-950, 2017.

11) Hinohira Y, Takahashi H, Komori M, et al：Endoscopic endonasal management of medial orbital blowout fractures. Facial Plast Surg, **25**：17-22, 2009.

12) Sanno T, Tahara S, Nomura T, et al：Endoscopic endonasal reduction for blowout fracture of the medial orbital wall. Plast Reconstr Surg, **112**：1228-1237；discussion 1238, 2003.

13) Yamaguchi N, Arai S, Mitani H, et al：Endoscopic endonasal technique of the blowout fracture of the medial orbital wall. Oper Tech Otolaryngol Head Neck Surg, **2**：269-274, 1991.

14) Takabayashi K, Maeda Y, Kataoka N：Modified procedure for reconstructing the inferomedial orbital wall：silicone sheet implantation without surgical removal. Eur Arch Otorhinolaryngol, **281**：515-521, 2024.
   Summary 混合型骨折の整復術について，2枚のシリコンシートを用いた再建方法と，シリコンシートの抜去法について解説している．

15) Ballard SR, Enzenauer RW, O'Donnell T, et al：Emergency lateral canthotomy and cantholysis：a simple procedure to preserve vision from sight threatening orbital hemorrhage. J Spec Oper Med, **9**：26-32, 2009.

16) Park JH, Kim I, Son JH：Incidence and management of retrobulbar hemorrhage after blowout fracture repair. BMC Ophthalmol, **21**：186, 2021.
   Summary 眼窩吹き抜け骨折整復術の合併症である球後出血の対応について解説している．

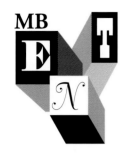

◆特集・第一線のエキスパートが教える耳科・鼻科における術前プランニングと手術テクニック

内視鏡下経鼻下垂体手術

田中秀峰*

Abstract 下垂体手術は，経鼻内視鏡下に行われることが多くなった．狭い中でも広くて明るい視野が得られることがメリットであるが，安定した摘出操作のためには十分に蝶形骨洞前壁骨を削除し，蝶形骨洞内に広いワーキングスペースを確保することが大切である．前壁骨削除の指標として，左右幅では翼突管，上下幅では蝶形骨洞底部から蝶形骨平板が見えるまでである．左右の内頸動脈隆起外側を直の器具で触ることができ，視神経管も視認できることが大切である．再建に関して術中の髄液漏が多い場合は，有茎鼻中隔粘膜弁で被覆する．蝶形骨洞自然口と中鼻甲介前下端部に相対する鼻中隔粘膜上の点を結ぶ粘膜切開を置き，蝶口蓋動脈の中隔後鼻枝を下方に温存し，嗅粘膜を上方に温存して粘膜弁を作成する．粘膜弁を硬膜切開部に被覆し，通常の鼻副鼻腔手術と同様の創傷被覆材を留置する．術後数日で鼻内の感染や髄液漏がないかを耳鼻咽喉科医が観察することが大切である．

Key words 翼突管(vidian canal)，内頸動脈(internal carotid artery)，視神経管(optic canal)，有茎鼻中隔粘膜弁(pedicled nasoseptal flap)，髄液漏(cerebrospinal fluid leak)

はじめに

下垂体手術は，主にラトケ嚢胞や下垂体神経内分泌腫瘍(pituitary neuroendocrine tumor：Pit-NET．以前は下垂体腺腫と呼ばれていたもの)を対象に経鼻内視鏡下に行われることが多くなった．現在では，その手技をもとに拡大蝶形骨洞手術として，中頭蓋底に接する頭蓋咽頭腫や髄膜腫，神経鞘腫，脊索腫，軟骨肉腫などへも適応の拡大が続いている．これは，狭い中でも広くて明るい視野が得られ，蝶形骨洞内に広いワーキングスペースが確保できれば，安定した腫瘍摘出操作が可能となるからである．そうした手術の基本として，下垂体手術で知られる経蝶形骨洞手術の手技を習得しておくことが大切である．トルコ鞍内の腫瘍を摘出する際には，内視鏡でよい視野が得られていても，用いる器具が蝶形骨洞前壁の骨窓で操作性の制限を受けるため，蝶形骨洞前壁をできるだけ広く骨削除して器具の操作性をよくしておくことが大切である．

蝶形骨洞前壁までのアプローチ法と，安全で自由度が高い腫瘍摘出操作に必要な蝶形骨洞前壁骨の削除範囲，腫瘍摘出後に行う硬膜再建や鼻副鼻腔粘膜弁での被覆の実際について解説する．また，鼻内の感染や髄液漏の有無など耳鼻咽喉科医が行う術後管理についても解説する．

アプローチ方法

1．鼻中隔沿いのアプローチ方法

トルコ鞍までのアプローチについては，様々な方法が提唱されている．まずは，両側鼻孔を用いるか，片側鼻孔だけでアプローチするかである．術中の鼻副鼻腔粘膜の損傷を減らしたいという目的であれば，片側鼻孔だけでアプローチするのも選択肢の一つである．使わなかった鼻腔は一切粘膜損傷がないため，術後鼻処置が片側で済むメ

---

* Tanaka Shuho, 〒305-8575 茨城県つくば市天王台 1-1-1 筑波大学医学医療系耳鼻咽喉科・頭頸部外科, 講師

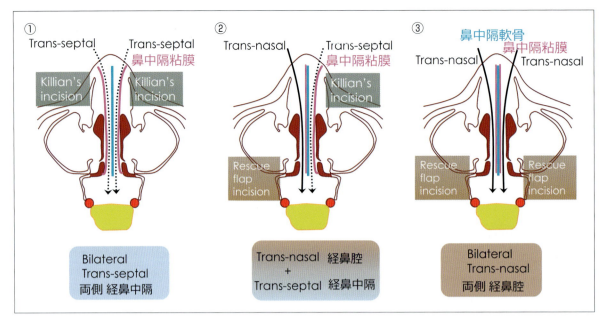

図 1. 経鼻アプローチ法

リットがある．ラトケ嚢胞やトルコ鞍内組織の生検など少ない操作で済む症例では選択肢に入る．しかし，症例数の多い Pit-NET 摘出では様々な操作が必要となり，内視鏡を含め 3 本以上の器具が同時に鼻腔に入って手術操作が行われるため，両側鼻孔を用いたほうがそれぞれの器具の干渉や鼻外における術者の手同士のぶつかり合いが少なく操作性において優位である．

次に蝶形骨洞までのアプローチでは，低侵襲性を考えれば経篩骨洞経由ではなく両側鼻中隔沿いに行うほうが簡便で早い．篩骨洞を開放すれば左右の操作性の改善が図られるが，病変のない副鼻腔を開放する侵襲性や術後の中鼻道癒着などのトラブルの原因になることなどを考慮すれば，鼻中隔沿いにアプローチすることが勧められる．鼻中隔沿いにアプローチする場合，嗅裂側での操作となり狭い空間で工夫する必要がある．軽度の鼻中隔弯曲があるだけでも操作性が悪くなるので，積極的に鼻中隔矯正を行い，特に後方の鼻中隔骨部（篩骨正中板や鋤骨）の骨削除を中心に行うことが有用である．

鼻中隔沿いのワーキングスペースが確保されたら，まず必要な確認ポイントとして蝶形骨洞自然口の観察が挙げられる．この時，中鼻甲介の前方から嗅裂に内視鏡を入れると粘膜損傷を起こしやすく出血する．中鼻甲介の下方に内視鏡を進め，後鼻孔付近でやや上方に向きを変えると，粘膜を傷つけることなく蝶形骨洞自然口が観察されやすくなる．蝶篩陥凹部に粘膜浮腫があるときは，同部位にエピネフリン付きコメガーゼを挿入し十分に粘膜収縮をさせるとさらに観察が容易になる．また，中鼻甲介が内側に張り出して狭いときは，軽く外側に圧排して蝶形骨洞自然口を見やすくするとよい場合もある．ほとんどの症例で，先に鼻中隔矯正を行い篩骨正中板や鋤骨を除去していればワーキングスペースは確保され，中鼻甲介を部分切除する必要性はなく，温存できると考えられる．自然口が確認できれば，その後の操作の指標になるので，はじめの段階で確認しておくとよい．

鼻中隔沿いのアプローチ方法には，① 両側ともキリアン切開部から鼻中隔粘膜下にアプローチする方法や，② 片側だけ鼻腔内で対側は鼻中隔粘膜下にアプローチする方法，③ 両側とも鼻腔内でアプローチし直接蝶形骨洞自然口に到達する方法がある[1]（図 1）．① は，両側とも鼻中隔粘膜下に器具の出し入れがされるので，器具の出し入れによる粘膜上皮の損傷がなく，アプローチの際に鼻中隔矯正もされ器具の自由度が上がるメリットがある．術後は完全に術前と同じような鼻腔形態の維持ができるが，術後にトルコ鞍周辺部の観察や処

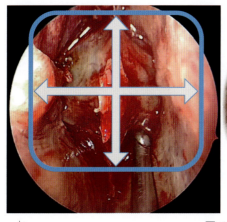
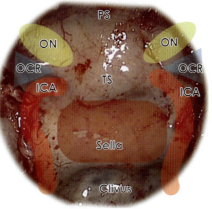

a | b 　　図 2.
　a：鼻中隔粘膜の中から観察した蝶形骨洞前壁．削除範囲は，左右の翼突管の間と，上下では蝶形骨平板〜蝶形骨洞底部まで．
　b：蝶形骨洞前壁を削除し頭蓋底を観察したところ．左右の視神経管隆起と内頸動脈隆起が確認できる．
PS：planum sphenoidale, TS：tuberculum sellae, ON：opitic nerve canal, OCR：opticocarotid recess, ICA：internal carotid artery, Sella：sella turcica

置を外来で行うのは困難である．② は，アプローチの際に鼻中隔矯正を行うことができ操作性の向上がなされ，片側の鼻中隔軟骨部の粘膜剥離をする必要がないので軟骨に愛護的である．また，術後に蝶形骨洞への観察孔を片側で作ることができるため，トルコ鞍周辺部の観察や処置が外来で行える．③ は，鼻腔前方の手術操作はないのでトルコ鞍までのアプローチは早く進められ，術後創部の観察や処置も容易である．一方，鼻中隔弯曲がある場合に矯正されないままとなり，その後の器具の操作性に制限がかかり，器具の出し入れによる鼻腔粘膜の損傷がやや多くなる傾向がみられる．このようにそれぞれメリットやデメリットがあるが，術中の操作性と術後の鼻副鼻腔処置のしやすさ，鼻腔形態や機能の温存を考慮して選択するのがよいと思われる．当院では ② の方法で行うことがほとんどである．

2．蝶形骨洞前壁削除

　トルコ鞍内の腫瘍摘出操作をする際，用いる器具が蝶形骨洞前壁の骨窓で操作性の制限を受けるため，蝶形骨洞前壁の骨削除をできるだけ広くすることがもっとも大切である．骨削除の指標として，左右幅では翼突管であり，上下幅では蝶形骨洞底部から蝶形骨平板が見えるまでである[2]．こ

れは，左右の内頸動脈隆起の外側が直の器具で同側前鼻孔から触ることができ，内頸動脈出血など緊急時に対応できるようにしておくことと，左右の視神経管を視認できるようにしてトルコ鞍周囲の解剖学的位置関係を把握しやすくすることに役立つ(図 2)．また，上下幅をつけると内視鏡の下から器具を入れたときに，カメラが上に逃げるスペースができ視認性と操作性がともによくなる．また，鞍隔膜近傍の腫瘍摘出の際は，斜視鏡の斜視面を上に向けて手術器具がカメラの上方から入れることになるが，蝶形骨洞底部まで前壁骨を削除しておくと，カメラが下に逃げるスペースが確保され，斜視鏡使用時に視認性と操作性がよくなる[2]．

　次に，左右幅の指標である翼突管についてである．鼻中隔粘膜から連続する蝶形骨前面の鼻粘膜を外側に骨膜下剥離していくと，はじめに軟部組織が蝶形骨と口蓋骨の間の骨孔に入っていく解剖組織がある．しばしば太くしっかりした組織であり，翼突管神経血管束と誤認して，それより外側の骨削除をためらってしまうことがある．しかし，このはじめに出会う組織は翼突管に入る組織ではなく，口蓋骨蝶形骨管(palatosphenoidal canal, 口蓋骨鞘突管；palatovaginal canal)を走行する咽

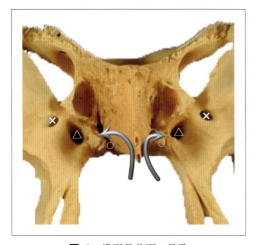

図 3. 蝶形骨前面の骨孔
○：口蓋骨蝶形骨管（口蓋骨鞘突管），
△：翼突管，×：正円孔

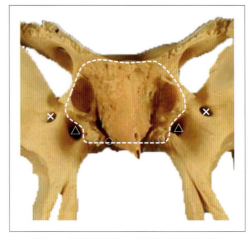

図 4. 蝶形骨前壁の骨削除範囲（点線）
○：口蓋骨蝶形骨管（口蓋骨鞘突管），
△：翼突管，×：正円孔

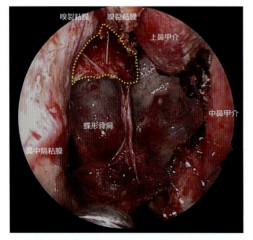

図 5. 蝶形骨前壁の上方部分の骨削除範囲（点線）

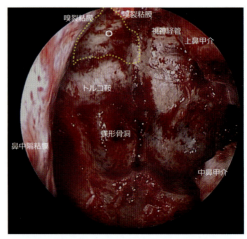

図 6. 蝶形骨前壁の上方部分の骨削除後
点線：蝶形骨前壁の上方部分の骨削除範囲
○：蝶形骨平板が見えるようになった．

頭神経血管束である（図3）．上咽頭の一部や耳管咽頭孔周囲の感覚を担うが，電気メスで焼灼切断しても問題ない．この管のさらに外側へ鼻粘膜の骨膜下剥離を進めていくと，2個目の骨孔が認められ，ここに入って走行するのが翼突管神経血管束である．翼突管内側縁までと翼突管上方の蝶形骨前壁骨を削除すると，左右幅の広い骨窓が作られる（図4）．

上下幅の拡大については，下方では蝶形骨洞底部が平らになるまで鋤骨や蝶形骨前壁骨の削除を進め，特に右側では斜視鏡で上を見上げるときにカメラを接地する部分をさらに削り込んでおくと，内視鏡の逃げ場になり器具との干渉が回避されやすくなる．上方では嗅裂粘膜を左右外側に剥離して嗅粘膜を温存し，前壁正中の上部の骨をできるだけ切除する（図5）．この操作はとても狭い幅での操作となり視野取りと器具の操作に工夫が必要であるが，左右の嗅裂粘膜を損傷しないように丁寧にパンチ鉗子や細いダイヤモンドバーで削除し，視神経管より上方の蝶形骨平板を視認できれば十分である．この上方での操作が，ワーキングスペースの改善にはもっとも大きな役割を果たすと考えられる（図6）．

3．Onodi cell があるとき

蝶形骨洞の大きさは様々で，蝶形骨洞が小さいと代わりに最後部篩骨蜂巣が発達しており，蝶形

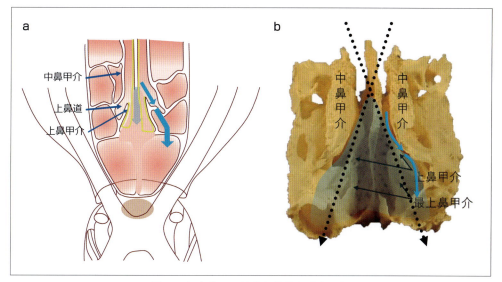

図 7. 上鼻道から最後部篩骨蜂巣を開放
a：上鼻道から最後部篩骨蜂巣の開放ルート
b：最後部篩骨蜂巣を開放すると広い操作範囲が得られる．

骨洞の上方に広がって Onodi cell となっている場合があり，下垂体手術の際に，Onodi cell の開放が必要になる．このようなときには，低侵襲性を維持するために上鼻道から最後部篩骨蜂巣に入り開放を進めて，蝶形骨洞との間の隔壁を除去してトルコ鞍周囲のワーキングスペースを確保することが勧められる（図7）．上鼻甲介は，嗅粘膜も含まれるため温存が勧められるが，上鼻甲介より外側の隔壁は，篩骨蜂巣内の隔壁もしくは蝶形骨洞前壁の骨なので切除して開放を進める．上鼻甲介の内側粘膜から嗅裂粘膜は損傷しないように，最大限注意が必要である．最後部篩骨蜂巣で，頭蓋底と眼窩壁を認識すると，限界面が認識され，その後の操作もスムーズに行え，視神経管の同定も容易となる．

鼻副鼻腔粘膜弁の作成

再建に関して，術中の髄液漏がなかったときや，鞍隔膜や硬膜面で髄液漏を十分に止められたときは，鼻中隔粘膜弁は不要なことが多い．その代わりに，蝶形骨洞粘膜を有茎でトルコ鞍に被覆することが勧められる．よって，はじめのアプローチの段階で頭蓋底面の蝶形骨洞粘膜を温存しておく必要がある．蝶形骨同単洞化の操作において，蝶形骨洞中隔の骨切除によってできた粘膜の切れ目に合わせて，蝶形骨洞粘膜をトルコ鞍の外側に剝離し術中は留置しておく．様々な蝶形骨洞中隔の形態があるため，蝶形骨洞粘膜弁の形状は一定ではなく症例に応じてどこに留置しておくかは異なる．硬膜再建後は，留置していた蝶形骨洞粘膜をトルコ鞍に戻し被覆する．

一方，術中の髄液漏が多い場合に，時として有茎鼻中隔粘膜弁で被覆する[3]．まず，蝶形骨洞自然口と中鼻甲介前下端部に相対する鼻中隔粘膜上の点を結ぶ粘膜切開を置き粘膜弁作成を開始する．この切開で下方では蝶口蓋動脈の中隔後鼻枝が温存され粘膜弁の栄養血管となる（図8）．また，切開線の上方では嗅粘膜が温存され嗅覚温存のために重要となる．次に，中鼻甲介より前方の鼻中隔粘膜領域は，被覆する大きさに合わせ上下幅を確保してキリアン切開ラインにつなげる．鼻腔底部側の切開は，通常は鼻中隔と鼻腔底の境界を切開し，後鼻孔上縁に切開を進めて作成する．針状電気メスを用いて粘膜切開を行うことが多いが，この時に煙が出て視野が悪くなるので，吸引のサポートと，粘膜切開のときのカウンターの力を同時にかけてもらうと無駄なく早く作ることができるので助手がいたほうがよい．また，鼻中隔粘膜弁を敷き込む面には，蝶形骨洞粘膜など上皮が残らないように，あらかじめ確実に粘膜上皮を剝離

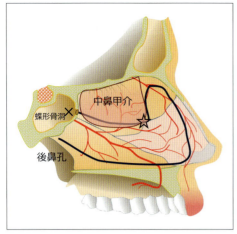

図 8. 有茎鼻中隔粘膜弁の採取
×：蝶形骨洞自然口，☆：中鼻甲介前下端部に相対する鼻中隔粘膜上の点，実線（青）：鼻中隔粘膜切開ライン

除去したうえで鼻中隔粘膜弁を留置することが，術後の嚢胞形成の予防になる．早期の上皮化完了のためには，粘膜弁を硬膜面に被覆するときに，トルコ鞍底部下面や斜台部で骨面から浮かないように敷き込む必要がある．また，トルコ鞍底が広く斜台部が深い症例では，鼻中隔粘膜弁の長さが足りないことがある．そのようなときは，正中ではなくやや外側にずらした内頸動脈隆起を通して粘膜弁を留置すると，トルコ鞍を被覆することができる．粘膜弁を留置後は，粘膜弁がずれないように生理的組織接着剤で固定し，通常の鼻副鼻腔手術と同様の創傷被覆材を軽く留置する．硬膜面で縫合固定していたり，頭蓋内の拍動が小さかったりする場合は，バルーンやガーゼによるトルコ鞍の圧迫支持などは不要である．

術後髄液漏

1．確認方法

下垂体手術の術後合併症でもっとも重要なものが，髄液漏である．その発見と確認は耳鼻咽喉科医の大きな役割である．患者が本を読もうと下を向いたときや，トイレの便座から立ち上がろうとしたときなど，日常生活で持続的ではなくても観血的に自覚症状として水様性鼻漏があるときは，髄液漏の疑わしいサインである．頭部CTで頭蓋内含気量が，術直後に比べ増えている所見も疑わしいサインである．こうした問診や画像評価で髄液漏が疑わしいときは，最終的な確認として鼻咽腔ファイバースコープで蝶形骨洞内を観察し，持続的な髄液漏出所見と漏出部位を目で確認することが必要になる．大量に出ているときは，拍動性に透明な液体が漏出しているのが容易に視認できるが，僅かな漏出だと髄液が透明であるために鼻汁との区別が難しい．そのようなときは，座位での診察ではなく臥位にして観察したり，息こらえをしてもらいValsalva手技で髄液圧を上げたりすると，髄液漏が増加しわかりやすくなる．また，最近では低用量フルオレセインの髄腔内投与が漏出部位同定に有効であった報告もある[4]．このように，髄液漏の最終確認では鼻咽腔ファイバースコープでの観察ができる耳鼻咽喉科医の果たす役割が大きい．

2．対処方法

わずかな髄液漏であれば，スパイナルドレナージと鼻内の漏出ポイントの圧迫で，ほとんどの場合，髄液漏は数日で止まる．このときに，鼻腔からトルコ鞍周囲を操作できる蝶形骨洞のウィンドウがあると，外来処置室などで迅速に対応でき便利である．粘膜弁のずれがあったり，創面から粘膜弁が浮いていたりすることがあるので，局所麻酔下に生理的組織接着剤を用いて再接着させたり，ピンポイントに浮いている部分を圧迫することができる．上皮の生着が始まれば数日で髄液漏所見はなくなる．

一方，持続的に拍動性髄液漏がみられた場合は，手術室での頭蓋底再建が勧められる．まず，被覆していた上皮をはがし，硬膜面での髄液漏停止処置が必要となる．トルコ鞍内の鞍隔膜側からの髄液漏は，頭蓋底骨がないために筋膜の敷き込みなどは難しいことが多く，脂肪充填や人工素材での接着，縫合による閉鎖が勧められる．また，上皮層の再建としては，鼻中隔粘膜弁を用いると広い面で硬膜面を被覆でき，より確実に上皮化が早期に完了するため，再手術時の際は有用と考えられる．

まとめ

　下垂体手術は，頭蓋底手術における内視鏡手術の一般化が進み，今後ますます経験する機会が増えるものと考えられる．基本的には脳神経外科が腫瘍摘出などトルコ鞍内操作を行うと考えられるが，経鼻アプローチと術後の鼻内管理については，耳鼻咽喉科医が接する機会が今後増えると考えられる．脳神経外科医との術前検討を通して，腫瘍摘出を最大限に行えるワーキングスペースを提供し，嗅覚や鼻粘膜機能を可能な限り温存できるアプローチ方法の工夫や手術方法を実践していくことが大切である．脳神経外科医としての必要性と耳鼻咽喉科医としての必要性をすり合わせていくことで，よりよい手術を患者に提供できるようになる．手術でのかかわりだけでなく，髄液漏の確認や術後の鼻内管理においても耳鼻咽喉科医が果たす役割は大きい．

文　献

1) 春名眞一：下垂体腫瘍．森山　寛，春名眞一，鴻　信義(編)：pp. 305-309, 内視鏡下鼻内副鼻腔手術　副鼻腔疾患から頭蓋底疾患まで．医学書院, 2015.
　Summary　下垂体腫瘍に対する経蝶形骨洞アプローチ法の歴史，鼻中隔経由法，鼻腔経由法，内視鏡手術のポイントについて解説．出血コントロールと危惧の充実，髄液漏の対処法，脳神経外科との協力の必要性を述べている．

2) 田中秀峰：経蝶形骨洞アプローチ．中川隆之(編)：pp. 233-243, 内視鏡下鼻副鼻腔・頭蓋底手術—CT読影と基本手技　第2版．医学書院, 2019.
　Summary　経鼻内視鏡下の経蝶形骨洞アプローチについてのポイント，内視鏡解剖について解説している．

3) Aldo CS, Eduardo V, Daniel T, et al：Endoscopic Transnasal Pituitary Surgery. Aldo CS (編)：pp. 235-240, Transnasal Endoscopic Skull Base and Brain Surgery Tips and Pearls. Thieme, 2011.
　Summary　経鼻内視鏡下の下垂体手術における各ステップを解説．蝶形骨洞の開放する範囲や頭蓋底再建について説明している．

4) 福家智仁，小林正佳，佐野貴則ほか：低用量フルオレセインの髄腔内投与が漏出部位同定に有効であった外傷性髄液鼻漏例．日耳鼻会報, **126**：46-51, 2024.
　Summary　髄液は無色透明なので手術の際に髄液漏出部位の同定が困難な場合がある．フルオレセインの髄腔内投与で髄液を着色し，髄液漏出部位を特定できた例を報告した．

MonthlyBook ENTONI No.283
2023年5月増刊号

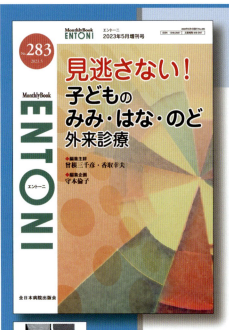

見逃さない！
子どもの みみ・はな・のど 外来診療

■ 編集企画／**守本倫子**（国立成育医療研究センター診療部長）
■ B5判　198頁　定価6,050円（本体5,500円）

小児の外来診療でよく診る症状を取り上げ、予想外の疾患が隠れていないかを見逃さないために、診察・検査・治療のタイミングなど第一線でご活躍のエキスパートより日常診療でのノウハウを伝授。

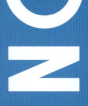

Contents

- 軽中等度難聴
- 聴力は正常なのにことばが遅い
- 中耳炎を繰り返す
- 耳介周囲が腫れている
- めまい
- 遷延する滲出性中耳炎
- 一側性難聴
- 鼻出血を繰り返す
- 粘稠な鼻汁が止まらない
- 鼻呼吸ができなくて苦しそう
- 片方の鼻から黄色〜緑色の鼻汁がみられる
- いびき、睡眠時無呼吸
- 口腔内の潰瘍、口内炎
- 急に飲み込めなくなった
- 発音がたどたどしい
- 吃音
- 先天性・後天性喘鳴
- 哺乳が苦しそう
- 声がかすれている
- クループ症候群
- 気道から出血が
- 頸部の瘻孔
- 耳下部腫脹
- 顎下部腫脹
- 首をさわると痛がる
- 鎮静検査

全日本病院出版会　〒113-0033　東京都文京区本郷 3-16-4　Tel：03-5689-5989
www.zenniti.com　Fax：03-5689-8030

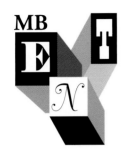

◆特集・第一線のエキスパートが教える耳科・鼻科における術前プランニングと手術テクニック

内視鏡下(前)頭蓋底手術

大村和弘*

Abstract
内視鏡下前頭蓋底手術における注意点を述べる。
比較的経験の若い先生方でも理解できるよう
　① 手術に必要な機器
　② 術者と助手と看護師の位置
　③ 術前に注意すべきこと
　④ トレーニング
　⑤ 頭蓋底手術における基本手技
　⑥ 頭蓋底手術における助手の手技
　⑦ 具体的な基本手技
　⑧ 合併症を起こさないための工夫
このようなチャプターに分けて説明をする。
この稿を読み終えると、誰でも手技が上達するきっかけが手に入ることを願って執筆しました。

Key words 前頭蓋底(anterior skull base)、トレーニング(training)、内視鏡(endoscopic)、合併症(complications)

手術に必要な機器

1. ドリル

日本メドトロニック:Midas Rex MR7 トランスネイザルバー15°、4 mm または Midas Rex MR8 クリアビューロング7 cm、4 mm、Fine Diamond/Course Diamond

ドリルは頭蓋底の手術の際は、ハイスピードドリルをお勧めしている。筆者は Midas Rex MR7 トランスネイザルバー4 mm をほとんどの場合で使用している。最近は耳の手術をする際に MR8 を病院として購入している施設もあるため、MR8 の先端のアタッチメントとしてクリアビューロングというものがあり、7 cm と多少短いが、十分頭蓋底手術に使用可能である。先端は基本は Course Diamond がよいと考えるが、視神経管や内頸動脈周りなどどうしてもドリルによる侵襲を減らしたい場合は、Fine Diamond を使用することをお勧めする(図1-a)。

2. 頭蓋底クリップ

日本メドトロニック:クリップ鉗子ローテータブルタイプ 130 mm または 170 mm(MCEN21RJ)

血管クリップはこれを用いている。特に、顎動脈の本管などはこれを使用している(図1-b)。

3. 電気メス

村中医療機器:BONIMED マイクロニードル電極　アングル4 mm リジッド、全長89 mm

先端が曲がっており、電極が出ている長さも鼻内の粘膜切開においてちょうどよい長さである。全長は様々な長さがあるが、89 mm が鼻内の操作

* Omura Kazuhiro, 〒105-8471 東京都港区西新橋 3-19-18 東京慈恵会医科大学耳鼻咽喉科学教室、講師

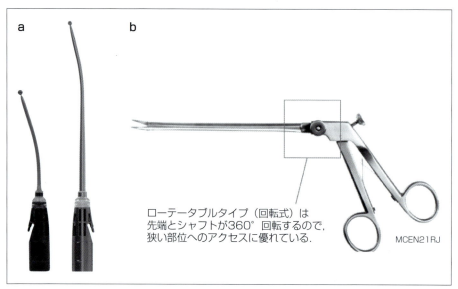

図 1．手術機器（日本メドトロニック）
a：Midas Rex MR8 クリアビューロング 7 cm，13 cm
b：クリップ鉗子 ローテータブルタイプ

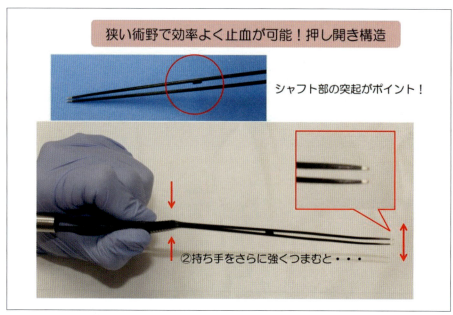

図 2．薄型マリアブルバイポーラ鑷子（フジタ医科器機）

にはよいと考えている．

4．バイポーラ

フジタ医科器械：薄型マリアブルバイポーラ鑷子

鑷子型のバイポーラではあるが，握り切ると先端が開く構造になっていて，非常に使いやすい．先端も繊細であり，ピンポイントでの止血が可能である（図2）．

5．メス

フェザー替刃．15c のメス刃．メスハンドル No. 7
メス刃はディスポーザブルの刃を使用している．このことで常に一定の切れ味のもと自分の切開の力加減を調節できるようになった．研ぐタイプのメスを使用する場合，切れ味が事前にわからないので，術者側がどのくらいの力でどの程度切れるというような感覚を養うことが難しい．さら

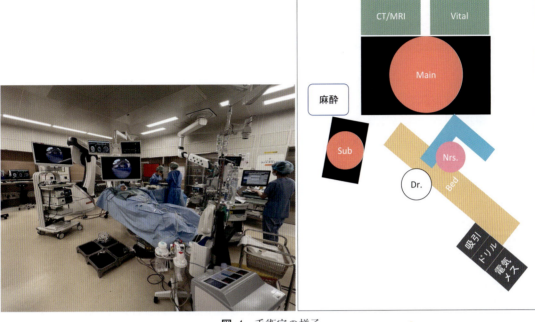

図 3. メスハンドルとメス刃（フェザー社）

図 4. 手術室の様子

に，先端が鈍のメスだと組織が挫滅してしまい，創傷治癒が遅れる．そのため，ディスポーザブルの刃を強くお勧めする．サイズは 15c を用いている．15 番だと刃が大きくて，狙った場所をピンポイントで切開することができない．

メスの柄も様々なものがあるが，メス柄の太さや形状によって手の感覚が変わるので，硬膜を切る際に使用する柄を鼻中隔切開でも用いて，自分の手の感覚を養うようにしている．

鼻中隔の切開をメインにする術者は，メス柄が短くて太いものがやりやすいと思う（図 3）．

6．縫合糸

TF5-0 バイクリル，TF4-0 バイクリル

TF は 180°のカーブがあり，鼻内で使用しやすい．バイクリルは撚り糸なので貫通するときの組織障害性が強く，たとえば薄い粘膜を通すと，糸を引いているだけで粘膜がちぎれてしまうことがあるため，バイクリルの糸にゲンタシン軟膏を塗布し，なるべく滑らかにして組織障害性を低くする努力をしている．

術者と助手と看護師の位置

図 4 に手術室の様子を示す．55 インチのオリンパスのモニターが術者の対面にあり，この Main モニターの脇に患者のバイタルと画像がわかるように 2 つのモニターを置いている．ドリル，電気メス，吸引管などは足側に置き，モニターや周辺機器のコンセントなどのラインは術者や助手が立つ場所には出ないように配線を管理する．手術中に足を引っ掛けて余計なトラブルがないようするための配慮である．

図 5 は手術場の写真である．

頭蓋底の手術の性質上，顎動脈，内頸動脈などの損傷により大量に出血する可能性がある．有事

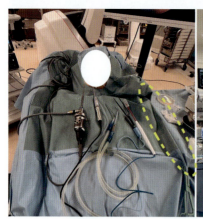
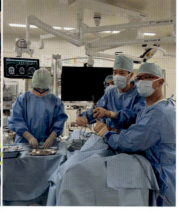

図 5.
実際の手術現場

の時に余計なトラブルがないように，平時から道具を常に整理しておく必要がある．筆者の場合は，術者の目であるカメラは必ず他のラインと干渉しないようにしている．そのため，カメラは頭側から一ラインのみ．吸引管2本(直と弯曲の2種類)，電気メス，バイポーラ鑷子，ドリルは足側から出している．加えて，看護師と術者の真隣りに来るように位置し，看護師の使う器械台と患者の手術台とに隙間を作らないように工夫をしている．この隙間にガーゼが入り込んだり器具が落ちるのを予防するためである(図5-黄色点線)．

助手は術者左隣に足台に乗らずに立ち術者のサポートをする．その仕事としては，内視鏡が曇った際に水をかけるだけではなく，助手の肘は手術台に固定し，内視鏡の保持やカウンタートラクションをかけるなど多彩な役割がある(図5)．

術前に注意すべきこと

頭蓋底手術の際は，他科との連携をして手術をすることが多い．そのため，それぞれの持ち場でのやること，順番を術前に明確化することが必要である．自分の理解している深さまで，チームメンバーが理解しているとは限らない．術前に大丈夫と言っておきながら，手術中に迷ったり予定と違う切開ラインになったりということがあってはたまったものではない．そのため，皮膚切開，バーホールの位置，骨切ラインなどは実際に3D骨モデルに書き込んで，手術の順番，器械出しの看護師の人数などまで，すべて共有をすることが大切である．細かければ細かいほどよい．基本的に信用できる医者であればあるほど，わからないところをわからないと言えるものである．頭でイメージできる医者もいれば，3Dモデルのように実際に触ってイメージする医者もいるので，それぞれの医者の特性に合わせたものを使うとよいと思う．

もし，明確にそのようなイメージを作ることができない人や，どの程度の深さまでのイメージを作ればよいのかわからない人は，次のようなトレーニングをするとよいと思う．図6は脳神経外科と頭頸部チームの術者たちと3Dプリンターモデルを手に切除ラインを鉛筆で描きあっている様子である．

トレーニング

図7-aは，鼻中隔軟骨の切開をしているときのものである．

この場面を頭の中では，大雑把にカテゴライズすると4つの面からイメージしている．

① カメラワーク(何のために，どこからどこまでを映しているのか)
② メスの角度(軟骨に垂直に入れるための動かし方を含め)
③ メスの深さ(反対側の鼻中隔粘膜を損傷しないための深さは？)
④ 助手の鉗子の位置(右手で内視鏡の上から挿入)

たとえば，鼻中隔の手術だと少なくとも下記8フェーズでのカメラ，鉗子の動かし方，助手の使い方をイメージしている．特記すべきは，一度決

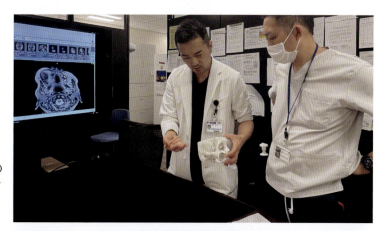

図 6.
脳神経外科と頭頸部チームでの3Dプリンターモデルを手に切除ラインを描いている様子

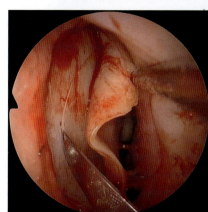
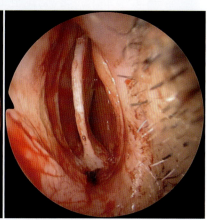

a|b

図 7.
鼻中隔軟骨切除術

めたら毎回症例は違えど同じカメラワーク，同じ器具，動かし方，助手の使い方にすることである．

- 左の鼻中隔粘膜切開
- 鼻中隔粘膜と軟骨の剝離
- 篩骨正中板の同定
- 鼻中隔軟骨の切開
- 右の鼻中隔粘膜の剝離
- 鼻中隔軟骨の摘出
- 篩骨正中板の摘出
- 粘膜縫合

図 7-b は軟骨の切開がイメージ通りできて，鋤骨から軟骨を外したところである．軟骨の切開面が垂直になっており，左の鼻中隔粘膜断端面も綺麗に確認することができる．

やり始めからやり終わりのイメージまで是非鮮明にしていただき，各場面でのイメージを広げるトレーニングをしていただければと思う．

ちなみに，前述の大雑把な4つのカテゴリーはあくまでも大雑把なものであり，そのイメージができるようになると，もっともっと深いイメージができるようになる．

頭蓋底手術における基本手技

基本手技は，様々な基本手技があり，術者によっても基本手技自体が違う可能性があるため，あまり定まっていないと思う．道具の使い方，覚えておくべき手術手技，その手技に助手が必要か否かを記載した．術者によって基本手技のこだわりはあるとは思うが，なぜこの器具をこうやって動かすのか？ どう動かしてはいけないのか？ ということに関してはしっかり説明できるようにするとよい．

1．道具の使い方

- 鉗子操作
- 縫合
- ゴルフによる剝離操作
- 鼻内での眼窩剪刀の使い方
- 電気メスの使い方

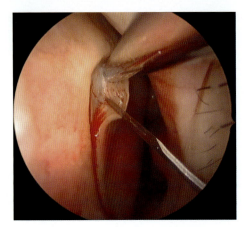

図 8. 鼻中隔矯正術での粘膜切開

2. 覚えておくべき手術手技

	助手
副鼻腔手術(篩骨洞・上顎洞・蝶形骨洞開放)	
鼻中隔手術	○
DRAF type Ⅲ	○
AEA/PEA の焼灼	
鶏冠の摘出	○
頭蓋底の骨切	
硬膜切開	○
大腿筋膜採取	
Prelacrimal approach	○
DALMA	○
TACMI	
Infero lateral periorbita & periosteum Line	
尾毛下切開	○
下鼻甲介フラップ	○
中鼻甲介フラップ	○
鼻腔側壁フラップ	○
鼻中隔フラップ	○
SLAP フラップ	○
FLIP フラップ	○
頭蓋底再建	○

なお、基本助手は必要であるが、○をつけた手技は助手がいないと明らかに手技の質が低下すると筆者が考えているものである。なお勘違いしてはいけないこととして、よい助手をつくるのは術者である。術者が黙っていて最適な助手ができる可能性は著しく低い。術者は助手に指示する方法を確立したほうがよい。

頭蓋底手術における助手の手技

では、術者はどのように助手に指示をすればよいのか？ について筆者のやり方を共有する。

まず図8は、鼻中隔矯正術にて粘膜切開をしている際の画像である。粘膜を切開した際に軟骨膜や骨膜の層を同定する時の吸引管の位置を示す。吸引管の先は粘膜を持ち上げてさらに出血も吸引していることがわかる。

図9は、ドラフ手術の際にsuperior lateral anterior pedicled(SLAP)フラップを挙上している画像である。aはSLAPフラップを正中方向に牽引しつつ、電気メスの煙を吸っている。bは吸引管でSLAPフラップを正中に牽引して、ドリルでフラップを巻き込まないようにしている。カウンタートラクションを吸引管を使ってかけている様子である。

図10はSLAPフラップを挙上している画像である。助手が剝離子で梨状口縁を外側に牽引し、吸引管で電気メスの煙を吸っている様子である。

このように3つの手技を紹介した。

まだまだ助手に指示する方法はあるが、まずはこの3つの方法を日常の手術に取り入れていただき、助手をより身近にしていただければと思う。

具体的な基本手技

今回は基本手技のうちの一つとして、鶏冠切除をご紹介したい。

頭蓋底の手術をする際の手技として、鶏冠を切除する方法を知っていると大変有用であるので紹介する。どのように有用かというと鶏冠が今までは頭蓋底腫瘍の切除ラインの前方限界ラインであったが、鶏冠を切除できると鶏冠より前方の腫瘍も切除することができる。さらには、鶏冠の操作によって腫瘍をより動かすことができるようになるので、一塊摘出などに興味がある人はより使える技術である。

まず鶏冠は人によって形が違うので、CTで確

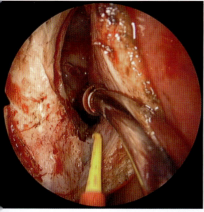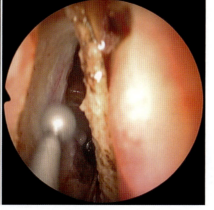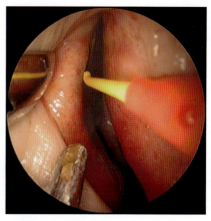

図 9. SLAP フラップ挙上の際の助手の操作のコツ　　　図 10. SLAP フラップ挙上の際の助手の操作のコツ

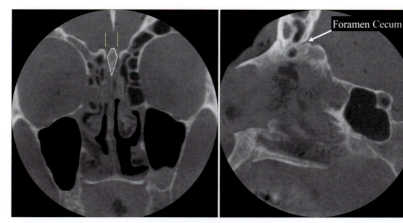

図 11. 鶏冠切除（CT 画像）

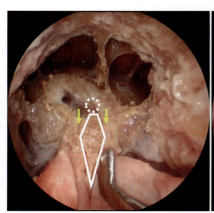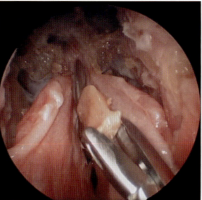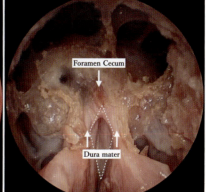

図 12. 鶏冠切除（内視鏡画像）

認をする．図 11（CT 画像）の環状断（a）で鶏冠の脇に硬膜があることを確認し，矢状断（b）では鶏冠より前上方に存在する盲端の位置を確認する．

図 12（内視鏡画像）-a では，鶏冠を白線で，硬膜が出てくるラインを黄色矢印で，盲端を点線で囲っている．このように鶏冠の前上方の断端は盲端で，すぐ側方に硬膜があるという位置関係を理解することがまず最初のステップである．

b は鶏冠を摘出しているところで，摘出後の画像が c になる．このように鶏冠を囲む組織を立体

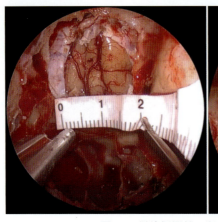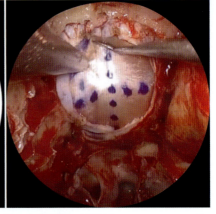

図 13. 髄液漏閉鎖の際の大腿筋膜の挿入術　　a|b

的にイメージできるとよい．

　手術手技としては，まず図12の内視鏡所見が出たら，盲端の位置を確認する．その後，端鶏冠の直上をドリルで削開し，両脇の硬膜のラインを同定する．図12-aの白で囲まれたラインで硬膜を同定できれば，その時点で鶏冠が可動性をもっているので，摘出することができるようになる．嗅神経が鶏冠の骨の中を貫通していることがあるので，無理やり引っ張ると硬膜が損傷することがあるので，注意が必要である．

合併症を起こさないための工夫

　頭蓋底手術を行う際に心配な合併症としては，髄液漏が挙げられる．

　我々の施設では，髄液漏閉鎖の際は，

	場所	組織
1層	頭蓋内	大腿筋膜
2層	硬膜外	大腿筋膜
3層	硬膜外	鼻中隔軟骨
4層	鼻腔	有茎粘膜弁

を用いている．1層目の大腿筋膜は硬膜と縫合をしている．今回の紹介は縫合に関してではなく，筆者が一番重要だと思っている1層目の大腿筋膜を上下左右偏りなく挿入することに対する手技である．

　そのためのコツとして，筆者のやっていることは2つある．まずは，欠損部位を折り曲げられる紙の定規で計測をし（図13-a），その欠損よりも前後左右それぞれ1 cmずつ大きな大腿筋膜を用意する．その大腿筋膜を頭蓋内に挿入する際に上下左右に偏りを作らないように，点線で大体筋膜の中心部を把握できるように点線を書き込む．図13-bが挿入した後のものである．欠損部の正中と大腿筋膜の中心が合っているのがわかる．

終わりに

　この稿では，頭蓋底手術に関する基本として，機材から合併症を防ぐコツまで多岐にわたる内容を書かせていただいた．もちろん実際の手術の際は，今回お伝えした内容はほんの一部にしか過ぎず，全く語り足りないが，少なくともこの稿の内容を理解したうえで手術に臨むことができれば，皆様のこれからの手術手技にマイナスにはならないと信じている．どこかでお会いした時に，さらに突っ込んだ手技についての話しができることを楽しみに，筆を置こうと思う．Good Surgery, Good Life. 手術で人生を彩ることができますよう．

年　月　日

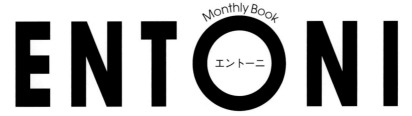

FAX 専用注文書

「Monthly Book ENTONI」誌のご注文の際は，このFAX専用注文書もご利用頂けます．また電話でのお申し込みも受け付けております．
毎月確実に入手したい方には年間購読申し込みをお勧めいたします．また各号1冊からの注文もできますので，お気軽にお問い合わせください．

バックナンバー合計
5,000円以上のご注文
は代金引換発送

―お問い合わせ先―
㈱全日本病院出版会　営業部
電話 03(5689)5989　　　FAX 03(5689)8030

□年間定期購読申し込み　No.　　　　から
□バックナンバー申し込み

No. - 冊	No. - 冊	No. - 冊	No. - 冊
No. - 冊	No. - 冊	No. - 冊	No. - 冊
No. - 冊	No. - 冊	No. - 冊	No. - 冊
No. - 冊	No. - 冊	No. - 冊	No. - 冊

□他誌ご注文

　　　　　冊　　　　　冊　　　　　冊

お名前：フリガナ　　　　　　　　　　　㊞　　電話番号

ご送付先：〒　-
　□自宅　　□お勤め先

領収書　無・有　（宛名：　　　　　　　　　　）

FAX 03-5689-8030 全日本病院出版会行

年　月　日

住所変更届け

お名前	フリガナ		
お客様番号			毎回お送りしています封筒のお名前の右上に印字されております8ケタの番号をご記入下さい。
新お届け先	〒　　　　都道府県		
新電話番号	（　　　）		
変更日付	年　月　日より	月号より	
旧お届け先	〒		

※ 年間購読を注文されております雑誌・書籍名に✓を付けて下さい。

- ☐ Monthly Book Orthopaedics（月刊誌）
- ☐ Monthly Book Derma.（月刊誌）
- ☐ Monthly Book Medical Rehabilitation（月刊誌）
- ☐ Monthly Book ENTONI（月刊誌）
- ☐ PEPARS（月刊誌）
- ☐ Monthly Book OCULISTA（月刊誌）

FAX 03-5689-8030

全日本病院出版会行

Monthly Book ENTONI バックナンバー

2024. 9. 現在

No.248 編集企画／神田幸彦
補聴器・人工中耳・人工内耳・軟骨伝導補聴器
―聞こえを取り戻す方法の比較―

No.249 編集企画／將積日出夫
エキスパートから学ぶめまい診療 【増大号】 4,800 円+税

No.250 編集企画／藤枝重治
詳しく知りたい！舌下免疫療法

No.253 編集企画／小林一女
聴覚検査のポイント―早期発見と適切な指導―

No.257 編集企画／市村恵一
みみ・はな・のどの外来診療 update
―知っておきたい達人のコツ 26― 【増刊号】 5,400 円+税

No.258 編集企画／佐野 肇
耳鳴・難聴への効果的アプローチ

No.261 編集企画／小川 洋
先天性サイトメガロウイルス感染症と難聴
―診断・予防・治療―

No.262 編集企画／中田誠一
ここが知りたい！CPAP 療法

No.263 編集企画／小林俊光
エキスパートから学ぶ最新の耳管診療 【増大号】 4,800 円+税

No.264 編集企画／須納瀬 弘
耳鼻咽喉科外来処置での局所麻酔

No.265 編集企画／中川尚志
耳鼻咽喉科疾患とバリアフリー

No.266 編集企画／室野重之
知っておきたいみみ・はな・のどの感染症
―診断・治療の実際―

No.267 編集企画／角南貴司子
"めまい"を訴える患者の診かた

No.268 編集企画／野中 学
頭痛を診る―耳鼻いんこう科外来での pitfall―

No.269 編集企画／鈴木幹男
耳鼻咽喉科頭頸部外科手術の危険部位と合併症
―その対策と治療―

No.270 編集企画／櫻井大樹
耳鼻咽喉科医が知っておきたい薬の知識
―私はこう使う― 【増刊号】 5,400 円+税

No.271 編集企画／伊藤真人
子どもの難聴を見逃さない！

No.272 編集企画／朝蔭孝宏
高齢者の頭頸部癌治療
―ポイントと治療後のフォローアップ―

No.273 編集企画／吉川 衛
Step up！鼻の内視鏡手術―コツと pitfall―

No.274 編集企画／平野 滋
みみ・はな・のど アンチエイジング

No.275 編集企画／欠畑誠治
経外耳道的内視鏡下耳科手術（TEES）

No.276 編集企画／吉崎智一
耳鼻咽喉科頭頸部外科 見逃してはいけないこの疾患 【増大号】 4,800 円+税

No.277 編集企画／折田頼尚
どうみる！頭頸部画像―読影のポイントと pitfall―

No.278 編集企画／木村百合香
耳鼻咽喉科領域におけるコロナ後遺症
―どう診る，どう治す―

No.279 編集企画／工 穰
オンライン診療・遠隔医療のノウハウ
―海外の状況も含めて―

No.280 編集企画／藤本保志
嚥下障害を診る

No.281 編集企画／山﨑知子
ヒトパピローマウイルス（HPV）
―ワクチン接種の積極的勧奨にあたり知っておくべき知識―

No.282 編集企画／萩森伸一
顔面神経麻痺を治す

No.283 編集企画／守本倫子
見逃さない！子どものみみ・はな・のど外来診療 【増刊号】 5,500 円+税

No.284 編集企画／山本 裕
みみを診る―鑑別診断のポイントと治療戦略―

No.285 編集企画／三澤 清
頭頸部癌治療の新しい道―免疫・薬物療法―

No.286 編集企画／清水猛史
アレルギー性鼻炎・慢性副鼻腔炎の薬物療法
―適応と効果―

No.287 編集企画／古川まどか
頭頸部外来診療におけるエコー検査活用術

No.288 編集企画／堀井 新
めまい検査を活用しよう―適応と評価―

No.289 編集企画／大島猛史
みみ・はな・のどの"つまり"対応 【増大号】 4,900 円+税

No.290 編集企画／山下 勝
大人と子どもの首の腫れ

No.291 編集企画／楯谷一郎
頭頸部外科領域における鏡視下・ロボット支援下手術

No.292 編集企画／近松一朗
知っておくべきアレルギー・免疫の知識

No.293 編集企画／角田篤信
みみ・はな・のど診療に内視鏡をどう活かすか？

No.294 編集企画／細井裕司
軟骨伝導聴覚―耳鼻咽喉科医に必要な知識―

No.295 編集企画／髙野賢一
扁桃手術の適応と新しい手技

No.296 編集企画／曾根三千彦
みみ・はな・のど鑑別診断・治療法選択の勘どころ 【増刊号】 5,500 円+税

No.297 編集企画／小川恵子
漢方治療を究める

No.298 編集企画／藤原和典
外来でみる甲状腺疾患

No.299 編集企画／野口佳裕
知っておきたい耳鼻咽喉科の遺伝性疾患
―診断と対応―

No.300 編集企画／堤 剛
めまい―診断と鑑別のポイント―

No.301 編集企画／阪本浩一
聞き取り困難症―検出と対応のポイント―

通常号⇒ No.278 まで 本体 2,500 円+税
　　　　No.279 以降 本体 2,600 円+税

※その他のバックナンバー，各目次等
　の詳しい内容は HP
　（www.zenniti.com）をご覧下さい．

次号予告

リハビリテーションを活かそう
―耳鼻咽喉科頭頸部外科領域―

No. 303（2024 年 11 月号）

編集企画／岐阜大学教授　小川武則

補聴器による聴覚リハビリテーション	上野　真史ほか
人工内耳装用者に対する聴覚リハビリテーション	土井　勝美
小児の聴覚障害に対するリハビリテーション	高野　賢一
耳鳴のリハビリテーション	高橋真理子
前庭リハビリテーション	中井　一之ほか
顔面神経麻痺後遺症のリハビリテーション治療	仲野　春樹
嗅覚障害のリハビリテーション	奥谷　文乃
喉頭摘出後のリハビリテーション	四宮　弘隆
味覚障害のリハビリテーション	任　　智美
開口障害のリハビリテーション	山田　陽一ほか
音声障害のリハビリテーション	金子　真美
嚥下障害のリハビリテーション	國枝顕二郎ほか
頸部郭清の術後リハビリテーション	高橋　美貴ほか

編集顧問：本庄　　巖　京都大学名誉教授
　　　　　小林　俊光　仙塩利府病院 耳科手術センター長
編集主幹：曾根三千彦　名古屋大学教授
　　　　　香取　幸夫　東北大学教授

No. 302　編集企画：
田中康広　獨協医科大学埼玉医療センター教授

Monthly Book ENTONI　No. 302
2024 年 10 月 15 日発行（毎月 1 回 15 日発行）
定価は表紙に表示してあります．
Printed in Japan

発行者　末定　広光
発行所　株式会社 全日本病院出版会
〒113-0033　東京都文京区本郷 3 丁目 16 番 4 号 7 階
電話（03）5689-5989　Fax（03）5689-8030
郵便振替口座 00160-9-58753

印刷・製本　三報社印刷株式会社　電話（03）3637-0005
広告取扱店　株式会社文京メディカル　電話（03）3817-8036

© ZEN・NIHONBYOIN・SHUPPANKAI, 2024

- 本誌に掲載する著作物の複製権・翻訳権・上映権・譲渡権・公衆送信権（送信可能化権を含む）は株式会社全日本病院出版会が保有します．
- JCOPY ＜(社)出版者著作権管理機構　委託出版物＞
  本誌の無断複写は著作権法上での例外を除き禁じられています．複写される場合は，そのつど事前に，(社)出版者著作権管理機構（電話 03-5244-5088, FAX 03-5244-5089, e-mail: info@jcopy.or.jp）の許諾を得てください．
  本誌をスキャン，デジタルデータ化することは複製に当たり，著作権法上の例外を除き違法です．代行業者等の第三者に依頼して同行為をすることも認められておりません．